云南省儿童青少年近视及健康相关行为研究

（2018—2021年）

常利涛　杨　帆　黄达峰　刘　宏
代丽梅　安维维　韦蝶心 ◎ 著

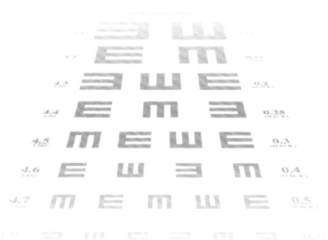

YNK 云南科技出版社

·昆　明·

图书在版编目（CIP）数据

云南省儿童青少年近视及健康相关行为研究：2018
—2021年 / 常利涛等著. -- 昆明：云南科技出版社，
2023
　　ISBN 978-7-5587-5355-8

　　Ⅰ.①云… Ⅱ.①常… Ⅲ.①儿童—近视—防治—发
展—研究—云南—2018-2021②青少年—近视—防治—发
展—研究—云南—2018-2021 Ⅳ.①R778.1

中国国家版本馆CIP数据核字(2023)第203002号

云南省儿童青少年近视及健康相关行为研究（2018—2021年）

YUNNAN SHENG ERTONG QINGSHAONIAN JINSHI JI JIANKANG XIANGGUAN XINGWEI YANJIU（2018—2021NIAN）

常利涛　杨　帆　黄达峰　刘　宏　代丽梅　安维维　韦蝶心 ◎ 著

出 版 人：温　翔
策　　划：温　翔　胡凤丽
责任编辑：蒋朋美
封面设计：长策文化
责任校对：秦永红
责任印制：蒋丽芬

书　　号：ISBN 978-7-5587-5355-8
印　　刷：云南金伦云印实业股份有限公司
开　　本：889mm × 1194mm　1/32
印　　张：4.875
字　　数：140千字
版　　次：2023年10月第1版
印　　次：2023年10月第1次印刷
定　　价：58.00元

出版发行：云南科技出版社
地　　址：昆明市环城西路609号
电　　话：0871-64101969

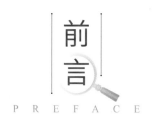

前言
PREFACE

为细化落实《"健康中国2030"规划纲要》和《综合防控儿童青少年近视实施方案》等相关工作要求，国家卫生健康委依托学生常见病和健康影响因素监测平台，对我国儿童青少年的近视、肥胖、脊柱弯曲异常等常见病和健康影响因素开展了连续的监测工作。云南省学生常见病和健康影响因素监测工作从2017年开始，2017—2018年在昆明、红河和普洱3个州（市）的6个县（市、区）试点，2019—2021年扩展至全省16个州（市）的32个县（市、区）；近视调查开始于2018年，2018年调查7个州（市）的14个县（市、区），2019年起覆盖至全省129个县（市、区）。监测和调查工作凝聚了云南省各级卫生、教育部门专业同仁的心血，特别是各级疾控预防控制中心学校卫生专业人员的辛勤努力。在此，对参与上述工作，付出劳动的各位同仁致以衷心的感谢。

为更为全面、深入、科学地开展儿童青少年近视防控工作，对监测中发现的主要问题和危险因素开展干预，保障和促进云南省儿童青少年的健康，本书对2018—2021年云南省儿童青少年近视及健康行为监测数据进行综合分析与讨论。为相关健康教育及干预措施的制订提供科学依据，也为从事该专业领域的专业技术人员，卫生、教育工作者，政府部门工作人员和关心爱护云南省儿童青少年健康成长的有关人员提供有参考价值的结果和资料。

本书共5章，分别从近视流行概况、视力健康相关行为、近视相关教室环境卫生状况、干预工作、主要发现及建议等方面进行介绍。各位撰稿老师根据专业特长，分工如下：第一章，常利涛、黄达峰、杨帆；第二章，常利涛、黄达峰、杨帆、刘宏、代丽梅、安维维、韦蝶心；第三章，杨帆、黄达峰；第四章，常利涛、黄达峰、刘宏；第五章，常利涛、黄达峰。全书由黄达峰和杨帆统稿并进行最后的修订。在本书的撰写过程中，参考了国内外相关领域专家学者的相关研究，在此对各位撰稿老师及各位学者表示衷心感谢。

本书在数据核对、资料整理、统计分析与结果探讨中工作量较大，加之著者水平和时间所限，书中难免存在纰漏和不足之处。恳请各位专家、同仁和广大读者批评指正。

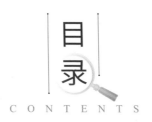

目录
CONTENTS

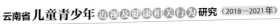

第一章 近视流行概况

近视是指外部平行光线经眼球屈光系统后聚焦在视网膜之前的一种屈光不正。在调节放松状态时，平行光线经眼球屈光系统后聚焦在视网膜之前，这种屈光状态称为近视。近视以视远不清、视近清为主要特征。现按照《儿童青少年近视筛查规范》，以裸眼视力和非睫状肌麻痹下电脑验光等效球镜度数判定近视。

2018—2021年，云南省儿童青少年近视检出率分别为47.9%、43.9%、45.9%、46.0%。

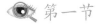

第一节

2018年儿童青少年近视情况

2018年，云南省儿童青少年近视监测范围为7个州（市）14的个县（市、区）。监测结果显示，儿童青少年近视检出率为47.9%。在学段上，除职高学生外，随着年级的增长近视率逐渐增加，普高＞初中＞职高＞小学＞幼儿园（$\chi^2=6598.667$，$p<0.001$）。性别方面，女生近视率高于男生（$\chi^2=444.452$，$p<0.001$）。城乡方面，城区高于郊县（$\chi^2=339.039$，$p<0.001$）。经济片区方面，好片区、中片区＞差片区（$\chi^2=128.051$，$p<0.001$）。

表1-1-1　2018年近视检出情况

类别		调查人数（人）	近视人数（人）	检出率（%）
学段	幼儿园	2484	367	14.8
	小学	15879	4982	31.4
	初中	7634	4950	64.8
	普高	5820	4827	82.9
	职高	1771	959	54.2
性别	男生	16513	6943	42.0
	女生	17075	9142	53.5
地区	城区	19179	10019	52.2
	郊县	14409	6066	42.1
片区	好片	4345	2161	49.7
	中片	14728	7483	50.8
	差片	14515	6441	44.4
合计		33588	16085	47.9

2018年监测结果显示，云南省学生近视率呈现随学段提升而升高的趋势。

在性别方面，各学段近视率女生均高于男生。小学二年级至六年级，女生近视率上升幅度较快。

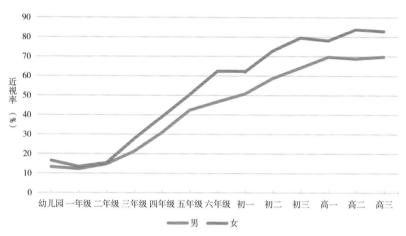

图1-1-1　2018年不同性别学生各学段近视率

在城乡方面，幼儿园至初中阶段，城区学生近视率高于郊县学生；高中阶段近视率，郊县学生又高于城区学生。

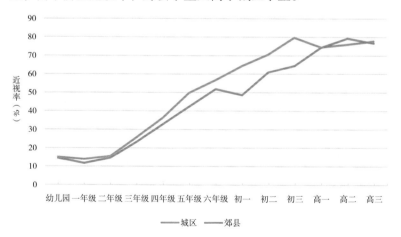

图1-1-2　2018年城乡学生各学段近视率

在经济片区方面，幼儿园至小学二年级，经济好片地区学生近视率高于中片和差片地区。小学三年级至初中三年级，经济中片地区学生近视率上升幅度较快，高于好片和差片地区。高中阶段，经济好片地区和中片地区学生近视率逐渐持平。

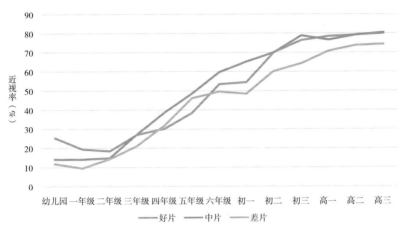

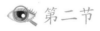

图1-1-3　2018年不同经济片区学生各学段近视率

第二节

2019年儿童青少年近视情况

2019年起，云南省儿童青少年近视监测范围扩大至全省16个州（市）129个县（市、区）。监测结果显示，2019年，云南省儿童青少年近视检出率为43.9%。在学段上，普高＞初中＞职高＞小学＞幼儿园（χ^2=47356.856，$p<0.001$）。性别方面，女生近视率高于男生（χ^2=3919.334，$p<0.001$）。城乡方面，城区高于郊县（χ^2=636.927，$p<0.001$）。经济片区方面，好片＞中片＞差片（χ^2=819.389，$p<0.001$）。

表1-2-1　2019年近视检出情况

类别		调查人数（人）	近视人数（人）	检出率（%）
学段	幼儿园	18383	2608	14.2
	小学	140563	40772	29.0
	初中	67610	40727	60.2
	普高	42258	33088	78.3
	职高	7445	4211	56.6
性别	男生	136250	51712	38.0
	女生	140009	69694	49.8
地区	城区	56029	27270	48.7
	郊县	220230	94136	42.7
片区	好片	34246	17101	49.9
	中片	111088	49802	44.8
	差片	130925	54503	41.6
合计		276259	121406	43.9

　　2019年监测结果显示，云南省学生近视率呈现随学段递增而升高的趋势。

　　在性别方面，各学段近视率女生均高于男生。小学二年级至六年级，女生近视率上升幅度较快。

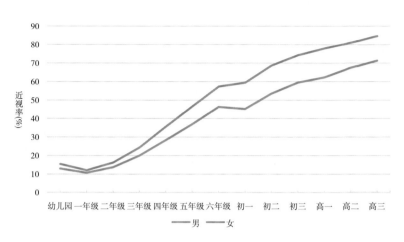

图1-2-1 2019年不同性别学生各学段近视率

在城乡方面，小学二年级起城区学生近视率高于郊县学生，高中阶段近视率郊县学生又高于城区学生。

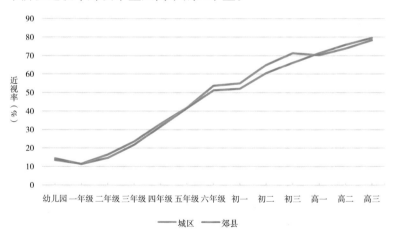

图1-2-2 2019年城乡学生各学段近视率

在经济片区方面，经济相对好的片区学生近视率各学段均高于经济中片和差片的学生。在小学四年级以前，中片和差片学生近视率相近。四年级以上，经济中片学生近视率升高幅度大于差片，各学段均高于差片学生。

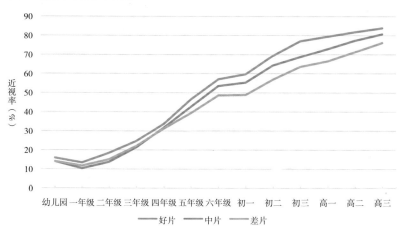

图1-2-3　2019年不同经济片区学生各学段近视率

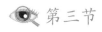

2020年儿童青少年近视情况

2020年监测结果显示，云南省儿童青少年近视检出率为45.9%。在学段上，普高＞初中＞职高＞小学＞幼儿园（χ^2=48574.000，$p<0.001$）。性别方面，女生近视率高于男生（χ^2=3365.961，$p<0.001$）。城乡方面，城区高于郊县（χ^2=348.655，$p<0.001$）。经济片区方面，好片＞中片＞差片（χ^2=361.466，$p<0.001$）。

表1-3-1　2020年近视检出情况

类别		调查人数（人）	近视人数（人）	检出率（%）
学段	幼儿园	20844	2843	13.6
	小学	144539	46227	32.0
	初中	69435	44156	63.6
	普高	41228	33118	80.3
	职高	4566	2481	54.3
性别	男生	138885	56103	40.4
	女生	141727	72722	51.3
地区	城区	44309	22139	50.0
	郊县	236303	106686	45.1
片区	好片	33583	16530	49.2
	中片	115365	54159	46.9
	差片	131664	58136	44.2
合计		280612	128825	45.9

2020年监测结果显示，云南省学生近视率呈现随学段递增而升高的趋势。

在性别方面，各学段近视率女生均高于男生，小学二年级至六年级女生近视率上升幅度较快。

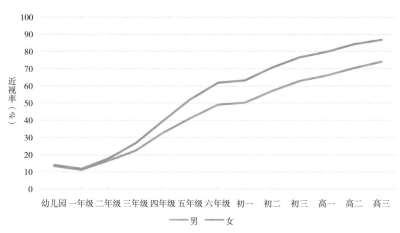

图1-3-1 2020年不同性别学生各学段近视率

在城乡方面，幼儿园及小学各年级近视率郊县学生高于城区学生。初中阶段城区学生近视率上升幅度较大，各年级均高于郊县学生。高中阶段学生近视率郊县又高于城区。

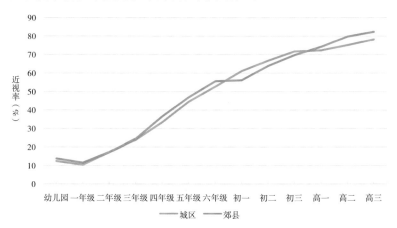

图1-3-2 2020年城乡学生各学段近视率

在经济片区方面，除小学五年级、六年级中片学生近视率与好片持平，其余各学段均是好片学生近视率高于中片和差片。

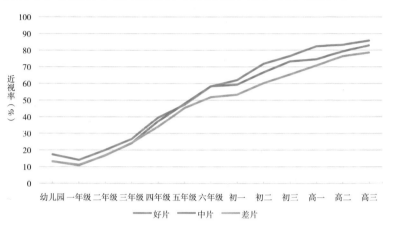

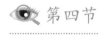

图1-3-3　2020年不同经济片区学生各学段近视率

第四节

2021年儿童青少年近视情况

2021年监测结果显示，云南省儿童青少年近视检出率为46.0%。在学段上，普高＞初中＞职高＞小学＞幼儿园（χ^2=48396.441，$p<0.001$）。性别方面，女生近视率高于男生（χ^2=3041.068，$p<0.001$）。城乡方面，城区高于郊县（χ^2=566.125，$p<0.001$）。经济片区方面，好片＞中片＞差片（χ^2=218.108，$p<0.001$）。

表1-4-1 2021年近视检出情况

类别		调查人数 （人）	近视人数 （人）	检出率 （％）
学段	幼儿园	21641	3114	14.4
	小学	144104	46284	32.1
	初中	69269	44560	64.3
	普高	40354	32354	80.2
	职高	4211	2363	56.1
性别	男生	139205	56802	40.8
	女生	140374	71873	51.2
地区	城区	48904	24890	50.9
	郊县	230675	103785	45.0
片区	好片	33367	16138	48.4
	中片	113996	53535	47.0
	差片	132216	59002	44.6
合计		279579	128675	46.0

2021年监测结果显示，云南省学生近视率呈现随学段递增而升高的趋势。

在性别方面，各学段近视率女生均高于男生，小学二年级至六年级女生近视率上升幅度较快。

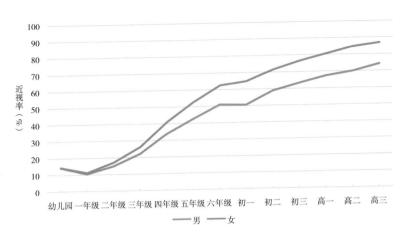

图1-4-1　2021年不同性别学生各学段近视率

在城乡方面，幼儿园至小学六年级，城区学生近视率与郊县学生相近，其中二年级至四年级，城区略高于郊县。初中阶段城区学生近视率上升幅度较大，各年级均高于郊县学生；高中阶段学生近视率郊县又高于城区。

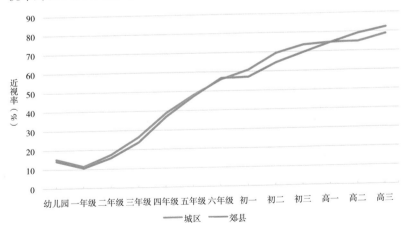

图1-4-2　2021年城乡学生各学段近视率

在经济片区方面，幼儿园至小学六年级，经济片区中片学生近视率与好片相近，其中二年级至四年级好片略高于中片和差片。小学六年级之后，好片学生近视率升高幅度大于中片和差片地区，差片地区学生近视率先降后升，但低于好片和中片地区。

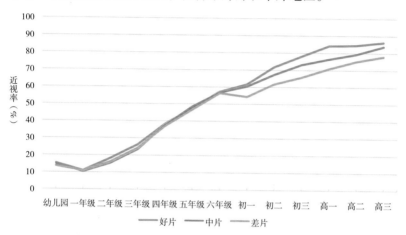

图1-4-3 2021年不同经济片区学生各学段近视率

第二章 视力健康相关行为

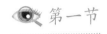 第一节

校内用眼环境

校内用眼环境包括教室内座位定期调换，根据身高调整课桌椅，眼保健操频次，课间休息习惯等。应根据教室采光照明情况和学生视力变化情况，可每月调整一次学生座位；根据学生身高变化，调整其课桌椅高度；每天2次眼保健操。课间休息时要注意放松眼睛，应到教室外活动或凭窗远眺等。2018—2021年，班级座位每周调换一次报告率分别为49.3%、42.2%、42.1%、41.7%；从不根据学生身高调整课桌椅高度或课桌椅不可调的报告率分别高达80.4%、82.6%、80.2%、76.2%；每天做2次眼保健操的报告率分别为24.3%、14.1%、15.3%、49.8%；在课间休息时户外活动的报告率分别为21.0%、24.6%、25.4%、28.9%。

一、班级座位调换情况

1. 2018 年班级座位调换情况

2018年监测结果显示，班级座位每周调换一次报告率为49.3%。其中，小学＞普高＞初中＞职高（χ^2＝2369.991，p＜0.001），女生高于男生（χ^2＝35.228，p＜0.001），城区与郊县之间差异无统计学意义。

表2-1-1　2018年班级座位定时调换情况

类别		调查人数（人）	从不（或仅个别人轮换）（%）	每学期一次（%）	每个月一次（%）	2周一次（%）	每周一次（%）
学段	小学	2858	201(7.0)	222(7.8)	254(8.9)	404(14.1)	1777(62.2)
	初中	2891	487(16.8)	257(8.9)	283(9.8)	514(17.8)	1350(46.7)
	普高	2214	58(2.6)	18(0.8)	232(10.5)	784(35.4)	1122(50.7)
	职高	721	429(59.5)	93(12.9)	97(13.5)	70(9.7)	32(4.4)
性别	男生	4259	668(15.7)	299(7.0)	427(10.0)	869(20.4)	1996(46.9)
	女生	4425	507(11.5)	291(6.6)	439(9.9)	903(20.4)	2285(51.6)
地区	城区	5047	733(14.5)	313(6.2)	354(7.0)	707(14.0)	2940(58.3)
	郊县	3637	442(12.2)	277(7.6)	512(14.1)	1065(29.3)	1341(36.9)
合计		8684	1175(13.5)	590(6.8)	866(10.0)	1772(20.4)	4281(49.3)

2. 2019年班级座位调换情况

2019年监测结果显示，班级座位以每周调换一次的报告率最高（42.2%）。按相关标准，每月至少调整一次座位，本监测的报告率为82.8%。具体为：普高＞小学＞初中＞职高（$\chi^2 = 5407.53$，$p < 0.001$），女生高于男生（$\chi^2 = 254.99$，$p < 0.001$），城区与郊县之间差异无统计学意义。

表2-1-2　2019年班级座位定时调换情况

类别		调查人数（人）	从不（或仅个别人轮换）（%）	每学期一次（%）	每个月一次（%）	2周一次（%）	每周一次（%）
学段	小学	17826	774(4.3)	1227(6.9)	2673(15.0)	2447(13.7)	10705(60.1)
	初中	17614	2142(12.2)	1666(9.5)	3382(19.2)	3974(22.6)	6450(36.6)
	普高	13551	616(4.5)	631(4.7)	2512(18.5)	5151(38.0)	4641(34.2)
	职高	3977	1435(36.1)	643(16.2)	643(16.2)	708(17.8)	548(13.8)

续表2-1-2

类别		调查人数（人）	从不（或仅个别人轮换）（%）	每学期一次（%）	每个月一次（%）	2周一次（%）	每周一次（%）
性别	男生	25417	2853(11.2)	2195(8.6)	4473(17.6)	5358(21.2)	10538(41.5)
	女生	27551	2114(7.7)	1972(7.2)	4737(17.2)	6922(25.1)	11806(42.9)
地区	城区	30809	3041(9.9)	2340(7.6)	3999(13.0)	6992(22.7)	14437(46.9)
	郊县	22159	1926(8.7)	1827(8.2)	5211(23.5)	5288(23.9)	7907(35.7)
合计		52968	4967(9.4)	4167(7.9)	9210(17.4)	12280(23.2)	22344(42.2)

3. 2020年班级座位调换情况

2020年监测结果显示，班级座位以每周调换一次的报告率最高（42.1%）。按相关标准，每月至少调整一次座位，本监测的报告率为83.0%。具体为：普高＞小学＞初中＞职高（χ^2=7548.332，$p<0.001$），女生高于男生（χ^2=259.092，$p<0.001$），城区高于郊县（χ^2=259.092，$p<0.001$）。

表2-1-3　2020年班级座位定时调换情况

类别		调查人数（人）	从不（或仅个别人轮换）（%）	每学期一次（%）	每个月一次（%）	2周一次（%）	每周一次（%）
学段	小学	17628	1098(6.2)	1406(8.0)	2405(13.6)	2677(15.2)	10042(57.0)
	初中	17271	1517(8.8)	1823(10.6)	3632(21.0)	3713(21.5)	6586(38.1)
	普高	13490	494(3.7)	585(4.3)	2534(18.8)	5169(38.3)	4708(34.9)
	职高	3877	1170(30.2)	769(19.8)	591(15.2)	700(18.1)	647(16.7)

续表2-1-3

类别		调查人数（人）	从不（或仅个别人轮换）（%）	每学期一次（%）	每个月一次（%）	2周一次（%）	每周一次（%）
性别	男生	25184	2415(9.6)	2445(9.7)	4403(17.5)	5374(21.3)	10547(41.9)
	女生	27082	1864(8.2)	2138(8.8)	4759(17.5)	6885(23.5)	11436(42.1)
地区	城区	31750	2871(9.0)	2789(8.8)	4275(13.5)	7345(23.1)	14470(45.6)
	郊县	20516	1408(6.9)	1794(8.7)	4887(23.8)	4914(23.9)	7513(36.6)
合计		52266	4279(8.2)	4583(8.8)	9162(17.5)	12259(23.5)	21983(42.1)

4. 2021年班级座位调换情况

2021年监测结果显示，班级座位以每周调换一次的报告率最高（41.7%）。按相关标准，每月至少调整一次座位，本次监测的报告率为83.0%。具体为：普高＞小学＞初中＞职高（χ^2=8968.775，$p<0.001$），女生高于男生（χ^2=229.833，$p<0.001$），城区高于郊县（χ^2=401.303，$p<0.001$）。

表2-1-4　2021年班级座位定时调换情况

类别		调查人数（人）	从不（或仅个别人轮换）（%）	每学期一次（%）	每个月一次（%）	2周一次（%）	每周一次（%）
学段	小学	17912	566(3.2)	1244(6.9)	2803(15.6)	2401(13.4)	10898(60.8)
	初中	17472	1964(11.2)	2084(11.9)	3230(18.5)	4056(23.2)	6138(35.1)
	普高	13286	677(5.1)	530(4.0)	2641(19.9)	5277(39.7)	4161(31.3)
	职高	3934	1112(28.3)	756(19.2)	675(17.2)	677(17.2)	714(18.1)

续表2-1-4

类别		调查人数（人）	从不（或仅个别人轮换）（%）	每学期一次（%）	每个月一次（%）	2周一次（%）	每周一次（%）
性别	男生	25573	2442(9.5)	2505(9.8)	4426(17.3)	5622(22.0)	10578(41.4)
	女生	27031	1877(6.9)	2109(7.8)	4923(18.2)	6789(25.1)	11333(41.9)
地区	城区	30429	2653(8.7)	2775(9.1)	4614(15.2)	7037(23.1)	13350(43.9)
	郊县	22175	1666(7.5)	1839(8.3)	4735(21.4)	5374(24.2)	8561(38.6)
合计		52604	4319(8.2)	4614(8.8)	9349(17.8)	12411(23.6)	21911(41.7)

二、课桌椅高度根据身高调整情况

1. 2018年课桌椅高度根据身高调整情况

2018年监测结果显示，从不根据学生身高调整课桌椅高度或课桌椅不可调整的报告率为最高，为80.4%。其中，高中＞职高＞初中＞小学（χ^2=705.213，$p<0.001$），男女生之间差异无统计学意义（χ^2=3.374，$p>0.05$），城区与郊县之间差异无统计学意义。

表2-1-5　2018年按学生身高调整课桌椅高度情况

类别		调查人数（人）	从不或课桌椅不可调（%）	每学年一次（%）	每学期一次（%）	2~3个月一次（%）
学段	小学	2858	1911(66.9)	523(18.3)	276(9.7)	148(5.2)
	初中	2891	2380(82.3)	173(6.0)	198(6.8)	140(4.8)
	普高	2214	2066(93.3)	44(2.0)	39(1.8)	65(2.9)
	职高	721	626(86.8)	33(4.6)	35(4.9)	27(3.7)
性别	男生	4259	3409(80.0)	396(9.3)	278(6.5)	176(4.1)
	女生	4425	3574(80.8)	377(8.5)	270(6.1)	204(4.6)

续表2-1-5

类别		调查人数（人）	从不或课桌椅不可调（%）	每学年一次（%）	每学期一次（%）	2~3个月一次（%）
地区	城区	5047	4061(80.5)	474(9.4)	315(6.2)	197(3.9)
	郊县	3637	2922(80.3)	299(8.2)	233(6.4)	183(5.0)
合计		8684	6983(80.4)	773(8.9)	548(6.3)	380(4.4)

2. 2019年课桌椅高度根据身高调整情况

2019年监测结果显示，课桌椅以从不或不可调的报告率最高（82.6%），而课桌椅可调的报告率仅为17.4%。具体为：小学＞初中/职高＞普高（$\chi^2 =1670.41$，$p<0.01$），男生高于女生（$\chi^2 = 63.89$，$p<0.01$），郊县高于城区（$\chi^2=43.62$，$p<0.01$）。

表2-1-6 2019年按学生身高调整课桌椅高度情况

类别		调查人数（人）	从不或课桌椅不可调（%）	每学年一次（%）	每学期一次（%）	2~3个月一次（%）
学段	小学	17775	13133(73.9)	2326(13.1)	1505(8.5)	811(4.6)
	初中	17603	14828(84.2)	980(5.6)	861(4.9)	934(5.3)
	普高	13540	12332(91.1)	655(4.8)	284(2.1)	269(2.0)
	职高	3969	3389(85.4)	138(3.5)	341(8.6)	101(2.5)
性别	男生	25388	20621(81.2)	2049(8.1)	1636(6.4)	1082(4.3)
	女生	27499	23061(83.9)	2050(7.5)	1355(4.9)	1033(3.8)
地区	城区	30790	25715(83.5)	2327(7.6)	1636(5.3)	1112(3.6)
	郊县	22097	17967(81.3)	1772(8.0)	1355(6.1)	1003(4.5)
合计		52887	43682(82.6)	4099(7.8)	2991(5.7)	2115(4.0)

3. 2020年课桌椅高度根据身高调整情况

2020年监测结果显示，课桌椅可调的报告率仅为19.8%，课桌椅高度不可调或虽然高度可调但从不调整的报告率高达80.2%。小学、初中课桌椅调整频率高于普高/职高（χ^2=2280.667，$p<0.001$），男生高于女生（χ^2=83.706，$p<0.001$），郊县高于城区（χ^2=60.348，$p<0.001$）。

表2-1-7　2020年按学生身高调整课桌椅高度情况

类别		调查人数（人）	从不或课桌椅不可调（%）	每学年一次（%）	每学期一次（%）	2~3个月一次（%）
学段	小学	17624	12620(71.6)	2416(13.7)	1521(8.6)	1067(6.1)
	初中	17247	13793(80.0)	961(5.6)	1438(8.3)	1055(6.1)
	普高	13483	12229(90.7)	413(3.1)	432(6.1)	409(3.0)
	职高	3878	3246(83.7)	202(5.2)	231(2.0)	199(5.1)
性别	男生	25160	19771(78.6)	2087(8.3)	1855(7.4)	1447(5.7)
	女生	27072	22117(80.2)	1905(7.0)	1767(6.5)	1283(5.2)
地区	城区	31733	25701(81.0)	2251(7.1)	2075(6.5)	1706(5.4)
	郊县	20499	16187(79.0)	1741(8.5)	1547(7.5)	1024(5.0)
合计		52232	41888(80.2)	3992(7.6)	3622(6.9)	2730(5.2)

4. 2021年课桌椅高度根据身高调整情况

2021年监测结果显示，课桌椅可调的报告率仅为23.8%，课桌椅高度不可调或虽然高度可调但从不调整的报告率高达76.2%。小学、初中课桌椅调整频率高于普高或职高（χ^2=4095.363，$p<0.001$），男生高于女生（χ^2=54.445，$p<0.001$），郊县高于城区（χ^2=102.028，$p<0.001$）。

表2-1-8 2021年按学生身高调整课桌椅高度情况

类别		调查人数（人）	从不或课桌椅不可调（%）	每学年一次（%）	每学期一次（%）	2~3个月一次（%）
学段	小学	17903	11099(62.0)	3387(18.9)	2034(11.4)	1383(7.7)
	初中	17463	13797(79.0)	1152(6.6)	1247(7.1)	1267(7.3)
	普高	13281	11952(90.0)	430(3.2)	509(3.8)	390(2.9)
	职高	3934	3228(82.1)	221(5.6)	242(6.2)	243(6.2)
性别	男生	25564	19142(74.9)	2678(10.5)	2016(7.9)	1728(6.8)
	女生	27017	20934(77.5)	2512(9.3)	2016(7.5)	1555(5.8)
地区	城区	30410	23516(77.3)	2699(8.9)	2225(7.3)	1970(6.5)
	郊县	22171	16560(74.7)	2491(11.2)	1807(8.2)	1313(5.9)
合计		52581	40076(76.2)	5190(9.9)	4032(7.7)	3283(6.2)

三、眼保健操情况

1. 2018年学生每天做眼保健操情况

2018年监测结果显示，每天做1次眼保健操的报告率为70.5%。其中，就在校做2次眼保健操而言，初中＞小学＞普高＞职高（χ^2=527.039，$p<0.001$），男女生之间差异无统计学意义（χ^2=0.074，$p>0.05$），城区高于郊县（χ^2=138.856，$p<0.001$）。

表2-1-9 2018年一天做几次眼保健操情况

类别		调查人数（人）	在校做1次（%）	在校做2次（%）	3次及以上（在家也做）（%）
学段	小学	2858	1933(67.6)	778(27.2)	147(5.1)
	初中	2891	1694(58.6)	1002(34.7)	195(6.7)
	普高	2214	1844(83.3)	283(12.8)	87(3.9)
	职高	721	647(89.7)	46(6.4)	28(3.9)

续表2-1-9

类别		调查人数 （人）	在校做1次 （%）	在校做2次 （%）	3次及以上 （在家也做） （%）
性别	男生	4259	3006(70.6)	1029(24.2)	224(5.3)
	女生	4425	3112(70.3)	1080(24.4)	233(5.3)
地区	城区	5047	3314(65.7)	1448(28.7)	285(5.6)
	郊县	3637	2804(77.1)	661(18.2)	172(4.7)
合计		8684	6118(70.5)	2109(24.3)	457(5.3)

2. 2019年学生每天做眼保健操情况

2019年监测结果显示，眼保健操以每天做1次的报告率最高（58.8%）。其中，按相关标准，每天在校至少做2次眼保健操，本监测的报告率为22.5%。具体为：小学或初中＞普高＞职高（$\chi^2 = 5553.26$，$p < 0.01$），男女生之间差异无统计学意义（$\chi^2 = 1.09$，$p > 0.05$），城区高于郊县（$\chi^2 = 204.47$，$p < 0.01$）。

表2-1-10　2019年学生每天做眼保健操情况

类别		调查人数 （人）	做1次 （%）	做2次 （%）	3次及以上 （%）	不做 （%）
学段	小学	17833	12717(71.3)	3004(16.8)	1597(9.0)	515(2.9)
	初中	17651	9015(51.1)	2714(15.4)	1794(10.2)	4128(23.4)
	普高	13560	7633(56.3)	1598(11.8)	776(5.7)	3553(26.2)
	职高	3976	1818(45.7)	180(4.5)	275(6.9)	1703(42.8)
性别	男生	25448	15008(59.0)	3571(14.0)	2164(8.5)	4705(18.5)
	女生	27572	16175(58.7)	3925(14.2)	2278(8.3)	5194(18.8)
地区	城区	30834	18320(59.4)	4849(15.7)	2497(8.1)	5168(16.8)
	郊县	22186	12863(58.0)	2647(11.9)	1945(8.8)	4731(21.3)
合计		53020	31183(58.8)	7496(14.1)	4442(8.4)	9899(18.7)

3. 2020年学生每天做眼保健操情况

2020年监测结果显示，眼保健操以每天做1次的报告率最高（58.8%）。按相关标准，每天在校至少做2次眼保健操，本监测的报告率仅为24.1%。具体为：小学＞初中＞普高＞职高（χ^2=5551.46，$p<0.001$），女生高于男生（χ^2=12.782，$p<0.05$），城区高于郊县（χ^2=64.429，$p<0.001$）。

表2-1-11　2020年学生每天做眼保健操情况

类别		调查人数（人）	做1次（%）	做2次（%）	3次及以上（%）	不做（%）
学段	小学	17629	12380(70.2)	3189(18.1)	1616(9.2)	444(2.5)
	初中	17259	9357(54.2)	2741(15.9)	1795(10.4)	3366(19.5)
	普高	13490	7329(54.3)	1689(12.5)	883(6.5)	3589(26.6)
	职高	3878	1677(43.2)	357(9.2)	312(8.0)	1532(39.5)
性别	男生	25179	14726(58.5)	3778(15.0)	2273(9.0)	4402(17.5)
	女生	27077	16017(59.1)	4198(15.5)	2333(8.6)	4529(16.7)
地区	城区	31742	18540(58.4)	5157(16.2)	2763(8.7)	5282(16.6)
	郊县	20514	12203(59.5)	2819(13.7)	1843(9.0)	3649(17.8)
合计		52256	30743(58.8)	7976(15.3)	4606(8.8)	8931(17.1)

4. 2021年学生每天做眼保健操情况

2021年监测结果显示，眼保健操以每天做2次的报告率最高（49.8%）。按相关标准，每天在校至少做2次眼保健操，本次监测的报告率为59.9%。具体为：小学＞初中＞普高＞职高（χ^2=7519.349，$p<0.001$），女生略高于男生（χ^2=29.765，$p<0.001$），城区高于郊县（χ^2=666.308，$p<0.001$）。

表2-1-12　2021年学生每天做眼保健操情况

类别		调查人数（人）	做1次（%）	做2次（%）	3次及以上（%）	不做（%）
学段	小学	17919	3784(21.1)	12390(69.1)	1639(9.1)	106(0.6)
	初中	17476	5744(32.9)	8007(45.8)	2070(11.8)	1655(9.5)
	普高	13290	5605(42.2)	4995(37.6)	1147(8.6)	1543(11.6)
	职高	3934	1455(37.0)	815(20.7)	440(11.2)	1224(31.1)
性别	男生	30443	8042(31.4)	12525(49.0)	2719(10.6)	2289(9.0)
	女生	22176	8546(31.6)	13682(50.6)	2577(9.5)	2239(8.3)
地区	城区	30443	8384(27.5)	16390(53.8)	3255(10.7)	2414(7.9)
	郊县	22176	8204(37.0)	9817(44.3)	2041(9.2)	2114(9.5)
合计		52619	16588(31.5)	26207(49.8)	5296(10.1)	4528(8.6)

四、学生课间休息时活动地点情况

1. 2018 年课间休息时活动地点情况

2018年监测结果显示，在课间休息时户外活动的报告率为21.0%。其中，小学＞大学＞初中＞职高＞普高（χ^2=504.457，$p<0.001$），男生高于女生（χ^2=123.908，$p<0.01$），郊县高于城区（χ^2=185.241，$p<0.01$）。

表2-1-13　2018年课间休息时活动地点情况

类别		调查人数（人）	教学楼内（%）	户外（如操场等）（%）
学段	小学	2858	1932(67.6)	926(32.4)
	初中	2891	2296(79.4)	595(20.6)
	普高	2214	2046(92.4)	168(7.6)
	职高	721	626(86.8)	95(13.2)
	大学	721	529(73.4)	192(26.6)

续表2-1-13

类别		调查人数（人）	教学楼内（%）	户外（如操场等）（%）
性别	男生	4556	3379(74.2)	1177(25.8)
	女生	4849	4050(83.5)	799(16.5)
地区	城区	5768	4818(83.5)	950(16.5)
	郊县	3637	2611(71.8)	1026(28.2)
合计		9405	7429(79.0)	1976(21.0)

2. 2019 年课间休息时活动地点情况

2019年监测结果显示，在课间休息时以教学楼内活动的报告率最高（75.4%），而户外活动的报告率仅为24.6%。具体为：小学＞初中＞职高＞普高（χ^2=4436.43，$p<0.01$），男生高于女生（χ^2=876.87，$p<0.01$），郊县高于城区（χ^2=361.41，$p<0.01$）。

表2-1-14　2019年学生课间休息时活动地点情况

类别		调查人数（人）	教学楼内（%）	户外（如操场等）（%）
学段	小学	17687	10571(59.8)	7116(40.2)
	初中	17510	13428(76.7)	4082(23.3)
	普高	13514	12399(91.7)	1115(8.3)
	职高	3951	3304(83.6)	647(16.4)
性别	男生	25249	17573(69.6)	7676(30.4)
	女生	27413	22129(80.7)	5284(19.3)
地区	城区	30626	24016(78.4)	6610(21.6)
	郊县	22036	15686(71.2)	6350(28.8)
合计		52662	39702(75.4)	12960(24.6)

3. 2020年课间休息时活动地点情况

2020年监测结果显示，在课间休息时以教学楼内活动的报告率最高（74.5%），而户外活动的报告率仅为25.4%。具体为：小学＞初中＞职高＞普高（χ^2=4087.069，$p<0.001$），男生高于女生（χ^2=665.8937，$p<0.001$），郊县高于城区（χ^2=183.886，$p<0.001$）。

表2-1-15　2020年学生课间休息时活动地点情况

类别		调查人数（人）	教学楼内（%）	户外（如操场等）（%）
学段	小学	17610	10441(59.3)	7169(40.7)
	初中	17251	13119(76.1)	4132(23.9)
	普高	13477	12188(90.4)	1289(9.6)
	职高	3874	3176(82.0)	698(18.0)
性别	男生	25150	17466(69.4)	7684(30.6)
	女生	27062	21458(79.3)	5604(20.7)
地区	城区	31716	24303(76.6)	7413(23.4)
	郊县	20496	14621(71.3)	5875(28.7)
合计		52212	38924(74.5)	13288(25.5)

4. 2021年课间休息时活动地点情况

2021年监测结果显示，在课间休息时以教学楼内活动的报告率最高（71.1%），而户外活动的报告率仅为28.9%。具体为：小学＞初中＞职高＞普高（χ^2=5717.137，$p<0.001$），男生高于女生（χ^2=574.821，$p<0.001$），郊县高于城区（χ^2=76.913，$p<0.001$）。

表2-1-16　2021年学生课间休息时活动地点情况

类别		调查人数（人）	教学楼内（%）	户外（如操场等）（%）
学段	小学	17783	9336(52.5)	8447(47.5)
	初中	17426	12702(72.9)	4724(27.1)
	普高	13285	12065(90.8)	1220(9.2)
	职高	3932	3178(80.8)	754(19.2)
性别	男生	25472	16870(66.2)	8602(33.8)
	女生	26954	20411(75.7)	6543(24.3)
地区	城区	30260	21968(72.6)	8292(27.4)
	郊县	22166	15313(69.1)	6853(30.9)
合计		52426	37281(71.1)	15145(28.9)

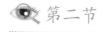

第二节

校外用眼情况

　　校外用眼情况包括完成课后作业和课外文化类补习班补习的时间，运动减少时间，家长限制屏幕使用时间等情况。2018—2021年，学生过去1周里平均每天放学后做作业/读书写字时间2小时及以上的报告率分别为37.7%、36.1%、42.0%、26.9%；学生过去1周里参加文化类补习班时间1小时及以上的报告率分别为23.7%、21.2%、21.5%、14.6%；从未参加过课外补习班的报告率分别为53.6%、56.3%、56.9%、61.3%；为让学生有更多时间做作业或上补习班，家长经常减少学生运动时间的报告率为6.3%、6.5%、5.7%、4.6%；家长限制学生看电视、玩电脑或电子游戏时间的报告率分别为63.4%、66.7%、68.4%、66.9%。

一、过去1周平均每天放学后做作业/读书写字情况

1. 2018 平均每天放学后做作业 / 读书写字情况

2018年度监测结果显示，学生过去1周里平均每天放学后做作业/读书写字时间报告率最高为1~2小时（33.1%）。就不到1小时而言，职高＞大学＞小学＞初中＞高中；1~2小时，小学＞大学＞初中/高中＞职高（χ^2=1550.119，p<0.001）。女生高于男生（χ^2=27.251，p<0.01），城区高于郊县（χ^2=83.028，p<0.01）。

表2-2-1　2018年学生过去1周里放学后作业/读书写字情况

类别		调查人数（人）	不到1小时（%）	1~2小时（%）	2~3小时（%）	3小时及以上（%）	不知道（%）
学段	小学	2858	562(19.7)	1244(43.5)	568(19.9)	293(10.3)	191(6.7)
	初中	2891	395(13.7)	860(29.7)	851(29.4)	662(22.9)	123(4.3)
	高中	2935	646(22.0)	744(25.3)	601(20.5)	722(24.6)	222(7.6)
	大学	721	158(21.9)	267(37.0)	143(19.8)	114(15.8)	39(5.4)
性别	男生	4556	941(20.7)	1517(33.3)	1016(22.3)	810(17.8)	272(6.0)
	女生	4849	820(16.9)	1598(33.0)	1147(23.7)	981(20.2)	303(6.2)
地区	城区	5768	1100(19.1)	1726(29.9)	1367(23.7)	1216(21.1)	359(6.2)
	郊县	3637	661(18.2)	1389(38.2)	796(21.9)	575(15.8)	216(5.9)
合计		9405	1761(18.7)	3115(33.1)	2163(23.0)	1791(19.0)	575(6.1)

2. 2019 年平均每天放学后做作业 / 读书写字情况

2019年监测结果显示，过去1周里平均每天放学后做作业/读书写字1~2小时的报告率最高（34.7%）。其中，按相关标准，小学一、二年级不留书面家庭作业，小学其他年级书面家庭作业控制在60分钟以内，初中各年级不超过90分钟。本监测小学没有作业和不到1小时的报告率仅为32.2%，初中没有作业、不到1小时和1~2小

时的报告率为48.5%。在3小时及以上的报告率上，普高＞初中＞小学＞职高（χ^2=6587.04，$p<0.01$）；在2~3小时和3小时及以上的报告率上，女生均高于男生（χ^2=292.03，$p<0.01$），城区均高于郊县（χ^2=470.05，$p<0.01$）。

表2-2-2 2019年过去1周里放学后作业/读书写字时间情况

类别		调查人数（人）	不到1小时（%）	1~2小时（%）	2~3小时（%）	3小时及以上（%）	不知道（%）	没有作业（%）
学段	小学	17834	5666(31.8)	7104(39.8)	2950(16.5)	1346(7.5)	699(3.9)	69(0.4)
	初中	17686	2682(15.2)	5784(32.7)	4341(24.5)	3622(20.5)	1157(6.5)	100(0.6)
	普高	13559	1932(14.2)	4368(32.2)	3010(22.2)	3420(25.2)	771(5.7)	58(0.4)
	职高	3977	1651(41.5)	1177(29.6)	287(7.2)	171(4.3)	469(11.8)	222(5.6)
性别	男生	25474	6233(24.5)	8931(35.1)	4815(18.9)	3677(14.4)	1502(5.9)	316(1.2)
	女生	27582	5698(20.7)	9502(34.5)	5773(20.9)	4882(17.7)	1594(5.8)	133(0.5)
地区	城区	30841	6367(20.6)	10199(33.1)	6461(20.9)	5571(18.1)	1887(6.1)	356(1.2)
	郊县	22215	5564(25.0)	8234(37.1)	4127(18.6)	2988(13.5)	1209(5.4)	93(0.4)
合计		53056	11931(22.5)	18433(34.7)	10588(20.0)	8559(16.1)	3096(5.8)	449(0.8)

3. 2020年平均每天放学后做作业/读书写字情况

2020年监测结果显示，过去1周里平均每天放学后做作业/读书写字1~2小时的报告率最高（36.5%）。其中，按相关标准，小学一、二年级不留书面家庭作业，小学其他年级书面家庭作业控制在60分钟以内，初中各年级不超过90分钟。本监测小学没有作业和不到1小时的报告率仅为26.8%，初中没有作业、不到1小时和1~2小时的报告率为48.9%。在3小时及以上的报告率上，普高＞初中＞小学＞职高（χ^2=5568.791，$p<0.001$）；在2~3小时和3小时及以上的报告率上，女生均高于男生（χ^2=275.99，$p<0.001$），城区均高于郊县（χ^2=422.647，$p<0.001$）。

表2-2-3　2020年过去1周里放学后作业或读书写字时间情况

类别		调查人数（人）	不到1小时（%）	1~2小时（%）	2~3小时（%）	3小时及以上（%）	不知道（%）	没有作业（%）
学段	小学	17629	4668(26.5)	7740(43.9)	3258(18.5)	1382(7.8)	520(2.9)	61(0.3)
	初中	17275	2602(15.1)	5765(33.4)	4525(26.2)	3539(20.5)	771(4.5)	73(0.4)
	普高	13492	1595(11.8)	4195(31.1)	3245(24.1)	3842(28.5)	550(4.1)	65(0.5)
	职高	3877	1416(36.5)	1388(35.8)	435(11.2)	230(5.9)	253(6.5)	155(4.0)
性别	男生	25187	5505(21.9)	9280(36.8)	5302(21.0)	3880(15.4)	986(3.9)	234(0.9)
	女生	27086	4776(17.6)	9808(36.2)	6161(22.7)	5113(18.9)	1108(4.1)	120(0.4)
地区	城区	31750	5567(17.5)	11328(35.7)	7496(23.6)	5849(18.4)	1235(3.9)	275(0.9)
	郊县	20523	4714(23.0)	7760(37.8)	3967(19.3)	3144(15.3)	859(4.2)	79(0.4)
合计		52273	10281(19.7)	19088(36.5)	11463(21.9)	8993(17.2)	2094(4.0)	354(0.7)

4. 2021年过去1周平均每天放学后做作业/读书写字情况

2021年监测结果显示，过去1周里平均每天放学后做作业/读书写字1~2小时的报告率最高（35.2%）。其中，按相关标准，小学一、二年级不留书面家庭作业，小学其他年级书面家庭作业控制在60分钟以内，初中各年级不超过90分钟。本次监测小学没有作业和不到1小时的报告率为56.7%，初中没有作业、不到1小时和1~2小时的报告率为62.5%。在2~3小时和3小时及以上的报告率上，普高＞初中＞职高＞小学（χ^2=9984.751，$p<0.001$），女生均高于男生（χ^2=214.788，$p<0.001$），城区均高于郊县（χ^2=288.588，$p<0.001$）。

表2-2-4 2021年过去1周里放学后作业或读书写字时间情况

类别		调查人数（人）	不到1小时（%）	1~2小时（%）	2~3小时（%）	3小时及以上（%）	不知道（%）	没有作业（%）
学段	小学	17925	9669(53.9)	5524(30.8)	1308(7.3)	568(3.2)	349(1.9)	507(2.8)
	初中	17471	3562(20.4)	7105(40.7)	3504(20.1)	2205(12.6)	836(4.8)	259(1.5)
	普高	13283	1954(14.7)	4458(33.6)	3161(23.8)	2869(21.6)	752(5.7)	89(0.7)
	职高	3934	1474(37.5)	1413(35.9)	342(8.7)	200(5.1)	316(8.0)	189(4.8)
性别	男生	25577	8681(33.9)	8951(35.0)	3746(14.6)	2535(9.9)	1074(4.2)	590(2.3)
	女生	27036	7978(29.5)	9549(35.3)	4569(16.9)	3307(12.2)	1179(4.4)	454(1.7)
地区	城区	30450	8860(29.1)	10793(35.3)	5205(17.1)	3674(12.1)	1316(4.3)	602(2.0)
	郊县	22163	7799(35.2)	7707(34.8)	3110(14.0)	2168(9.8)	937(4.2)	442(2.0)
合计		52613	16659(31.7)	18500(35.2)	8315(15.8)	5842(11.1)	2253(4.3)	1044(2.0)

二、过去1周参加文化补习班情况

2018年监测结果显示，学生过去1周里参加文化类补习班时间报告率由高到低依次为：不到1小时（49.8%）、1~2小时（11.7%）、2~3小时（5.7%）、3小时及以上（6.3%）。就1~2小时而言，小学/初中＞高中/职高；就2~3小时，小学/初中＞高中＞职高（χ^2=1550.119，p<0.001）。男女生之间差异无统计学意义（χ^2=15.535，p<0.001），城区与郊县之间差异无统计学意义。

表2-2-5　2018年学生过去1周里参加文化类补习班情况

类别		调查人数（人）	不到1小时（%）	1~2小时（%）	2~3小时（%）	3小时及以上（%）	不知道（%）
学段	小学	2858	1257(44.0)	404(14.1)	181(6.3)	223(7.8)	793(27.7)
	初中	2891	1373(47.5)	386(13.4)	218(7.5)	183(6.3)	731(25.3)
	普高	2214	1335(60.3)	178(8.0)	82(3.7)	132(6.0)	487(22.0)
	职高	721	362(50.2)	47(6.5)	10(1.4)	12(1.7)	290(40.2)
性别	男生	4259	2188(51.4)	454(10.7)	229(5.4)	285(6.7)	1103(25.9)
	女生	4425	2139(48.3)	561(12.7)	262(5.9)	265(6.0)	1198(27.1)
地区	城区	5047	2415(47.9)	532(10.5)	305(6.0)	341(6.8)	1454(28.8)
	郊县	3637	1912(52.6)	483(13.3)	186(5.1)	209(5.7)	847(23.3)
合计		8684	4327(49.8)	1015(11.7)	491(5.7)	550(6.3)	2301(26.5)

2019年监测结果显示，过去1周里没有参加英语、数学、写作等文化类补习班的报告率最高（64.5%）。具体为：职高或普高＞初中＞小学（χ^2=2383.50，$p<0.01$），女生均高于男生（χ^2=153.07，$p<0.01$），郊县均高于城区（χ^2=714.76，$p<0.01$）。

表2-2-6　2019年过去1周里参加文化类补习班时间情况

类别		调查人数（人）	不到1小时（%）	1~2小时（%）	2~3小时（%）	3小时及以上（%）	不知道（%）	无补习班（%）
学段	小学	17826	1143(6.4)	2213(12.4)	1732(9.7)	1426(8.0)	493(2.8)	10819(60.7)
	初中	17665	2024(11.5)	1529(8.7)	1093(6.2)	1064(6.0)	734(4.2)	11221(63.5)
	普高	13554	1945(14.4)	845(6.2)	507(3.7)	503(3.7)	413(3.0)	9341(68.9)
	职高	3976	576(14.5)	165(4.1)	38(1.0)	70(1.8)	322(8.1)	2805(70.5)
性别	男生	25453	3055(12.0)	2280(9.0)	1596(6.3)	1542(6.1)	1083(4.3)	15897(62.5)
	女生	27568	2633(9.6)	2472(9.0)	1774(6.4)	1521(5.5)	879(3.2)	18289(66.3)

续表2-2-6

类别		调查人数（人）	不到1小时（%）	1~2小时（%）	2~3小时（%）	3小时及以上（%）	不知道（%）	无补习班（%）
地区	城区	30842	3357(10.9)	3225(10.5)	2305(7.5)	2149(7.0)	1199(3.9)	18607(60.3)
	郊县	22179	2331(10.5)	1527(6.9)	1065(4.8)	914(4.1)	763(3.4)	15579(70.2)
合计		53021	5688(10.7)	4752(9.0)	3370(6.4)	3063(5.8)	1962(3.7)	34186(64.5)

2020年监测结果显示，过去1周里没有参加英语、数学、写作等文化类补习班的报告率最高（62.3%）。具体为：初中＞小学＞普高＞职高（χ^2=1941.263，$p<0.001$），女生高于男生（χ^2=288.982，$p<0.001$），城区高于郊县（χ^2=476.324，$p<0.001$）。

表2-2-7 2020年过去1周里参加文化类补习班时间情况

类别		调查人数（人）	不到1小时（%）	1~2小时（%）	2~3小时（%）	3小时及以上（%）	不知道（%）	无补习班（%）
学段	小学	17631	1660(9.4)	2374(13.5)	1707(9.7)	1300(7.4)	581(3.3)	10009(56.8)
	初中	17271	2201(12.7)	1556(9.0)	1049(6.1)	971(5.6)	729(4.2)	10765(62.3)
	普高	13492	1924(14.3)	915(6.8)	431(3.2)	530(3.9)	427(3.2)	9265(68.7)
	职高	3877	716(18.5)	261(6.7)	67(1.7)	58(1.5)	254(6.6)	2521(65.0)
性别	男生	25185	3674(14.6)	2466(9.8)	1553(6.2)	1438(5.7)	1094(4.3)	14960(59.4)
	女生	27086	2827(10.4)	2640(9.7)	1701(6.3)	1421(5.2)	897(3.3)	17600(65.0)
地区	城区	31754	3744(11.8)	3556(11.2)	2238(7.0)	2017(6.4)	1172(3.7)	19027(59.9)
	郊县	20517	2757(13.4)	1550(7.6)	1016(5.0)	842(4.1)	819(4.0)	13533(66.0)
合计		52271	6501(12.4)	5106(9.8)	3254(6.2)	2859(5.5)	1991(3.8)	32560(62.3)

2021年监测结果显示，过去1周里没有参加英语、数学、写作等文化类补习班的报告率最高（73.6%）。具体为：普高＞初中＞小

学＞职高（χ^2=1587.812，p＜0.001），女生高于男生（χ^2=96.661，p＜0.001），郊县高于城区（χ^2=690.646，p＜0.001）。

表2-2-8　2021年过去1周里参加文化类补习班时间情况

类别		调查人数（人）	不到1小时（%）	1~2小时（%）	2~3小时（%）	3小时及以上（%）	不知道（%）	无补习班（%）
学段	小学	17928	1226(6.8)	2058(11.5)	1113(6.2)	601(3.4)	374(2.1)	12556(70.0)
	初中	17480	1357(7.8)	1208(6.9)	606(3.5)	450(2.6)	705(4.0)	13154(75.3)
	普高	13286	1225(9.2)	619(4.7)	301(2.3)	329(2.5)	420(3.2)	10392(78.2)
	职高	3932	604(15.4)	278(7.1)	94(2.4)	57(1.4)	285(7.2)	2614(66.5)
性别	男生	25584	2374(9.3)	1985(7.8)	980(3.8)	761(3.0)	968(3.8)	18516(72.4)
	女生	27042	2038(7.5)	2178(8.1)	1134(4.2)	676(2.5)	816(3.0)	20200(74.7)
地区	城区	30466	2994(9.8)	2921(9.6)	1383(4.5)	929(3.0)	1091(3.6)	21148(69.4)
	郊县	22160	1418(6.4)	1242(5.6)	731(3.3)	508(2.3)	693(3.1)	17568(79.3)
合计		52626	4412(8.4)	4163(7.9)	2114(4.0)	1437(2.7)	1784(3.4)	38716(73.6)

三、参加课外补习班年龄情况

2018年监测结果显示，从未参加过课外补习班报告率最高，为53.6%；其次是6岁及以后，为36.6%。就6岁及以后而言，初中＞小学/普高和职高（χ^2=135.254，p＜0.001），男女生之间差异无统计学意义，城区高于郊县（χ^2=49.652，p＜0.001）。

表2-2-9　2018年参加课外补习班年龄情况

类别		调查人数（人）	3岁以前（%）	3岁（%）	4岁（%）	5岁（%）	6岁及以后（%）	从来没参加过（%）
学段	小学	2858	31(1.1)	65(2.3)	115(4.0)	152(5.3)	916(32.1)	1579(55.2)
	初中	2891	39(1.3)	58(2.0)	89(3.1)	117(4.0)	1170(40.5)	1418(49.0)
	普高	2214	28(1.3)	27(1.2)	32(1.4)	39(1.8)	844(38.1)	1244(56.2)
	职高	721	15(2.1)	12(1.7)	12(1.7)	23(3.2)	249(34.5)	410(56.9)
性别	男生	4259	51(1.2)	52(1.2)	94(2.2)	159(3.7)	1579(37.1)	2324(54.6)
	女生	4425	62(1.4)	110(2.5)	154(3.5)	172(3.9)	1600(36.2)	2327(52.6)
地区	城区	5047	84(1.7)	96(1.9)	158(3.1)	186(3.7)	1960(38.8)	2563(50.8)
	郊县	3637	29(0.8)	66(1.8)	90(2.5)	145(4.0)	1219(33.5)	2088(57.4)
合计		8684	113(1.3)	162(1.9)	248(2.9)	331(3.8)	3179(36.6)	4651(53.6)

2019年监测结果显示，从未参加过课外补习班报告率最高，为56.3%；其次是6岁及以后，为32.1%。就6岁及以后而言，小学/普高＞初中＞职高（$\chi^2=1669.775$，$p<0.001$），男生高于女生（$\chi^2=335.290$，$p<0.001$），城区高于郊县（$\chi^2=621.336$，$p<0.001$）。

表2-2-10　2019年参加课外补习班年龄情况

类别		调查人数（人）	3岁以前（%）	3岁（%）	4岁（%）	5岁（%）	6岁及以后（%）	从来没参加过（%）
学段	小学	17767	198(1.1)	372(2.1)	856(4.8)	1540(8.7)	6175(34.8)	8626(48.6)
	初中	17593	284(1.6)	339(1.9)	431(2.4)	849(4.8)	5341(30.4)	10349(58.8)
	普高	13527	131(1.0)	161(1.2)	278(2.1)	503(3.7)	4701(34.8)	7753(57.3)
	职高	3970	27(0.7)	22(0.6)	39(1.0)	106(2.7)	749(18.9)	3027(76.2)

续表2-2-10

类别		调查人数（人）	3岁以前（%）	3岁（%）	4岁（%）	5岁（%）	6岁及以后（%）	从来没参加过（%）
性别	男生	25393	268(1.1)	278(1.1)	552(2.2)	1218(4.8)	8288(32.6)	14789(58.2)
	女生	27464	372(1.4)	616(2.2)	1052(3.8)	1780(6.5)	8678(31.6)	14966(54.5)
地区	城区	30069	403(1.3)	572(1.9)	993(3.3)	1815(6.0)	10756(35.8)	15530(51.6)
	郊县	22788	237(1.0)	322(1.4)	611(2.7)	1183(5.0)	6210(27.3)	14225(62.4)
合计		52857	640(1.2)	894(1.7)	1604(3.0)	2998(5.7)	16966(32.1)	29755(56.3)

2020年监测结果显示，从未参加过课外补习班报告率最高，为56.9%；其次是6岁及以后，为33.8%。就6岁及以后而言，小学>初中/普高>职高（χ^2=1871.693，p<0.001），女生高于男生（χ^2=317.293，p<0.001），城区高于郊县（χ^2=206.337，p<0.001）。

表2-2-11 2020年参加课外补习班年龄情况

类别		调查人数（人）	3岁以前（%）	3岁（%）	4岁（%）	5岁（%）	6岁及以后（%）	从来没参加过（%）
学段	小学	17612	224(1.3)	440(2.5)	835(4.7)	1159(6.6)	6557(37.2)	8397(47.7)
	初中	17260	190(1.1)	236(1.4)	334(1.9)	505(2.9)	5698(33.0)	10297(59.7)
	普高	13482	119(0.9)	154(1.1)	200(1.5)	289(2.1)	4606(34.2)	8114(60.2)
	职高	3870	40(1.0)	50(1.3)	37(1.0)	66(1.7)	786(20.3)	2891(74.7)
性别	男生	25165	266(1.1)	291(1.2)	462(1.8)	806(3.2)	8436(33.5)	14904(59.2)
	女生	27059	307(1.1)	589(2.2)	944(3.5)	1213(4.5)	9211(34.0)	14795(54.7)
地区	城区	31720	364(1.1)	586(1.8)	841(2.7)	1248(3.9)	11398(35.9)	17283(54.5)
	郊县	20504	209(1.0)	294(1.4)	565(2.8)	771(3.8)	6249(30.5)	12416(60.6)
合计		52224	573(1.1)	880(1.7)	1406(2.7)	2019(3.9)	17647(33.8)	29699(56.9)

2021年监测结果显示，从未参加过课外补习班报告率最高，为61.3%；其次是6岁及以后，为29.8%。就6岁及以后而言，小学/普高＞初中＞职高（χ^2=1834.884，$p<0.001$），女生高于男生（χ^2=265.937，$p<0.001$），城区高于郊县（χ^2=443.222，$p<0.001$）。

表2-2-12　2021年参加课外补习班年龄情况

类别		调查人数（人）	3岁以前（%）	3岁（%）	4岁（%）	5岁（%）	6岁及以后（%）	从来没参加过（%）
学段	小学	17901	220(1.2)	561(3.1)	771(4.3)	1209(6.8)	5532(30.9)	9608(53.7)
	初中	17470	147(0.8)	216(1.2)	342(2.0)	402(2.3)	5131(29.4)	11232(64.3)
	普高	13286	93(0.7)	146(1.1)	159(1.2)	232(1.7)	4187(31.5)	8469(63.7)
	职高	3932	51(1.3)	38(1.0)	46(1.2)	76(1.9)	801(20.4)	2920(74.3)
性别	男生	25563	250(1.0)	336(1.3)	462(1.8)	831(3.3)	7339(28.7)	16345(63.9)
	女生	27026	261(1.0)	625(2.3)	856(3.2)	1088(4.0)	8312(30.8)	15884(58.8)
地区	城区	30434	367(1.2)	657(2.2)	797(2.6)	995(3.3)	9943(32.7)	17675(58.1)
	郊县	22155	144(0.6)	304(1.4)	521(2.4)	924(4.2)	5708(25.8)	14554(65.7)
合计		52589	511(1.0)	961(1.8)	1318(2.5)	1919(3.6)	15651(29.8)	32229(61.3)

四、家长减少学生运动时间情况

2018年监测结果显示，为让学生有更多时间做作业或上补习班，家长经常减少学生运动时间的报告率为6.3%。其中，小学、初中、普高均高于职高（χ^2=43.723，$p<0.001$），男生与女生之间、城区与郊县之间差异无统计学意义。

表2-2-13　2018年家长减少学生运动时间情况

类别		调查人数 （人）	经常 （%）	有时 （%）	没有 （%）
学段	小学	2858	207(7.2)	753(26.3)	1898(66.4)
	初中	2891	170(5.9)	740(25.6)	1981(68.5)
	普高	2214	148(6.7)	458(20.7)	1608(72.6)
	职高	721	23(3.2)	172(23.9)	526(72.9)
性别	男生	4259	294(6.9)	1045(24.5)	2920(68.6)
	女生	4425	254(5.7)	1078(24.4)	3093(69.9)
地区	城区	5047	304(6.0)	1169(23.2)	3574(70.8)
	郊县	3637	244(6.7)	954(26.2)	2439(67.1)
合计		8684	548(6.3)	2123(24.4)	6013(69.2)

2019年监测结果显示，为让学生有更多时间做作业或上补习班，家长没有减少学生运动的报告率最高（66.9%）。具体为：职高＞普高＞小学＞初中（χ^2=156.46，$p<0.01$），女生高于男生（χ^2=51.39，$p<0.01$），郊县均高于城区（χ^2=37.51，$p<0.01$）。

表2-2-14　2019年为完成作业或上补习班家长减少学生运动时间情况

类别		调查人数 （人）	经常 （%）	有时 （%）	没有 （%）
学段	小学	17765	1205(6.8)	4664(26.3)	11896(67.0)
	初中	17358	1288(7.4)	4896(28.2)	11174(64.4)
	普高	13409	759(5.7)	3429(25.6)	9221(68.8)
	职高	3947	135(3.4)	1004(25.4)	2808(71.1)
性别	男生	25192	1827(7.3)	6685(26.5)	16680(66.2)
	女生	27287	1560(5.7)	7308(26.8)	18419(67.5)

续表2-2-14

类别		调查人数 （人）	经常 （%）	有时 （%）	没有 （%）
地区	城区	30528	2108(6.9)	8278(27.1)	20142(66.0)
	郊县	21951	1279(5.8)	5715(26.0)	14957(68.1)
合计		52479	3387(6.5)	13993(26.7)	35099(66.9)

2020年监测结果显示，为让学生有更多时间做作业或上补习班，家长没有减少学生运动的报告率最高（69.4%）。具体为：普高＞职高＞小学＞初中（χ^2=97.518，$p<0.001$），女生高于男生（χ^2=108.123，$p<0.001$），郊县高于城区（χ^2=14.801，$p<0.05$）。

表2-2-15　2020年为完成作业或上补习班家长减少学生运动时间情况

类别		调查人数 （人）	经常 （%）	有时 （%）	没有 （%）
学段	小学	17606	1123(6.4)	4322(24.5)	12161(69.1)
	初中	17252	1004(5.8)	4571(26.5)	11677(67.7)
	普高	13464	687(5.1)	3091(22.9)	9686(71.9)
	职高	3867	179(4.6)	995(25.7)	2693(69.6)
性别	男生	25141	1676(6.7)	6432(25.6)	17033(67.7)
	女生	27048	1317(4.9)	6547(24.2)	19184(70.9)
地区	城区	31703	1897(6.0)	7971(25.1)	21835(68.9)
	郊县	20486	1096(5.3)	5008(24.4)	14382(70.2)
合计		52189	2993(5.7)	12979(24.9)	36217(69.4)

2021年监测结果显示，为让学生有更多时间做作业或上补习班，家长没有减少学生运动的报告率最高（74.2%）。具体为：

小学＞初中/普高＞初中（χ^2=27.093，$p<0.001$），女生高于男生（χ^2=42.081，$p<0.001$），郊县高于城区（χ^2=11.354，$p<0.05$）。

表2-2-16　2021年为完成作业或上补习班家长减少学生运动时间情况

类别		调查人数（人）	经常（%）	有时（%）	没有（%）
学段	小学	17904	846(4.7)	3634(20.3)	13424(75.0)
	初中	17456	775(4.4)	3902(22.4)	12779(73.2)
	普高	13265	585(4.4)	2778(20.9)	9902(74.6)
	职高	3931	199(5.1)	842(21.4)	2890(73.5)
性别	男生	25535	1315(5.1)	5488(21.5)	18732(73.4)
	女生	27021	1090(4.0)	5668(21.0)	20263(75.0)
地区	城区	30412	1440(4.7)	6568(21.6)	22404(73.7)
	郊县	22144	965(4.4)	4588(20.7)	16591(74.9)
合计		52556	2405(4.6)	11156(21.2)	38995(74.2)

五、家长限制学生看电视、玩电脑或电子游戏情况

2018年监测结果显示，家长限制学生看电视、玩电脑或电子游戏时间的报告率为63.4%。其中，小学＞初中＞普高＞职高（χ^2=549.746，$p<0.001$），男生与女生之间无差异，郊县高于城区（χ^2=54.713，$p<0.001$）。

表2-2-17　2018年家长是否限制学生看电视、玩电脑或电子游戏时间情况

类别		调查人数（人）	限制（%）	每天不超过/M±SD（小时）
学段	小学	2858	2171(76.0)	1.65±1.34
	初中	2891	1923(66.5)	2.31±1.56
	普高	2214	1139(51.4)	2.66±1.91
	职高	721	271(37.6)	2.29±1.58

续表2-2-17

类别		调查人数 （人）	限制 （%）	每天不超过/M±SD （小时）
性别	男生	4259	2732(64.1)	2.27 ± 1.80
	女生	4425	2772(62.6)	2.02 ± 1.41
地区	城区	5047	3035(60.1)	2.06 ± 1.63
	郊县	3637	2469(67.9)	2.23 ± 1.59
合计		8684	5504(63.4)	2.14 ± 1.61

2019年监测结果显示，家长限制学生看电视、玩电脑或电子游戏时间的报告率为66.7%。具体为：小学＞初中＞职高＞普高（χ^2 = 2844.76，$p < 0.01$），男生高于女生（χ^2 = 13.41，$p < 0.01$），郊县高于城区（χ^2 = 160.51，$p < 0.01$）。

每天家长限制学生看电视、玩电脑或电子游戏时间为：68.94 ± 69.91分钟。具体为：普高＞职高或初中＞小学（F = 910.60，$p < 0.01$），男生高于女生（t = 13.81，$p < 0.01$），城区与郊县差异无统计学意义（t = 0.55，$p > 0.05$）。

表2-2-18　2019年家长是否限制学生看电视、玩电脑或电子游戏情况

类别		调查人数 （人）	是 （%）	调查人数 （人）	平均时间/M±SD （分钟）
学段	小学	17784	14030(78.9)	13889	47.01 ± 50.39
	初中	17393	11924(68.6)	11750	77.55 ± 78.49
	普高	13429	7229(53.8)	7151	94.15 ± 76.21
	职高	3960	1900(48.0)	1887	81.13 ± 64.88
性别	男生	25228	17035(67.5)	16818	74.30 ± 78.26
	女生	27338	18048(66.0)	17859	63.88 ± 60.58

续表2-2-18

类别		调查人数（人）	是（%）	调查人数（人）	平均时间/M±SD（分钟）
地区	城区	30587	19739(64.5)	19466	69.11±73.84
	郊县	21979	15344(69.8)	15211	68.71±64.53
合计		52566	35083(66.7)	34677	68.94±69.91

2020年监测结果显示，家长限制学生看电视、玩电脑或电子游戏时间的报告率为68.4%。具体为：小学＞初中＞普高＞职高（χ^2=2946.996，$p<0.001$），男生高于女生（χ^2=6.319，$p<0.05$），郊县高于城区（χ^2=253.826，$p<0.001$）。

每天家长限制学生看电视、玩电脑或电子游戏时间为：68.87±71.99分钟。具体为：普高＞职高＞初中＞小学（F=790.854，$p<0.001$），男生高于女生（t=11.156，$p<0.001$），城区与郊县差异无统计学意义（t=-1.328，$p>0.05$）。

表2-2-19　2020年家长是否限制学生看电视、玩电脑或电子游戏情况

类别		调查人数（人）	是（%）	否（%）	平均时间/M±SD（分钟）
学段	小学	17612	14126(80.2)	3486(19.8)	48.25±53.38
	初中	17263	12229(70.8)	5034(29.2)	75.50±73.78
	普高	13475	7497(55.6)	5978(44.4)	94.10±87.91
	职高	3874	1858(48.0)	2016(52.0)	80.19±68.71
性别	男生	25159	17334(68.9)	7825(31.1)	73.24±79.17
	女生	27065	18376(67.9)	8689(32.1)	64.75±64.23
地区	城区	31720	20863(65.8)	10857(34.2)	68.44±75.77
	郊县	20504	14847(72.4)	5657(27.6)	69.47±66.32
合计		52224	35710(68.4)	16514(31.6)	68.87±71.99

2021年监测结果显示，家长限制学生看电视、玩电脑或电子游戏时间的报告率为66.9%。具体为：小学＞初中＞普高＞职高（χ^2=4201.600，$p<0.001$），女生略高于男生（χ^2=5.609，$p<0.05$），郊县高于城区（χ^2=258.509，$p<0.001$）。

每天家长限制学生看电视、玩电脑或电子游戏时间为：67.19±72.47分钟。具体为：普高＞职高＞初中＞小学（F=881.327，$p<0.001$），男生高于女生（t=10.026，$p<0.001$），城区与郊县差异无统计学意义（t=1.221，$p>0.05$）。

表2-2-20　2021年家长是否限制学生看电视、玩电脑或电子游戏情况

类别		调查人数（人）	是（%）	否（%）	平均时间/M±SD（分钟）
学段	小学	17913	14571(81.3)	3342(18.7)	46.98±53.91
	初中	17468	12140(69.5)	5328(30.5)	72.64±64.67
	普高	13275	6707(50.5)	6568(49.5)	98.03±102.5
	职高	3932	1769(45.0)	2163(55.0)	79.25±68.45
性别	男生	25565	16978(66.4)	8587(33.6)	71.20±80.09
	女生	27023	18209(67.4)	8814(32.6)	63.45±64.33
地区	城区	30437	19509(64.1)	10928(35.9)	67.62±78.48
	郊县	22151	15678(70.8)	6473(29.2)	66.66±64.19
合计		52588	35187(66.9)	17401(33.1)	67.19±72.47

第三节

读写姿势情况

读写姿势情况包括读写姿势及老师和父母提醒注意读写姿势。正确读写姿势：读书写字身体要坐正，保持眼睛与书本距离为33~35厘米（约一尺）、胸前与桌子距离应约一拳、握笔的手指与笔尖距离应3厘米左右（约一寸）。2018—2021年，读写时经常/总是胸口离桌子边沿超过一拳的报告率分别为37.7%、37.4%、43.2%、45.2%；读写时经常/总是眼睛距离书本超过一尺的报告率分别为34.7%、34.6%、40.8%、44.1%；读写时经常/总是手指距离笔尖一寸左右的报告率分别为47.7%、48.1%、53.4%、56.3%；老师经常/总是提醒学生读写姿势不正确情况的报告率分别为35.6%、45.5%、47.3%、49.3%；父母经常/总是提醒学生读写姿势不正确情况的报告率分别为47.7%、59.0%、60.5%、61.2%。

一、读写时胸口离桌子边沿超过一拳情况

2018年监测结果显示，读写时偶尔胸口离桌子边沿超过一拳的报告率最高（53.3%），经常和总是的报告率分别为25.9%、11.8%。学段上，经常报告率普高＞职高，总是报告率小学＞初中、普高、职高（$\chi^2=106.320$，$p<0.001$）。性别上，除偶尔报告率女生高于男生，其余均是男生高于女生（$\chi^2=76.308$，$p<0.001$）。城乡上，除偶尔报告率郊县高于城市，其余均是城市高于郊县（$\chi^2=55.833$，$p<0.001$）。

表2-3-1　2018年读写时胸口离桌子边沿超过一拳情况

类别		调查人数（人）	从不（%）	偶尔（%）	经常（%）	总是（%）
学段	小学	2858	31(11)	65(49.4)	115(25.1)	152(14.5)
	初中	2891	39(7.7)	58(54.9)	89(26.2)	117(11.2)
	普高	2214	28(6.6)	27(56.1)	32(27.8)	39(9.4)
	职高	721	15(14.4)	12(53.1)	12(21.9)	23(10.5)
性别	男生	4259	51(10)	52(48.6)	94(28)	159(13.5)
	女生	4425	62(8.2)	110(57.8)	154(23.9)	172(10.2)
地区	城区	5047	84(10)	96(50.1)	158(26.7)	186(13.1)
	郊县	3637	29(7.7)	66(57.6)	90(24.7)	145(10)
合计		8684	786(9.1)	4626(53.3)	2248(25.9)	1024(11.8)

2019年监测结果显示，读写时偶尔胸口离桌子边沿超过一拳的报告率最高（52.8%）。而经常/总是的报告率为37.4%。具体为：小学或普高＞初中/职高（$\chi^2 = 281.09$，$p < 0.01$），男生高于女生（$\chi^2 = 371.76$，$p < 0.01$），城区高于郊县（$\chi^2 = 30.22$，$p < 0.01$）。

表2-3-2　2019年读写时胸口离桌子边沿超过一拳情况

类别		调查人数（人）	从不（%）	偶尔（%）	经常/总是（%）
学段	小学	17823	2151(12.1)	8833(49.6)	6839(38.4)
	初中	17430	1655(9.5)	9427(54.1)	6348(36.4)
	普高	13449	932(6.9)	7404(55.1)	5113(38.0)
	职高	3969	414(10.4)	2156(54.3)	1399(35.2)
性别	男生	25293	2756(10.9)	12260(48.5)	10277(40.6)
	女生	27378	2396(8.8)	15560(56.8)	9422(34.4)

续表2-3-2

类别		调查人数（人）	从不（%）	偶尔（%）	经常/总是（%）
地区	城区	30642	2993(9.8)	15896(51.9)	11753(38.4)
	郊县	22029	2159(9.8)	11924(54.1)	7946(36.1)
合计		52671	5152(9.8)	27820(52.8)	19699(37.4)

2020年监测结果显示，读写时偶尔胸口离桌子边沿超过一拳的报告率最高（48.0%），经常和总是的报告率分别为27.2%、16.0%。偶尔报告率：普高/职高＞初中＞小学（χ^2=1002.061，$p<0.001$），女生高于男生（χ^2=324.241，$p<0.001$），郊县高于城区（χ^2=124.144，$p<0.001$）。

表2-3-3　2020年读写时胸口离桌子边沿超过一拳情况

类别		调查人数（人）	从不（%）	偶尔（%）	经常（%）	总是（%）
学段	小学	17621	1947(11.0)	7418(42.1)	4444(25.2)	3812(21.6)
	初中	17271	1429(8.3)	8553(49.5)	4847(28.1)	2442(14.1)
	普高	13482	867(6.4)	7044(52.2)	3884(28.8)	1687(12.5)
	职高	3878	381(9.8)	2046(52.8)	1034(26.7)	417(10.8)
性别	男生	25176	2426(9.6)	11090(44.0)	7159(28.4)	4501(17.9)
	女生	27076	2198(8.1)	13971(51.6)	7050(26.0)	3857(14.2)
地区	城区	31737	2787(8.8)	14726(46.4)	8753(27.6)	5471(17.2)
	郊县	20515	1837(9.0)	10335(50.4)	5456(26.6)	2887(14.1)
合计		52252	4624(8.8)	25061(48.0)	14209(27.2)	8358(16.0)

2021年监测结果显示，读写时偶尔胸口离桌子边沿超过一拳的报告率最高（46.2%），经常和总是的报告率分别为26.9%、

18.3%。总是报告率：小学＞初中＞普高/职高，经常报告率：初中/普高＞小学＞职高（χ^2=1735.268，$p<0.001$）。女生除偶尔报告率高于男生外，其他均低于男生（χ^2=288.654，$p<0.001$）。城区学生从不和总是的报告率高于郊县，其余则低于（χ^2=22.38，$p<0.001$）。

表2-3-4　2021年读写时胸口离桌子边沿超过一拳情况

类别		调查人数（人）	从不（%）	偶尔（%）	经常（%）	总是（%）
学段	小学	17922	1812(10.1)	6844(38.2)	4559(25.4)	4707(26.3)
	初中	17488	1410(8.1)	8205(46.9)	4932(28.2)	2941(16.8)
	普高	13287	836(6.3)	7153(53.8)	3764(28.3)	1534(11.5)
	职高	3932	421(10.7)	2120(53.9)	918(23.3)	473(12.0)
性别	男生	25588	2402(9.4)	10916(42.7)	7095(27.7)	5175(20.2)
	女生	27041	2077(7.7)	13406(49.6)	7078(26.2)	4480(16.6)
地区	城区	30456	2662(8.7)	13874(45.6)	8173(26.8)	5747(18.9)
	郊县	22173	1817(8.2)	10448(47.1)	6000(27.1)	3908(17.6)
合计		52629	4479(8.5)	24322(46.2)	14173(26.9)	9655(18.3)

二、读写时眼睛距离书本超过一尺情况

2018年监测结果显示，读写时偶尔眼睛距离书本超过一尺的报告率最高（54.9%），经常和总是的报告率分别为25.5%和9.2%。学段上，经常报告率差异无统计学意义，总是报告率小学＞初中/普高（χ^2=124.098，$p<0.001$）。性别上，经常和总是报告率的男生高于女生（χ^2=41.608，$p<0.001$）。城乡上，经常和总是的报告率城市高于郊县（χ^2=45.970，$p<0.001$）。

表2-3-5 2018年读写时眼睛距离书本超过一尺情况

类别		调查人数（人）	从不（%）	偶尔（%）	经常（%）	总是（%）
学段	小学	2858	349(12.2)	1399(49)	756(26.5)	354(12.4)
	初中	2891	250(8.6)	1660(57.4)	731(25.3)	250(8.6)
	普高	2214	193(8.7)	1316(59.4)	567(25.6)	138(6.2)
	职高	721	105(14.6)	396(54.9)	160(22.2)	60(8.3)
性别	男生	4259	427(10.0)	2211(51.9)	1184(27.8)	437(10.3)
	女生	4425	470(10.6)	2560(57.9)	1030(23.3)	365(8.2)
地区	城区	5047	552(10.9)	2626(52.0)	1346(26.7)	523(10.4)
	郊县	3637	345(9.5)	2145(59.0)	868(23.9)	279(7.7)
合计		8684	897(10.3)	4771(54.9)	2214(25.5)	802(9.2)

2019年监测结果显示，读写时偶尔眼睛距离书本超过一尺的报告率最高（53.9%），而经常/总是的报告率为34.6%。具体为：小学＞初中＞普高/职高（χ^2=644.01，$p<0.01$），男生高于女生（χ^2=263.51，$p<0.01$），城区高于郊县（χ^2=49.89，$p<0.01$）。

表2-3-6 2019年读写时眼睛距离书本超过一尺情况

类别		调查人数（人）	从不（%）	偶尔（%）	经常/总是（%）
学段	小学	17766	2367(13.3)	8249(46.4)	7150(40.2)
	初中	17620	1922(10.9)	9913(56.3)	5785(32.8)
	普高	13536	1306(9.6)	8052(59.5)	4178(30.9)
	职高	3973	445(11.2)	2313(58.2)	1215(30.6)
性别	男生	25397	2991(11.8)	12795(50.4)	9611(37.8)
	女生	27498	3049(11.1)	15732(57.2)	8717(31.7)
地区	城区	30751	3501(11.4)	16223(52.8)	11027(35.9)
	郊县	22144	2539(11.5)	12304(55.6)	7301(33.0)
合计		52895	6040(11.4)	28527(53.9)	18328(34.6)

2020年监测结果显示，读写时偶尔眼睛距离书本超过一尺的报告率最高（49.7%），经常和总是的报告率分别为27.2%、13.6%。偶尔报告率：初中＞小学＞普高或职高（$\chi^2=1315.878$，$p<0.001$），女生高于男生（$\chi^2=266.647$，$p<0.001$），郊县高于城区（$\chi^2=197.059$，$p<0.001$）。

表2-3-7　2020年读写时眼睛距离书本超过一尺情况

类别		调查人数（人）	从不（%）	偶尔（%）	经常（%）	总是（%）
学段	小学	17619	1873(10.6)	7264(41.2)	4965(28.2)	3517(20.0)
	初中	17269	1578(9.1)	9034(52.3)	4616(26.7)	2041(11.8)
	普高	13480	1126(8.4)	7541(55.9)	3621(26.9)	1192(8.8)
	职高	3877	400(10.3)	2139(55.2)	987(25.5)	351(9.1)
性别	男生	25170	2542(10.1)	11649(46.3)	7114(28.3)	3865(15.4)
	女生	27075	2435(9.0)	14329(52.9)	7075(26.1)	3236(12.0)
地区	城区	31731	2996(9.4)	15132(47.7)	8859(27.9)	4744(15.0)
	郊县	20514	1981(9.7)	10846(52.9)	5330(26.0)	2357(11.5)
合计		52245	4977(9.5)	25978(49.7)	14189(27.2)	7101(13.6)

2021年监测结果显示，读写时偶尔眼睛距离书本超过一尺的报告率最高（47.0%），经常和总是的报告率分别为27.4%、16.7%。学段上，偶尔的报告率：普高/职高＞小学＞初中，总是的报告率：小学＞初中＞职高＞普高（$\chi^2=2694.179$，$p<0.001$）。性别上，除偶尔报告率男生低于女生外，其余均是男生高于女生（$\chi^2=245.529$，$p<0.001$）。城乡上，偶尔的报告率郊县高于城区，总是的报告率则反之（$\chi^2=16.174$，$p<0.01$）。

表2-3-8　2021年读写时眼睛距离书本超过一尺情况

类别		调查人数（人）	从不（%）	偶尔（%）	经常（%）	总是（%）
学段	小学	17908	1718(9.6)	6365(35.5)	5143(28.7)	4682(26.1)
	初中	17484	1479(8.5)	8502(48.6)	4848(27.7)	2655(15.2)
	普高	13286	1022(7.7)	7649(57.6)	3532(26.6)	1083(8.2)
	职高	3932	472(12.0)	2197(55.9)	880(22.4)	383(9.7)
性别	男生	25579	2488(9.7)	11194(43.8)	7167(28.0)	4730(18.5)
	女生	27031	2203(8.1)	13519(50.0)	7236(26.8)	4073(15.1)
地区	城区	30440	2765(9.1)	14082(46.3)	8396(27.6)	5197(17.1)
	郊县	22170	1926(8.7)	10631(48.0)	6007(27.1)	3606(16.3)
合计		52610	4691(8.9)	24713(47.0)	14403(27.4)	8803(16.7)

三、读写时手指距离笔尖一寸左右情况

2018年监测结果显示，读写时偶尔手指距离笔尖一寸左右的报告率最高（36.7%），经常和总是的报告率分别为26.9%和20.8%。学段上，经常报告率差异无统计学意义，总是报告率小学/初中/普高＞职高（χ^2=53.230，p<0.001）。性别上，男女生之间差异无统计学意义（χ^2=4.609，p=0.203）。城乡上，经常的报告率郊县高于城市，总是则是城市高于郊县（χ^2=53.230，p<0.001）。

表2-3-9　2018年读写时手指距离笔尖1寸左右情况

类别		调查人数（人）	从不（%）	偶尔（%）	经常（%）	总是（%）
学段	小学	2858	522(18.3)	952(33.3)	771(27)	613(21.4)
	初中	2891	403(13.9)	1122(38.8)	758(26.2)	608(21)
	普高	2214	324(14.6)	802(36.2)	617(27.9)	471(21.3)
	职高	721	99(13.7)	314(43.6)	193(26.8)	115(16)

续表2-3-9

类别		调查人数 （人）	从不 （%）	偶尔 （%）	经常 （%）	总是 （%）
性别	男生	4259	681(16)	1525(35.8)	1175(27.6)	878(20.6)
	女生	4425	667(15.1)	1665(37.6)	1164(26.3)	929(21)
地区	城区	5047	821(16.3)	1773(35.1)	1301(25.8)	1152(22.8)
	郊县	3637	527(14.5)	1417(39)	1038(28.5)	655(18)
合计		8684	1348(15.5)	3190(36.7)	2339(26.9)	1807(20.8)

2019年监测结果显示，读写时经常/总是手指距离笔尖一寸左右的报告率最高（48.1%）。具体为：小学＞普高＞初中/职高（χ^2=414.89，p<0.001），男女生之间差异无统计学意义，城区高于郊县（χ^2=31.497，p<0.001）。

表2-3-10　2019年读写时手指距离笔尖一寸左右情况

类别		调查人数 （人）	从不 （%）	偶尔 （%）	经常/总是 （%）
学段	小学	17769	2970(16.7)	5465(30.8)	9334(52.5)
	初中	17621	2907(16.5)	6900(39.2)	7814(44.3)
	普高	13543	2192(16.2)	4793(35.4)	6558(48.4)
	职高	3977	517(13.0)	1722(43.3)	1738(43.7)
性别	男生	25412	4266(16.8)	8887(35.0)	12259(48.2)
	女生	27498	4320(15.7)	9993(36.3)	13185(47.9)
地区	城区	30758	4837(15.7)	10825(35.2)	15096(49.1)
	郊县	22152	3749(16.9)	8055(36.4)	10348(46.7)
合计		52910	8586(16.2)	18880(35.7)	25444(48.1)

2020年监测结果显示，读写时偶尔手指距离笔尖一寸左右的报告率最高（33.4%），经常和总是的报告率分别为28.4%、

25.0%。偶尔报告率：职高＞初中＞普高＞小学（χ^2=809.704，$p<0.001$），女生高于男生（χ^2=38.746，$p<0.001$），郊县高于城区（χ^2=84.812，$p<0.001$）。

表2-3-11　2020年读写时手指距离笔尖一寸左右情况

类别		调查人数（人）	从不（%）	偶尔（%）	经常（%）	总是（%）
学段	小学	17619	2341(13.3)	4875(27.7)	5048(28.6)	5355(30.4)
	初中	17262	2244(13.0)	6348(36.8)	4704(27.2)	3966(23.0)
	普高	13478	1850(13.7)	4528(33.6)	3902(28.9)	3198(23.7)
	职高	3876	433(11.2)	1721(44.4)	1156(29.8)	566(14.6)
性别	男生	25165	3533(14.0)	8258(32.8)	7044(28.0)	6330(25.2)
	女生	27070	3335(12.3)	9214(34.0)	7766(28.4)	6755(25.0)
地区	城区	31725	3982(12.6)	10298(32.5)	9219(29.1)	8226(25.9)
	郊县	20510	2886(14.1)	7174(35.0)	5591(27.3)	4859(23.7)
合计		52235	6868(13.1)	17472(33.4)	14810(28.4)	13085(25.0)

2021年监测结果显示，读写时偶尔手指距离笔尖一寸左右的报告率最高（32.4%），经常和总是的报告率分别为28.4%、27.9%。学段上，总是的报告率：小学＞初中＞普高＞职高，经常的报告率中普高最高，其余学段差异无统计学意义（χ^2=1754.257，$p<0.001$）。性别上，经常的报告率女生高于男生，总是的报告率男女生差异无统计学意义（χ^2=47.636，$p<0.001$）。区县上的报告率差异无统计学意义（χ^2=7.371，$p=0.061$）。

表2-3-12　2021年读写时手指距离笔尖一寸左右情况

类别		调查人数（人）	从不（%）	偶尔（%）	经常（%）	总是（%）
学段	小学	17910	1780(9.9)	4304(24.0)	5091(28.4)	6735(37.6)
	初中	17477	2088(11.9)	6141(35.1)	4787(27.4)	4461(25.5)
	普高	13286	1641(12.4)	4825(36.3)	3973(29.9)	2847(21.4)
	职高	3931	453(11.5)	1750(44.5)	1075(27.3)	653(16.6)
性别	男生	25579	3136(12.3)	8112(31.7)	7148(27.9)	7183(28.1)
	女生	27025	2826(10.5)	8908(33.0)	7778(28.8)	7513(27.8)
地区	城区	30437	3412(11.2)	9927(32.6)	8707(28.6)	8391(27.6)
	郊县	22167	2550(11.5)	7093(32.0)	6219(28.1)	6305(28.4)
合计		52604	5962(11.3)	17020(32.4)	14926(28.4)	14696(27.9)

四、老师提醒注意读写姿势情况

2018年监测结果显示，老师偶尔提醒学生读写姿势不正确情况的报告率最高45.9%，经常和总是的报告率分别为22.1%和13.5%。学段上，经常、总是的报告率均为小学＞初中＞普高/职高（χ^2=1104.937，$p<0.001$）。性别上，男女生之间差异无统计学意义（χ^2=4.609，p=0.203）。城乡上，经常和总是的报告率均是郊县高于城市（χ^2=59.214，$p<0.001$）。

表2-3-13　2018年老师提醒学生读写姿势不正确情况

类别		调查人数（人）	从不（%）	偶尔（%）	经常（%）	总是（%）
学段	小学	2858	361(12.6)	912(31.9)	828(29.0)	757(26.5)
	初中	2891	499(17.3)	1399(48.4)	669(23.1)	324(11.2)
	普高	2214	616(27.8)	1225(55.3)	312(14.1)	61(2.8)
	职高	721	159(22.1)	423(58.6)	110(15.3)	29(4.0)

续表2-3-13

类别		调查人数（人）	从不（%）	偶尔（%）	经常（%）	总是（%）
性别	男生	4259	809(19.0)	1904(44.7)	934(21.9)	612(14.4)
	女生	4425	826(18.7)	2055(46.4)	985(22.3)	559(12.6)
地区	城区	5047	1074(21.3)	2301(45.6)	1046(20.7)	626(12.4)
	郊县	3637	561(15.4)	1658(45.6)	873(24.0)	545(15.0)
合计		8684	1635(18.8)	3959(45.6)	1919(22.1)	1171(13.5)

2019年监测结果显示，老师经常/总是提醒学生读写姿势不正确的报告率最高（45.5%）。具体为：小学＞初中＞职高＞普高（χ^2=4935.07，$p<0.001$），男生高于女生（χ^2=65.32，$p<0.001$），郊县高于城区（χ^2=214.95，$p<0.001$）。

表2-3-14 2019年老师提醒学生读写姿势不正确情况

类别		调查人数（人）	从不（%）	偶尔（%）	经常/总是（%）
学段	小学	17807	1863(10.5)	4737(26.6)	11207(62.9)
	初中	17384	2222(12.8)	6976(40.1)	8186(47.1)
	普高	13436	2985(22.2)	7080(52.7)	3371(25.1)
	职高	3953	773(19.6)	2002(50.6)	1178(29.8)
性别	男生	25250	3971(15.7)	9557(37.8)	11722(46.4)
	女生	27330	3872(14.2)	11238(41.1)	12220(44.7)
地区	城区	30565	4979(16.3)	12430(40.7)	13156(43.0)
	郊县	22015	2864(13.0)	8365(38.0)	10786(49.0)
合计		52580	7843(14.9)	20795(39.5)	23942(45.5)

2020年监测结果显示，老师偶尔提醒学生读写姿势不正确的报告率最高（35.8%），经常和总是的报告率分别为27.1%、20.2%。偶尔报告率：职高/普高＞初中＞小学（χ^2=5502.089，$p<0.001$），女生高于男生（χ^2=26.505，$p<0.001$），城区高于郊县（χ^2=105.425，$p<0.001$）。

表2-3-15　2020年老师提醒学生读写姿势不正确情况

类别		调查人数（人）	从不（%）	偶尔（%）	经常（%）	总是（%）
学段	小学	17619	1753(9.9)	4589(26.0)	5131(29.1)	6146(34.9)
	初中	17271	2300(13.3)	6711(38.9)	5200(30.1)	3060(17.7)
	普高	13481	2740(20.3)	6835(50.7)	2881(21.4)	1025(7.6)
	职高	3877	701(18.1)	1910(49.3)	944(24.3)	322(8.3)
性别	男生	25173	3692(14.7)	9425(37.4)	6796(27.0)	5260(20.9)
	女生	27075	3802(14.0)	10620(39.2)	7360(27.2)	5293(19.5)
地区	城区	31730	4850(15.3)	12305(38.8)	8518(26.8)	6057(19.1)
	郊县	20518	2644(12.9)	7740(37.7)	5638(27.5)	4496(21.9)
合计		52248	7494(14.3)	20045(38.4)	14156(27.1)	10553(20.2)

2021年监测结果显示，老师偶尔提醒学生读写姿势不正确的报告率最高（36.7%），经常和总是的报告率分别为25.8%、23.5%。学段上，总是的报告率：小学＞初中＞职高＞普高，经常的报告率：初中＞小学＞职高/普高（χ^2=6958.266，$p<0.001$）。性别上，总是报告率男生高于女生（χ^2=41.272，$p<0.001$）。城乡上，经常和总是的报告率城区高于郊县（χ^2=283.556，$p<0.001$）。

表2-3-16　2021年老师提醒学生读写姿势不正确情况

类别		调查人数（人）	从不（%）	偶尔（%）	经常（%）	总是（%）
学段	小学	17921	1745(9.7)	4080(22.8)	4681(26.1)	7415(41.4)
	初中	17480	2240(12.8)	6521(37.3)	5055(28.9)	3664(21.0)
	普高	13285	2617(19.7)	6791(51.1)	2957(22.3)	920(6.9)
	职高	3931	732(18.6)	1908(48.5)	903(23.0)	388(9.9)
性别	男生	25582	3642(14.2)	9049(35.4)	6659(26.0)	6232(24.4)
	女生	27035	3692(13.7)	10251(37.9)	6937(25.7)	6155(22.8)
地区	城区	30450	4634(15.2)	11627(38.2)	7678(25.2)	6511(21.4)
	郊县	22167	2700(12.2)	7673(34.6)	5918(26.7)	5876(26.5)
合计		52617	7334(13.9)	19300(36.7)	13596(25.8)	12387(23.5)

五、父母提醒注意读写姿势情况

2018年监测结果显示，父母偶尔提醒学生读写姿势不正确情况的报告率最高36.6%，经常和总是的报告率分别为30.4%和17.3%。学段上，经常的报告率均为小学/初中/普高＞职高，总是的报告率小学＞初中＞普高/职高（χ^2=432.195，$p<0.001$）。性别上，经常的报告率女生高于男生（χ^2=58.422，$p<0.001$）。城乡上，城市与郊县差异无统计学意义。

表2-3-17　2018年父母提醒学生读写姿势不正确情况

类别		调查人数（人）	从不（%）	偶尔（%）	经常（%）	总是（%）
学段	小学	2858	414(14.5)	781(27.3)	875(30.6)	788(27.6)
	初中	2891	442(15.3)	1117(38.6)	891(30.8)	441(15.3)
	普高	2214	616(17.3)	1225(41.5)	312(31.8)	61(9.3)
	职高	721	159(17.5)	423(49.8)	110(24.0)	29(8.7)

续表2-3-17

类别		调查人数（人）	从不（%）	偶尔（%）	经常（%）	总是（%）
性别	男生	4259	786(18.5)	1575(37.0)	1194(28.0)	704(16.5)
	女生	4425	580(13.1)	1600(36.2)	1450(32.8)	795(18.0)
地区	城区	5047	824(16.3)	1878(37.2)	1499(29.7)	846(16.8)
	郊县	3637	542(14.9)	1297(35.7)	1145(31.5)	653(18.0)
合计		8684	1366(15.7)	3175(36.6)	2644(30.4)	1499(17.3)

2019年监测结果显示，父母经常/总是提醒学生读写姿势不正确情况的报告率最高（59.0%）。具体为：小学＞初中＞普高＞职高（χ^2=877.62，$p<0.001$），女生高于男生（χ^2=245.97，$p<0.001$），郊县高于城区（χ^2=14.37，$p<0.001$）。

表2-3-18 2019年父母提醒学生读写姿势不正确情况

类别		调查人数（人）	从不（%）	偶尔（%）	经常/总是（%）
学段	小学	17785	1588(8.9)	4389(24.7)	11808(66.4)
	初中	17641	1845(10.5)	5283(29.9)	10513(59.6)
	普高	13554	1701(12.5)	4839(35.7)	7014(51.7)
	职高	3973	535(13.5)	1507(37.9)	1931(48.6)
性别	男生	25420	3215(12.6)	7897(31.1)	14308(56.3)
	女生	27533	2454(8.9)	8121(29.5)	16958(61.6)
地区	城区	30777	3415(11.1)	9352(30.4)	18010(58.5)
	郊县	22176	2254(10.2)	6666(30.1)	13256(59.8)
合计		52953	5669(10.7)	16018(30.2)	31266(59.0)

2020年监测结果显示，父母经常提醒学生读写姿势不正确情况的报告率最高（34.5%）。总是的报告率为26.0%。经常报告率：普

高＞初中/职高＞小学（χ^2=2005.195，p<0.001），女生高于男生（χ^2=220.716，p<0.001），郊县高于城区（χ^2=26.724，p<0.001）。

表2-3-19　2020年父母提醒学生读写姿势不正确情况

类别		调查人数（人）	从不（%）	偶尔（%）	经常（%）	总是（%）
学段	小学	17619	1432(8.1)	4086(23.2)	5763(32.7)	6338(36.0)
	初中	17271	1729(10.0)	5137(29.7)	5993(34.7)	4412(25.5)
	普高	13483	1579(11.7)	4599(34.1)	4978(36.9)	2327(17.3)
	职高	3876	519(13.4)	1554(40.1)	1309(33.8)	494(12.7)
性别	男生	25172	2964(11.8)	7669(30.5)	8284(32.9)	6255(24.8)
	女生	27077	2295(8.5)	7707(28.5)	9759(36.0)	7316(27.0)
地区	城区	31730	3305(10.4)	9477(29.9)	10887(34.3)	8061(25.4)
	郊县	20519	1954(9.5)	5899(28.7)	7156(34.9)	5510(26.9)
合计		52249	5259(10.1)	15376(29.4)	18043(34.5)	13571(26.0)

2021年监测结果显示，父母经常提醒学生读写姿势不正确情况的报告率最高（31.6%）。总是的报告率为29.6%。学段上，经常的报告率：普高＞职高/初中＞小学。总是的报告率：小学＞初中＞普高/职高（χ^2=3145.805，p<0.001）。性别上，经常和总是的报告率女生高于男生（χ^2=138.295，p<0.001）。城乡上，总是的报告率郊县高于城区，从不和偶尔则是城区高于郊县（χ^2=206.595，p<0.001）。

表2-3-20 2021年父母提醒学生读写姿势不正确情况

类别		调查人数（人）	从不（%）	偶尔（%）	经常（%）	总是（%）
学段	小学	17913	1578(8.8)	3736(20.9)	4927(27.5)	7672(42.8)
	初中	17479	1797(10.3)	4856(27.8)	5744(32.9)	5082(29.1)
	普高	13285	1611(12.1)	4714(35.5)	4728(35.6)	2232(16.8)
	职高	3932	562(14.3)	1547(39.3)	1228(31.2)	595(15.1)
性别	男生	25581	3065(12.0)	7370(28.8)	7754(30.3)	7392(28.9)
	女生	27028	2483(9.2)	7483(27.7)	8873(32.8)	8189(30.3)
地区	城区	30443	3484(11.4)	8910(29.3)	9713(31.9)	8336(27.4)
	郊县	22166	2064(9.3)	5943(26.8)	6914(31.2)	7245(32.7)
合计		52609	5548(10.5)	14853(28.2)	16627(31.6)	15581(29.6)

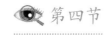

第四节

电子屏幕使用情况

电子屏幕使用包括学生看电视、电脑、移动电子时长情况。2018—2021年，学生过去1周里平均每天看电视1小时及以上的报告率分别为49.3%、48.4%、42.4%、39.1%；学生过去1周里平均每天用电脑1小时及以上的报告率分别为21.4%、18.8%、16.3%、13.6%；学生过去1周里曾使用过移动电子设备（包括手机、掌上游戏机、平板电脑等）的报告率分别为79.3%、78.7%、75.3%、72.5%，平均每天使用移动电子设备的时间分别为2.48小时、2.59小时、2.42小时、2.50小时。

一、过去1周平均每天看电视时长情况

2018年监测结果显示，学生过去1周里平均每天看电视时间不到1小时的报告率最高（34.9%）。学段上，没有看过报告率普高＞职高＞初中＞小学，不到1小时小学＞普高＞初中/职高，1~2（不含2）小时小学/初中＞普高/职高（χ^2=605.788，$p<0.001$）。性别上，没有看过报告率男生高于女生，不到1小时和1~2（不含2）小时女生高于男生（χ^2=48.692，$p<0.001$）。城乡上，没有看过报告率城区高于郊县，不到1小时和1~2（不含2）小时城乡之间差异无统计学意义（χ^2=95.057，$p<0.001$）。

表2-4-1 2018年学生过去1周里平均每天看电视情况

类别		调查人数（人）	没有看过（%）	不到1小时（%）	1~2（不含2）小时（%）	2~3（不含3）小时（%）	3~4（不含4）小时（%）	4小时及以上（%）
学段	小学	2858	230(8.0)	1182(41.4)	830(29.0)	326(11.4)	115(4.0)	175(6.1)
	初中	2891	336(11.6)	912(31.5)	828(28.6)	459(15.9)	151(5.2)	205(7.1)
	普高	2214	601(27.1)	805(36.4)	429(19.4)	220(9.9)	80(3.6)	79(3.6)
	职高	721	154(21.4)	216(30.0)	147(20.4)	114(15.8)	34(4.7)	56(7.8)
	大学	721	170(23.6)	163(22.6)	173(24.0)	115(16.0)	48(6.7)	52(7.2)
性别	男生	4556	793(17.4)	1478(32.4)	1123(24.6)	636(14.0)	209(4.6)	317(7.0)
	女生	4849	698(14.4)	1800(37.1)	1284(26.5)	598(12.3)	219(4.5)	250(5.2)
地区	城区	5768	1046(18.1)	2004(34.7)	1436(24.9)	771(13.4)	213(3.7)	298(5.2)
	郊县	3637	445(12.2)	1274(35.0)	971(26.7)	463(12.7)	215(5.9)	269(7.4)
合计		9405	1491(15.9)	3278(34.9)	2407(25.6)	1234(13.1)	428(4.6)	567(6.0)

2019年监测结果显示，过去1周里平均每天看电视（包括电视游戏）不到1小时报告率最高（38.6%），1~2（不含2）小时的报告率为25.1%。学段上，没有看过的报告率普高最高，不到1小时的小

学最高，1~2（不含2）小时初中、职高、大学高于小学和普高（χ^2=4014.585，$p<0.001$）。性别上，不到1小时的报告率女生高于男生（χ^2=145.588，$p<0.001$）。城乡上，除没有看过报告率城区高于郊县，其他均是郊县高于城区（χ^2=495.388，$p<0.001$）。

表2-4-2 2019年过去1周里平均每天看电视时间情况

类别		调查人数（人）	没有看过（%）	不到1小时（%）	1~2（不含2）小时（%）	2~3（不含3）小时（%）	3~4（不含4）小时（%）	4小时及以上（%）
学段	小学	17827	1450(8.1)	8982(50.4)	4288(24.1)	1694(9.5)	597(3.3)	816(4.6)
	初中	17649	1740(9.9)	5856(33.2)	4990(28.3)	2632(14.9)	988(5.6)	1443(8.2)
	普高	13559	3479(25.7)	4755(35.1)	2743(20.2)	1487(11.0)	508(3.7)	587(4.3)
	职高	3980	573(14.4)	1141(28.7)	1126(28.3)	534(13.4)	222(5.6)	384(9.6)
	大学	3601	652(18.1)	1114(30.9)	1049(29.1)	490(13.6)	175(4.9)	121(3.4)
性别	男生	26621	3752(14.1)	9856(37.0)	6750(25.4)	3202(12.0)	1181(4.4)	1880(7.1)
	女生	29995	4142(13.8)	11992(40.0)	7446(24.8)	3635(12.1)	1309(4.4)	1471(4.9)
地区	城区	33698	5569(16.5)	12784(37.9)	8244(24.5)	3873(11.5)	1429(4.2)	17995.3()
	郊县	22918	2325(10.1)	9064(39.5)	5952(26.0)	2964(12.9)	1061(4.6)	1552(6.8)
合计		56616	7894(13.9)	21848(38.6)	14196(25.1)	6837(12.1)	2490(4.4)	3351(5.9)

2020年监测结果显示，过去1周里平均每天看电视（包括电视游戏）不到1小时报告率最高（40.6%），1~2（不含2）小时的报告率为24.2%。学段上，没有看过的报告率普高最高，不到1小时的小学最高，1~2（不含2）小时初中、职高、大学高于小学和普高（χ^2=4679.871，$p<0.001$）。性别上，不到1小时的报告率女生高于男生（χ^2=148.213，$p<0.001$）。城乡上，没有看过报告率城区高于郊县，不到1小时和1~2（不含2）小时郊县高于城区，（χ^2=250.027，$p<0.001$）。

表2-4-3 2020年过去1周里平均每天看电视时间情况

类别		调查人数（人）	没有看过（%）	不到1小时（%）	1~2（不含2）小时（%）	2~3（不含3）小时（%）	3~4（不含4）小时（%）	4小时及以上（%）
学段	小学	17619	1586(9.0)	9136(51.9)	4275(24.3)	1530(8.7)	492(2.8)	600(3.4)
	初中	17275	2160(12.5)	6215(36.0)	4906(28.4)	2305(13.3)	761(4.4)	928(5.4)
	普高	13483	4390(32.6)	4915(36.5)	2325(17.2)	1117(8.3)	351(2.6)	385(2.9)
	职高	3878	668(17.2)	1216(31.4)	1034(26.7)	520(13.4)	189(4.9)	251(6.5)
	大学	3536	802(22.7)	1180(33.4)	962(27.2)	382(10.8)	120(3.4)	90(2.5)
性别	男生	26278	4521(17.2)	10272(39.1)	6349(24.2)	2894(11.0)	939(3.6)	1303(5.0)
	女生	29513	5085(17.2)	12390(42.0)	7153(24.2)	2960(10.0)	974(3.3)	951(3.2)
地区	城区	35272	6742(19.1)	14081(39.9)	8289(23.5)	3653(10.4)	1143(3.2)	1364(3.9)
	郊县	20519	2864(14.0)	8581(41.8)	5213(25.4)	2201(10.7)	770(3.8)	890(4.3)
合计		55791	9606(17.2)	22662(40.6)	13502(24.2)	5854(10.5)	1913(3.4)	2254(4.0)

2021年监测结果显示，过去1周里平均每天看电视（包括电视游戏）不到1小时报告率最高（42.9%），1~2（不含2）小时的报告率为22.8%。学段上，没有看过的报告率普高最高，不到1小时的小学最高，1~2（不含2）小时初中最高（χ^2=4698.541，$p<0.001$）。性别上，不到1小时的报告率女生高于男生，除没有看过以外，其他时长男生高于女生（χ^2=195.521，$p<0.001$）。城乡上，不到1小时和1~2（不含2）小时的报告率郊县高于城市（χ^2=155.316，$p<0.001$）。

表2-4-4　2021年过去1周里平均每天看电视时间情况

类别		调查人数（人）	没有看过（％）	不到1小时（％）	1~2（不含2）小时（％）	2~3（不含3）小时（％）	3~4（不含4）小时（％）	4小时及以上（％）
学段	小学	17927	1580(8.8)	10383(57.9)	3837(21.4)	1266(7.1)	356(2.0)	505(2.8)
	初中	17485	2672(15.3)	6508(37.2)	4806(27.5)	2006(11.5)	662(3.8)	831(4.8)
	普高	13287	4134(31.1)	4758(35.8)	2409(18.1)	1158(8.7)	392(3.0)	436(3.3)
	职高	3932	764(19.4)	1260(32.0)	964(24.5)	467(11.9)	189(4.8)	288(7.3)
	大学	3519	986(28.0)	1189(33.8)	822(23.4)	328(9.3)	114(3.2)	80(2.3)
性别	男生	26797	4825(18.0)	10985(41.0)	6258(23.4)	2565(9.6)	875(3.3)	1289(4.8)
	女生	29353	5311(18.1)	13113(44.7)	6580(22.4)	2660(9.1)	838(2.9)	851(2.9)
地区	城区	33979	6655(19.6)	14431(42.5)	7430(21.9)	3144(9.3)	1014(3.0)	1305(3.8)
	郊县	22171	3481(15.7)	9667(43.6)	5408(24.4)	2081(9.4)	699(3.2)	835(3.8)
合计		56150	10136(18.1)	24098(42.9)	12838(22.9)	5225(9.3)	1713(3.1)	2140(3.8)

二、过去1周平均每天用电脑时长情况

2018年监测结果显示，过去1周里每天不用电脑的报告率最高（39.5％），不到1小时的报告率为39.1％。学段上，没有看过的报告率小学、普高差异无统计学意义。但都高于初中、大学。不到1小时初中＞职高，1~2（不含2）小时小学/初中＞普高（$\chi^2 =$145.417，$p<0.001$）。性别上，没看过和不到1小时的报告率女生高于男生，其他时长男生高于女生（$\chi^2 =151.671$，$p<0.001$）。城乡上，城区与郊县差异无统计学意义。

表2-4-5　2018年过去1周里平均每天看电视时间情况

类别		调查人数（人）	没有看过（%）	不到1小时（%）	1~2（不含2）小时（%）	2~3（不含3）小时（%）	3~4（不含4）小时（%）	4小时及以上（%）
学段	小学	2858	1187(41.5)	1093(38.2)	374(13.1)	98(3.4)	48(1.7)	58(2)
	初中	2891	1036(35.8)	1195(41.3)	356(12.3)	182(6.3)	47(1.6)	75(2.6)
	普高	2214	970(43.8)	837(37.8)	208(9.4)	87(3.9)	40(1.8)	72(3.3)
	职高	721	293(40.6)	253(35.1)	90(12.5)	29(4)	16(2.2)	40(5.5)
	大学	721	225(31.2)	299(41.5)	109(15.1)	55(7.6)	21(2.9)	12(1.7)
性别	男生	4556	1694(37.2)	1672(36.7)	612(13.4)	274(6)	124(2.7)	180(4)
	女生	4849	2017(41.6)	2005(41.3)	525(10.8)	177(3.7)	48(1)	77(1.6)
地区	城区	5768	2217(38.4)	2273(39.4)	724(12.6)	278(4.8)	104(1.8)	172(3)
	郊县	3637	1494(41.1)	1404(38.6)	413(11.4)	173(4.8)	68(1.9)	85(2.3)
合计		9405	3711(39.5)	3677(39.1)	1137(12.1)	451(4.8)	172(1.8)	257(2.7)

2019年监测结果显示，过去1周里每天不用电脑的报告率最高（45.3%），不到1小时的报告率为36.9%。学段上，没有用过的报告率：小学/普高＞职高＞初中＞大学。不到1小时的报告率：大学＞初中＞小学＞普中＞职高（$\chi^2=1605.219$，$p<0.001$）。性别上，没有用过和不到1小时的报告率女生高于男生，其他时长男生高于女生（$\chi^2=475.920$，$p<0.001$）。城乡上，没有用过郊县高于城区，不到1小时差异无统计学意义，其余则是城市高于郊县（$\chi^2=131.469$，$p<0.001$）。

表2-4-6 2019年过去1周里平均每天用电脑时间情况

类别		调查人数（人）	没有看过（%）	不到1小时（%）	1~2（不含2）小时（%）	2~3（不含3）小时（%）	3~4（不含4）小时（%）	4小时及以上（%）
学段	小学	17815	9050(50.8)	6491(36.4)	1496(8.4)	423(2.4)	135(0.8)	220(1.2)
	初中	17645	7136(40.4)	6900(39.1)	2187(12.4)	784(4.4)	200(1.1)	438(2.5)
	普高	13556	6748(49.8)	4731(34.9)	1222(9.0)	466(3.4)	141(10.)	248(1.8)
	职高	3980	1774(44.6)	1265(31.8)	516(13.0)	202(5.1)	88(2.2)	135(3.4)
	大学	3602	954(26.5)	1524(42.3)	671(18.6)	280(7.8)	105(2.9)	68(1.9)
性别	男生	26603	11601(43.6)	9415(35.4)	3224(12.1)	1190(4.5)	411(1.5)	762(2.9)
	女生	29995	14061(46.9)	11496(38.3)	2868(9.6)	965(3.2)	258(0.9)	347(1.2)
地区	城区	33696	14893(44.2)	12358(36.7)	3887(11.5)	1393(4.1)	470(1.4)	695(2.1)
	郊县	22902	10769(47.0)	8553(37.3)	2205(9.6)	762(3.3)	199(0.9)	414(1.8)
合计		56598	25662(45.3)	20911(36.9)	6092(10.8)	2155(3.8)	669(1.2)	1109(2.0)

2020年监测结果显示，过去1周里每天不用电脑的报告率最高（51.1%），不到1小时的报告率为32.7%。学段上，没有用过的报告率：小学/普高＞职高＞初中＞大学，不到1小时的报告率：初中＞大学＞小学/普高/职高（$\chi^2=2442.089$，$p<0.001$）。性别上，没有用过和不到1小时的报告率女生高于男生，其他时长男生高于女生（$\chi^2=347.070$，$p<0.001$）。城乡上，没有用过郊县高于城区，不到1小时差异无统计学意义，其余则是城市高于郊县（$\chi^2=258.111$，$p<0.001$）。

表2-4-7　2020年过去1周里平均每天用电脑时间情况

类别		调查人数（人）	没有看过（%）	不到1小时（%）	1~2（不含2）小时（%）	2~3（不含3）小时（%）	3~4（不含4）小时（%）	4小时及以上（%）
学段	小学	17618	10242(58.1)	5432(30.8)	1305(7.4)	355(2.0)	120(0.7)	164(0.9)
	初中	17277	7652(44.3)	6490(37.6)	2011(11.6)	625(3.6)	221(1.3)	278(1.6)
	普高	13483	7672(56.9)	4013(29.8)	1132(8.4)	345(2.6)	133(1.0)	188(1.4)
	职高	3877	1887(48.7)	1083(27.9)	506(13.1)	201(5.2)	78(2.0)	122(3.1)
	大学	3536	1032(29.2)	1224(34.6)	780(22.1)	299(8.5)	106(3.0)	95(2.7)
性别	男生	26277	13020(49.5)	8280(31.5)	2949(11.2)	1077(4.1)	414(1.6)	537(2.0)
	女生	29514	15465(52.4)	9962(33.8)	2785(9.4)	748(2.5)	244(0.8)	310(1.1)
地区	城区	35270	17331(49.1)	11581(32.8)	4017(11.4)	1283(3.6)	452(1.3)	606(1.7)
	郊县	20521	11154(54.4)	6661(32.5)	1717(8.4)	542(2.6)	206(1.0)	241(1.2)
合计		55791	28485(51.1)	18242(32.7)	5734(10.3)	1825(3.3)	658(1.2)	847(1.5)

2021年监测结果显示，过去1周里每天不用电脑的报告率最高（55.3%），不到1小时的报告率为31.1%。学段上，没有用过的报告率：小学/高中＞初中/职高＞大学，不到1小时的报告率：大学＞初中＞小学＞高中/职高（χ^2=2322.130，p<0.001）。性别上，没有用过和不到1小时的报告率女生高于男生，其他时长男生高于女生（χ^2=256.493，p<0.001）。城乡上，没有用过郊县高于城市，其余则是城市高于郊县（χ^2=375.630，p<0.001）。

表2-4-8　2021年过去1周里平均每天用电脑时间情况

类别		调查人数（人）	没有看过（%）	不到1小时（%）	1~2（不含2）小时（%）	2~3（不含3）小时（%）	3~4（不含4）小时（%）	4小时及以上（%）
学段	小学	17924	10964(61.2)	5558(31.0)	964(5.4)	250(1.4)	68(0.4)	120(0.7)
	初中	17486	8909(50.9)	5902(33.8)	1687(9.6)	528(3.0)	192(1.1)	268(1.5)
	普高	13285	8066(60.7)	3571(26.9)	903(6.8)	386(2.9)	135(1.0)	224(1.7)
	职高	3932	1927(49.0)	1124(28.6)	481(12.2)	185(4.7)	90(2.3)	125(3.2)
	大学	3520	1162(33.0)	1303(37.0)	725(20.6)	174(4.9)	86(2.4)	70(2.0)
性别	男生	26794	14417(53.8)	8180(30.5)	2457(9.2)	856(3.2)	338(1.3)	546(2.0)
	女生	29353	16611(56.6)	9278(31.6)	2303(7.8)	667(2.3)	233(0.8)	261(0.9)
地区	城区	33978	17828(52.5)	10871(32.0)	3240(9.5)	1072(3.2)	414(1.2)	553(1.6)
	郊县	22169	13200(59.5)	6587(29.7)	1520(6.9)	451(2.0)	157(0.7)	254(1.1)
合计		56147	31028(55.3)	17458(31.1)	4760(8.5)	1523(2.7)	571(1.0)	807(1.4)

三、过去1周平均每天使用移动电子设备情况

2018年监测结果显示，过去1周里曾使用过移动电子设备（包括手机、掌上游戏机、平板电脑等）的报告率为79.3%。具体为：大学/职高＞初中＞普高/小学（χ^2=250.422，$p<0.001$），男女生之间差异无统计学意义（χ^2=0.949，$p>0.05$），城区与郊县差异无统计学意义（χ^2=1.482，$p>0.05$）。

平均每天使用移动电子设备的时间为2.48±2.55小时。具体为：大学＞职高＞普高＞初中/高中＞小学（$F=502.309$，$p<0.001$），男女生之间差异无统计学意义（$t=1.060$，$p>0.05$），城区高于郊县（$t=10.787$，$p<0.001$）。

表2-4-9　2018年过去1周里使用移动电子设备情况

类别		调查人数（人）	曾用过（%）	平均每天时间/$M \pm SD$（小时）
学段	小学	2858	2079(72.7)	1.53 ± 1.43
	初中	2891	2377(82.2)	2.22 ± 2.05
	普高	2214	1674(75.6)	2.35 ± 2.21
	职高	721	653(90.6)	4.19 ± 2.40
	大学	721	673(93.9)	4.94 ± 2.36
性别	男生	4556	3631(79.7)	2.50 ± 2.27
	女生	4849	3825(78.9)	2.45 ± 2.24
地区	城区	5768	4596(79.9)	2.70 ± 2.34
	郊县	3637	2860(78.6)	2.12 ± 2.05
合计		9405	7456(79.3)	2.48 ± 2.25

　　2019年监测结果显示，其中，过去1周里曾使用过移动电子设备（包括手机、掌上游戏机、平板电脑等）的报告率为78.7%。具体为：大学＞职高＞初中＞普高＞小学（$\chi^2 = 1841.59$，$p < 0.001$），男生高于女生（$\chi^2 = 13.41$，$p < 0.001$），郊县高于城区（$\chi^2 = 160.51$，$p < 0.001$）。平均每天使用移动电子设备的时间为2.59 ± 2.58小时。具体为：大学＞职高＞普高＞初中＞高中＞小学（$F = 2050.01$，$p < 0.001$），男女生之间差异无统计学意义（$t = 0.97$，$p > 0.05$），城区高于郊县（$t = 22.38$，$p < 0.001$）。

表2-4-10　2019年过去1周里使用移动电子设备情况

类别		调查人数（人）	曾用过（%）	调查人数（人）	平均每天时间/$M \pm SD$（小时）
学段	小学	17777	12561(70.7)	12223	1.34 ± 1.49
	初中	17531	14507(82.8)	14258	2.55 ± 2.45
	普高	13515	10303(76.2)	10004	2.81 ± 2.72
	职高	3971	3576(90.1)	3529	4.37 ± 3.00
	大学	3600	3449(95.8)	3383	4.71 ± 2.67

续表2-4-10

类别		调查人数 （人）	曾用过 （%）	调查人数 （人）	平均每天时间/$M \pm SD$ （小时）
性别	男生	25228	17035(67.5)	20660	2.60 ± 2.61
	女生	27338	18048(66.0)	22737	2.58 ± 2.55
地区	城区	30587	19739(64.5)	26480	2.80 ± 2.74
	郊县	21979	15344(69.8)	16917	2.26 ± 2.25
合计		56394	44396(78.7)	43397	2.59 ± 2.58

2020年监测结果显示，其中，过去1周里曾使用过移动电子设备（包括手机、掌上游戏机、平板电脑等）的报告率为75.3%。曾使用过移动电子设备报告率：大学＞职高＞初中＞普高＞小学（χ^2=2509.688，$p<0.001$），男生高于女生（χ^2=4.704，$p<0.05$），城区高于郊县（χ^2=141.878，$p<0.001$）。平均每天使用移动电子设备的时间为2.42 ± 2.67小时。具体为：大学＞职高＞普高和初中＞小学（F=1787.940，$p<0.001$），性别差异无统计学意义（t=1.593，$p>0.05$），城区高于郊县（t=21.129，$p<0.001$）。

表2-4-11　2020年过去1周里移动电子设备使用情况

类别		调查人数 （人）	曾用过 （%）	调查人数 （人）	平均每天时间/$M \pm SD$ （小时）
学段	小学	17620	11540(65.5)	11313	1.36 ± 1.86
	初中	17252	13987(81.1)	13857	2.31 ± 2.51
	普高	13481	9619(71.4)	9534	2.37 ± 2.47
	职高	3875	3456(89.2)	3422	4.18 ± 3.15
	大学	3536	3377(95.5)	3372	4.85 ± 3.17
性别	男生	26263	19881(75.7)	19650	2.45 ± 2.61
	女生	29501	22098(74.9)	21848	2.40 ± 2.73

续表2-4-11

类别		调查人数（人）	曾用过（%）	调查人数（人）	平均每天时间/$M \pm SD$（小时）
地区	城区	35247	27119(76.9)	27004	2.63 ± 2.87
	郊县	20517	14860(72.4)	14494	2.05 ± 2.21
合计		55764	41979(75.3)	41498	2.42 ± 2.67

2021年监测结果显示，过去1周里曾使用过移动电子设备（包括手机、掌上游戏机、平板电脑等）的报告率为72.5%。曾使用过移动电子设备报告率：大学＞职高＞初中＞普高＞小学（χ^2=2094.694，p<0.001），男女生之间差异无统计学意义（χ^2=1.383，p=0.240），城区高于郊县（χ^2=381.807，p<0.001）。平均每天使用移动电子设备的时间为2.50 ± 2.71小时。具体为：大学＞职高＞普高＞初中＞小学（F=1971.005，p<0.001），性别差异无统计学意义（t=0.631，p=0.528），城区高于郊县（t=21.026，p<0.001）。

表2-4-12　2021年过去1周里移动电子设备使用情况

类别		调查人数（人）	曾用过（%）	调查人数（人）	平均每天时间/$M \pm SD$（小时）
学段	小学	17909	11291(63.0)	11198	1.29 ± 1.78
	初中	17475	13149(75.2)	13039	2.29 ± 2.51
	普高	13284	9645(72.6)	9536	2.73 ± 2.77
	职高	3932	3382(86.0)	3382	4.21 ± 3.11
	大学	3519	3327(94.5)	3327	5.01 ± 2.74
性别	男生	26776	19402(72.5)	19241	2.51 ± 2.79
	女生	29343	21392(72.9)	21241	2.49 ± 2.64
地区	城区	33954	25690(75.7)	25542	2.71 ± 2.86
	郊县	22165	15104(68.1)	14940	2.13 ± 2.39
合计		56119	40794(72.7)	40482	2.50 ± 2.71

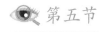

第五节

近距离用眼情况

近距离用眼包括看书或看电子屏幕的习惯、使用电脑或看电视的距离、近距离用眼休息频率等情况。正确近距离用眼习惯：读书写字时要有充足的光线，不要在过亮、过暗的光线下读写（如太阳直射光线下、傍晚光线不足时）；不歪头或躺着看书，不走路看书，不在晃动的车、船上看书；天黑时在家读写正确使用灯光，指学生天黑时在家读写时同时使用台灯和屋顶灯；电脑屏幕与眼睛之间距离应不低于66厘米，视线应略低于平视线10°~20°；看电视时，人与电视机应保持3米以上距离（或保持电视画面对角线5倍以上距离）；连续近距离用眼时间不能过长，应控制在40~50分钟。2018—2021年，从不在阳光直射下看书或电子屏幕报告率分别为41.9%、45.0%、49.6%、53.1%；从不在天黑后看电子屏幕时关灯报告率分别为35.6%、41.6%、44.8%、48.5%；从不躺着或趴着看书或电子屏幕的报告率分别24.2%、27.5%、31.6%、36.9%；从不走路或乘车时看书或电子屏幕的报告率分别为44.2%、50.7%、53.1%、55.6%；天黑后在家读书写字时同时使用台灯和屋顶灯的报告率分别为33.9%、33.2%、35.8%、38.2%；看电脑显示屏的距离从不超过66厘米的报告率分别为13.6%、14.9%、11.9%、11.8%；看电视/玩电视游戏时眼睛距离显示屏的距离从不超过3米的报告率分别为12.5%、12.9%、11.0%、10.5%；近距离用眼2个小时及以上才休息一次眼睛的报告率分别为22.9%、14.6%、24.9%、12.4%。

一、阳光直射下看书或电子屏幕情况

2018年监测结果显示，偶尔在阳光直射下看书或电子屏幕报

告率最高（51.0%）。学段上，从不的报告率为小学＞初中＞职高/普高/大学。偶尔的报告率为普高/大学＞职高＞初中＞小学（χ^2=902.601，$p<0.001$）。性别上，从不的报告率男生高于女生，偶尔的报告率女生高于男生（χ^2=25.633，$p<0.001$）。城区与郊县差异无统计学意义（χ^2=6.738，$p=0.08$）。

表2-5-1　2018年学生在阳光直射下看书或电子屏幕的情况

类别		调查人数（人）	从不（%）	偶尔（%）	经常（%）	总是（%）
学段	小学	2858	1783(62.4)	922(32.3)	113(4.0)	40(1.4)
	初中	2891	1181(40.9)	1490(51.5)	194(6.7)	26(0.9)
	普高	2214	574(25.9)	1474(66.6)	150(6.8)	16(0.7)
	职高	721	218(30.2)	419(58.1)	76(10.5)	8(1.1)
	大学	721	180(25.0)	490(68.0)	48(6.7)	3(0.4)
性别	男生	4259	1953(42.9)	2234(49.0)	307(6.7)	62(1.4)
	女生	4425	1983(40.9)	2561(52.8)	274(5.7)	31(0.6)
地区	城区	5768	2357(40.9)	2985(51.8)	364(6.3)	62(1.1)
	郊县	3637	1579(43.4)	1810(49.8)	217(6.0)	31(0.9)
合计		9405	3936(41.9)	4795(51.0)	581(6.2)	93(1.0)

2019年监测结果显示，偶尔在阳光直射下看书或电子屏幕的报告率最高（50.3%）。而从不的报告率为45.0%，具体为：小学＞初中＞职高＞普高（χ^2=4732.01，$p<0.001$），男生高于女生（χ^2=215.22，$p<0.001$），郊县高于城区（χ^2=33.36，$p<0.001$）。

表2-5-2　2019年在阳光直射下看书或电子屏幕的情况

类别		调查人数（人）	从不（％）	偶尔（％）	经常/总是（％）
学段	小学	17811	11516(64.7)	5663(31.8)	632(3.5)
	初中	17643	7260(41.1)	9559(54.2)	824(4.7)
	普高	13548	3807(28.1)	8982(66.3)	759(5.6)
	职高	3978	1284(32.3)	2468(62.0)	226(5.7)
性别	男生	25428	12269(48.2)	11971(47.1)	1188(4.7)
	女生	27552	11598(42.1)	14701(53.4)	1253(4.5)
地区	城区	30814	13589(44.1)	15721(51.0)	1504(4.9)
	郊县	22166	10278(46.4)	10951(49.4)	937(4.2)
合计		52980	23867(45.0)	26672(50.3)	2441(4.6)

2020年监测结果显示，从不在阳光直射下看书或电子屏幕的报告率最高（49.6%），其次为偶尔报告率46.6%。从不报告率：小学＞初中＞职高＞普高（$\chi^2=4548.695$，$p<0.001$），男生高于女生（$\chi^2=188.344$，$p<0.001$），郊县高于城区（$\chi^2=54.713$，$p<0.001$）。

表2-5-3　2020年在阳光直射下看书或电子屏幕的情况

类别		调查人数（人）	从不（％）	偶尔（％）	经常（％）	总是（％）
学段	小学	17629	12131(68.8)	4984(28.3)	363(2.1)	151(0.9)
	初中	17262	7913(45.8)	8684(50.3)	513(3.0)	152(0.9)
	普高	13480	4424(32.8)	8440(62.6)	538(4.0)	78(0.6)
	职高	3873	1449(37.4)	2230(57.6)	176(4.5)	18(0.5)
性别	男生	25167	13195(52.4)	10974(43.6)	765(3.0)	233(0.9)
	女生	27077	12722(47.0)	13364(49.4)	825(3.0)	166(0.6)
地区	城区	31719	15446(48.7)	14938(47.1)	1079(3.4)	256(0.8)
	郊县	20525	10471(51.0)	9400(45.8)	511(2.5)	143(0.7)
合计		52244	25917(49.6)	24338(46.6)	1590(3.0)	399(0.8)

2021年监测结果显示，从不在阳光直射下看书或电子屏幕的报告率最高（53.1%），其次为偶尔报告率43.2%。从不报告率：小学＞初中＞职高＞普高（χ^2=5592.069，$p<0.001$），男生高于女生（χ^2=115.658，$p<0.001$），郊县高于城区（χ^2=84.985，$p<0.001$）。

表2-5-4　2021年在阳光直射下看书或电子屏幕的情况

类别		调查人数（人）	从不（%）	偶尔（%）	经常（%）	总是（%）
学段	小学	17929	13148(73.3)	4268(23.8)	372(2.1)	141(0.8)
	初中	17482	8910(51.0)	7937(45.4)	505(2.9)	130(0.7)
	普高	13288	4401(33.1)	8279(62.3)	543(4.1)	65(0.5)
	职高	3932	1485(37.8)	2271(57.8)	154(3.9)	22(0.6)
性别	男生	25584	14150(55.3)	10483(41.0)	747(2.9)	204(0.8)
	女生	27047	13794(51.0)	12272(45.4)	827(3.1)	154(0.6)
地区	城区	30459	15659(51.4)	13615(44.7)	957(3.1)	228(0.7)
	郊县	22172	12285(55.4)	9140(41.2)	617(2.8)	130(0.6)
合计		52631	27944(53.1)	22755(43.2)	1574(3.0)	358(0.7)

二、天黑后看电子屏幕时关灯情况

2018年监测结果显示，偶尔在天黑后看电子屏幕时关灯报告率最高（40.8%）。

学段上，从不的报告率：小学＞初中＞职高/普高、大学（χ^2=1751.667，$p<0.001$）。性别上，从不报告率男生高于女生，偶尔报告率女生高于男生（χ^2=28.480，$p<0.001$）。城乡上，从不的报告率郊县高于城区（χ^2=34.073，$p<0.001$）。

表2-5-5 2018年在天黑后看电子屏幕时关灯的情况

类别		调查人数（人）	从不（%）	偶尔（%）	经常（%）	总是（%）
学段	小学	2858	1823(63.8)	708(24.8)	218(7.6)	109(3.8)
	初中	2891	974(33.7)	1305(45.1)	438(15.2)	174(6.0)
	普高	2214	340(15.4)	1114(50.3)	595(26.9)	165(7.5)
	职高	721	112(15.5)	352(48.8)	201(27.9)	56(7.8)
	大学	721	101(14.0)	355(49.2)	211(29.3)	54(7.5)
性别	男生	4556	1695(37.2)	1768(38.8)	781(17.1)	312(6.8)
	女生	4849	1655(34.1)	2066(42.6)	882(18.2)	246(5.1)
地区	城区	5768	1965(34.1)	2343(40.6)	1117(19.4)	343(5.9)
	郊县	3637	1385(38.1)	1491(41.0)	546(15.0)	215(5.9)
合计		9405	3350(35.6)	3834(40.8)	1663(17.7)	558(5.9)

2019年监测结果显示，从不在天黑后看电子屏幕时关灯的报告率最高（41.6%）。具体为：小学＞初中＞普高＞职高（$\chi^2=11127.97$，$p<0.001$），男生高于女生（$\chi^2=228.14$，$p<0.001$），郊县高于城区（$\chi^2=100.35$，$p<0.001$）。

表2-5-6 2019年在天黑后看电子屏幕时关灯的情况

类别		调查人数（人）	从不（%）	偶尔（%）	经常/总是（%）
学段	小学	17804	12568(70.6)	3916(22.0)	1320(7.4)
	初中	17649	6412(36.3)	7754(43.9)	3483(19.7)
	普高	13545	2423(17.9)	6555(48.4)	4567(33.7)
	职高	3979	622(15.6)	2009(50.5)	1348(33.9)
性别	男生	25428	11421(44.9)	9235(36.3)	4772(18.8)
	女生	27549	10604(38.5)	10999(39.9)	5946(21.6)
地区	城区	30809	12270(39.8)	12005(39.0)	6534(21.2)
	郊县	22168	9755(44.0)	8229(37.1)	4184(18.9)
合计		52977	22025(41.6)	20234(38.2)	10718(20.2)

2020年监测结果显示，从不在天黑后看电子屏幕时关灯的报告率最高（44.8%）。从不报告率：小学＞初中＞普高/职高（χ^2＝9708.156，$p<0.001$），男生高于女生（χ^2＝259.706，$p<0.001$），郊县高于城区（χ^2＝43.569，$p<0.001$）。

表2-5-7 2020年在天黑后看电子屏幕时关灯的情况

类别		调查人数（人）	从不（%）	偶尔（%）	经常（%）	总是（%）
学段	小学	17629	12782(72.5)	3753(21.3)	686(3.9)	408(2.3)
	初中	17260	6727(39.0)	7252(42.0)	2396(13.9)	885(5.1)
	普高	13480	3045(22.6)	6543(48.5)	3058(22.7)	834(6.2)
	职高	3873	827(21.4)	1919(49.5)	936(24.2)	191(4.9)
性别	男生	25165	12149(48.3)	8888(35.3)	3052(12.1)	1076(4.3)
	女生	27077	11232(41.5)	10579(39.1)	4024(14.9)	1242(4.6)
地区	城区	31718	13895(43.8)	11970(37.7)	4479(14.1)	1374(4.3)
	郊县	20524	9486(46.2)	7497(36.5)	2597(12.7)	944(4.6)
合计		52242	23381(44.8)	19467(37.3)	7076(13.5)	2318(4.4)

2021年监测结果显示，从不在天黑后看电子屏幕时关灯的报告率最高（45.4%）。从不报告率：小学＞初中＞普高/职高（χ^2＝10706.612，$p<0.001$），男生高于女生（χ^2＝243.173，$p<0.001$），郊县高于城区（χ^2＝78.306，$p<0.001$）。

表2-5-8 2021年在天黑后看电子屏幕时关灯的情况

类别		调查人数（人）	从不（%）	偶尔（%）	经常（%）	总是（%）
学段	小学	17921	13771(76.8)	3040(17.0)	680(3.8)	430(2.4)
	初中	17483	7762(44.4)	6761(38.7)	2155(12.3)	805(4.6)
	普高	13285	3107(23.4)	6328(47.6)	3055(23.0)	795(6.0)
	职高	3932	868(22.1)	1923(48.9)	900(22.9)	241(6.1)

续表2-5-8

类别		调查人数（人）	从不（%）	偶尔（%）	经常（%）	总是（%）
性别	男生	25579	13259(51.8)	8296(32.4)	2943(11.5)	1081(4.2)
	女生	27042	12249(45.3)	9756(36.1)	3847(14.2)	1190(4.4)
地区	城区	30449	14291(46.9)	10821(35.5)	4053(13.3)	1284(4.2)
	郊县	22172	11217(50.6)	7231(32.6)	2737(12.3)	987(4.5)
合计		52621	25508(48.5)	18052(34.3)	6790(12.9)	2271(4.3)

三、躺着或趴着看书或电子屏幕的情况

2018年监测结果显示，偶尔躺着或趴着看书或电子屏幕的报告率最高（46.3%）。学段上，从不的报告率：小学＞初中生＞职高/普高/大学（χ^2=1258.946，$p<0.001$）。性别上，从不报告率男生高于女生，偶尔报告率女生高于男生。城乡上，从不和偶尔报告率郊县高于城区（χ^2=59.813，$p<0.001$）。

表2-5-9 2018年躺着或趴着看书或电子屏幕的情况

类别		调查人数（人）	从不（%）	偶尔（%）	经常（%）	总是（%）
学段	小学	2858	1248(43.7)	1194(41.8)	334(11.7)	82(2.9)
	初中	2891	661(22.9)	1444(49.9)	656(22.7)	130(4.5)
	普高	2214	220(9.9)	1080(48.8)	794(35.9)	120(5.4)
	职高	721	82(11.4)	345(47.9)	253(35.1)	41(5.7)
	大学	721	63(8.7)	295(40.9)	313(43.4)	50(6.9)
性别	男生	4556	1166(25.6)	2026(44.5)	1155(25.4)	209(4.6)
	女生	4849	1108(22.9)	2332(48.1)	1195(24.6)	214(4.4)
地区	城区	5768	1329(23.0)	2573(44.6)	1574(27.3)	292(5.1)
	郊县	3637	945(26.0)	1785(49.1)	776(21.3)	131(3.6)
合计		9405	2274(24.2)	4358(46.3)	2350(25.0)	423(4.5)

2019年监测结果显示，偶尔躺着或趴着看书或电子屏幕的报告率最高（47.2%）。而从不的报告率为27.5%，具体为：小学＞初中＞职高＞普高（χ^2 =6885.79，p＜0.001），男生高于女生（χ^2 =270.94，p＜0.001），郊县高于城区（χ^2 =88.86，p＜0.001）。

表2-5-10　2019年躺着或趴着看书或电子屏幕的情况

类别		调查人数（人）	从不（%）	偶尔（%）	经常/总是（%）
学段	小学	17782	8151(45.8)	7721(43.4)	1910(10.7)
	初中	17510	4320(24.7)	8707(49.7)	4483(25.6)
	普高	13491	1465(10.9)	6569(48.7)	5457(40.4)
	职高	3964	559(14.1)	1910(48.2)	1495(37.7)
性别	男生	25306	7780(30.7)	11566(45.7)	5960(23.6)
	女生	27441	6715(24.5)	13341(48.6)	7385(26.9)
地区	城区	30689	8241(26.9)	14220(46.3)	8228(26.8)
	郊县	22058	6254(28.4)	10687(48.4)	5117(23.2)
合计		52747	14495(27.5)	24907(47.2)	13345(25.3)

2020年监测结果显示，偶尔躺着或趴着看书或电子屏幕的报告率最高（46.3%），而从不的报告率为31.6%。从不报告率：职高＞初中/普高＞小学（χ^2 =6751.905，p＜0.001），男生高于女生（χ^2 =235.287，p＜0.001），郊县高于城区（χ^2 =20.925，p＜0.001）。

表2-5-11　2020年躺着或趴着看书或电子屏幕的情况

类别		调查人数（人）	从不（%）	偶尔（%）	经常（%）	总是（%）
学段	小学	17626	9083(51.5)	7051(40.0)	1232(7.0)	260(1.5)
	初中	17254	4733(27.4)	8498(49.2)	3390(19.6)	633(3.7)
	普高	13480	2020(15.0)	6649(49.3)	4176(31.0)	635(3.7)
	职高	3873	688(17.8)	2010(51.9)	1060(27.4)	115(3.0)

续表2-5-11

类别		调查人数（人）	从不（%）	偶尔（%）	经常（%）	总是（%）
性别	男生	25161	8739(34.7)	11329(45.0)	4374(17.4)	719(2.9)
	女生	27072	7785(28.8)	12879(47.6)	5484(20.3)	924(3.4)
地区	城区	31717	10027(31.6)	14516(45.8)	6163(19.4)	1011(3.2)
	郊县	20516	6497(31.7)	9692(47.2)	3695(18.0)	632(3.1)
合计		52233	16524(31.6)	24208(46.3)	9858(18.9)	1643(3.1)

2021年监测结果显示，偶尔躺着或趴着看书或电子屏幕的报告率最高（42.5%），而从不的报告率为36.9%。从不报告率：小学＞初中＞职高＞普高（χ^2=8241.740，$p<0.001$），男生高于女生（χ^2=241.085，$p<0.001$），郊县高于城区（χ^2=49.051，$p<0.001$）。

表2-5-12　2021年躺着或趴着看书或电子屏幕的情况

类别		调查人数（人）	从不（%）	偶尔（%）	经常（%）	总是（%）
学段	小学	17920	10766(60.1)	5759(32.1)	1140(6.4)	255(1.4)
	初中	17475	5840(33.4)	7959(45.5)	3097(17.7)	579(3.3)
	普高	13286	2007(15.1)	6664(50.2)	3986(30.0)	629(4.7)
	职高	3932	825(21.0)	1983(50.4)	944(24.0)	180(4.6)
性别	男生	25576	10278(40.2)	10482(41.0)	4103(16.0)	713(2.8)
	女生	27037	9160(33.9)	11883(44.0)	5064(18.7)	930(3.4)
地区	城区	30443	10875(35.7)	13123(43.1)	5468(18.0)	977(3.2)
	郊县	22170	8563(38.6)	9242(41.7)	3699(16.7)	666(3.0)
合计		52613	19438(36.9)	22365(42.5)	9167(17.4)	1643(3.1)

四、走路或乘车时看书或电子屏幕的情况

2018年监测结果显示，从不走路或乘车时看书或电子屏幕的报告率最高（44.2%）。从不报告率：小学＞初中＞普高＞大学，偶尔报告率：普高/职高/大学＞初中＞小学（χ^2 =1587.840，$p<0.001$）。性别上，男女生之间报告率差异无统计学意义（χ^2 =4.380，p=0.22）。城乡上，从不报告率郊县高于城区（χ^2 =84.618，$p<0.001$）。

表2-5-13　2018年走路或乘车看书或电子屏幕的情况

类别		调查人数（人）	从不（%）	偶尔（%）	经常（%）	总是（%）
学段	小学	2858	2013(70.4)	701(24.5)	112(3.9)	32(1.1)
	初中	2891	1320(45.7)	1277(44.2)	237(8.2)	57(2.0)
	普高	2214	535(24.2)	1285(58.0)	341(15.4)	53(2.4)
	职高	721	164(22.7)	404(56.0)	131(18.2)	22(3.1)
	大学	721	123(17.1)	417(57.8)	160(22.2)	21(2.9)
性别	男生	4556	2054(45.1)	1930(42.4)	478(10.5)	94(2.1)
	女生	4849	2101(43.3)	2154(44.4)	503(10.4)	91(1.9)
地区	城区	5768	2374(41.2)	2561(44.4)	7041(12.2)	129(2.2)
	郊县	3637	1781(49.0)	1523(41.9)	277(7.6)	56(1.5)
合计		9405	4155(44.2)	4084(43.4)	981(10.4)	185(2.0)

2019年监测结果显示，从不走路或乘车时看书或电子屏幕的报告率最高（50.7%）。具体为：小学＞初中＞普高＞职高（χ^2 =8874.84，$p<0.001$），男生高于女生（χ^2 =198.72，$p<0.001$），郊县高于城区（χ^2 =323.08，$p<0.001$）。

表2-5-14 2019年走路或乘车看书或电子屏幕的情况

类别		调查人数 （人）	从不 （％）	偶尔 （％）	经常/总是 （％）
学段	小学	17743	13401(75.5)	3831(21.6)	511(2.9)
	初中	17363	8635(49.7)	7128(41.1)	1600(9.2)
	普高	13412	3614(26.9)	7365(54.9)	2433(18.1)
	职高	3950	949(24.0)	2276(57.6)	725(18.4)
性别	男生	25174	13555(53.8)	9336(37.1)	2283(9.1)
	女生	27294	13044(47.8)	11264(41.3)	2986(10.9)
地区	城区	30518	14507(47.5)	12570(41.2)	3441(11.3)
	郊县	21950	12092(55.1)	8030(36.6)	1828(8.3)
合计		52468	26599(50.7)	20600(39.3)	5269(10.0)

2020年监测结果显示，从不走路或乘车时看书或电子屏幕的报告率最高（53.1%）。从不报告率：小学＞初中＞普高＞职高（χ^2=8382.667，$p<0.001$），男生高于女生（χ^2=198.72，$p<0.001$），郊县高于城区（χ^2=287.711，$p<0.001$）。

表2-5-15 2020年走路或乘车看书或电子屏幕的情况

类别		调查人数 （人）	从不 （％）	偶尔 （％）	经常 （％）	总是 （％）
学段	小学	17623	13626(77.3)	3491(19.8)	377(2.1)	129(0.7)
	初中	17245	9030(52.4)	6765(39.2)	1157(6.7)	293(1.7)
	普高	13477	4011(29.8)	7242(53.7)	1929(14.3)	295(2.2)
	职高	3871	1082(28.0)	2213(57.2)	508(13.1)	68(1.8)
性别	男生	25150	14042(55.8)	9033(35.9)	1702(6.8)	373(1.5)
	女生	27066	13707(50.6)	10678(39.4)	2269(8.4)	412(1.5)
地区	城区	31709	15967(50.4)	12504(39.4)	2708(8.5)	530(1.7)
	郊县	20507	11782(57.4)	7207(35.1)	1263(6.2)	255(1.2)
合计		52216	27749(53.1)	19711(37.7)	3971(7.6)	785(1.5)

2021年监测结果显示，从不走路或乘车时看书或电子屏幕的报告率最高（55.6%）。从不报告率：小学＞初中＞普高＞职高（χ^2=9963.688，$p<0.001$），男生高于女生（χ^2=131.434，$p<0.001$），郊县高于城区（χ^2=396.081，$p<0.001$）。

表2-5-16　2021年走路或乘车看书或电子屏幕的情况

类别		调查人数（人）	从不（%）	偶尔（%）	经常（%）	总是（%）
学段	小学	17906	14399(80.4)	3082(17.2)	325(1.8)	100(.6)
	初中	17463	9921(56.8)	6189(35.4)	1100(6.3)	253(1.4)
	普高	13283	3864(29.1)	6939(52.2)	2144(16.1)	336(2.5)
	职高	3932	1068(27.2)	2249(57.2)	527(13.4)	88(2.2)
性别	男生	25565	14853(58.1)	8561(33.5)	1797(7.0)	354(1.4)
	女生	27019	14399(53.3)	9898(36.6)	2299(8.5)	423(1.6)
地区	城区	30415	15815(52.0)	11451(37.6)	2648(8.7)	501(1.6)
	郊县	22169	13437(60.6)	7008(31.6)	1448(6.5)	276(1.2)
合计		52584	29252(55.6)	18459(35.1)	4096(7.8)	777(1.5)

五、天黑后在家读书灯光使用情况

2018年监测结果显示，天黑后在家读书仅使用屋顶灯的报告率最高（51.1%）。而同时使用台灯和屋顶灯的报告率为33.9%，其中，初中＞小学＞大学（χ^2=114.498，$p<0.001$），男女生之间差异无统计学意义，城区高于郊县（χ^2=171.190，$p<0.001$）。

表2-5-17 2018年天黑后在家读书写字使用灯光情况

类别		调查人数（人）	同时使用两灯（%）	仅使用台灯（%）	仅使用屋顶灯（%）	其他（%）
学段	小学	2858	949(33.2)	432(15.1)	1417(49.6)	60(2.1)
	初中	2891	1074(37.1)	335(11.6)	1390(48.1)	92(3.2)
	普高	2214	746(33.7)	288(13.0)	1172(52.9)	8(0.4)
	职高	721	228(31.6)	82(11.4)	393(54.5)	18(2.5)
	大学	721	195(27.0)	84(11.7)	435(60.3)	7(1.0)
性别	男生	4556	1504(33.0)	629(13.8)	2317(50.9)	106(2.3)
	女生	4849	1688(34.8)	592(12.2)	2490(51.4)	79(1.6)
地区	城区	5768	2110(36.6)	788(13.7)	2830(49.1)	40(0.7)
	郊县	3637	1082(29.7)	433(11.9)	1977(54.4)	145(4.0)
合计		9405	3192(33.9)	1221(13.0)	4807(51.1)	185(2.0)

2019年监测结果显示，天黑后在家读书仅使用屋顶灯的报告率最高（52.5%）。而同时使用台灯和屋顶灯的报告率为33.2%，具体为：小学＞初中/普高＞职高（χ^2=524.96，$p<0.001$），女生高于男生（χ^2=59.63，$p<0.001$），城区高于郊县（χ^2=523.47，$p<0.001$）。

表2-5-18 2019年天黑后在家读书写字使用灯光情况

类别		调查人数（人）	同时使用两灯（%）	仅使用台灯（%）	仅使用屋顶灯（%）	其他（%）
学段	小学	17790	6375(35.8)	2606(14.6)	8611(48.4)	198(1.1)
	初中	17635	5821(33.0)	2032(11.5)	9490(53.8)	292(1.7)
	普高	13543	4352(32.1)	1764(13.0)	7284(53.8)	143(1.1)
	职高	3972	1037(26.1)	362(9.1)	2419(60.9)	154(3.9)
性别	男生	25403	8230(32.4)	3278(12.9)	13420(52.8)	475(1.9)
	女生	27537	9355(34.0)	3486(12.7)	14384(52.2)	312(1.1)

续表2-5-18

类别		调查人数（人）	同时使用两灯（%）	仅使用台灯（%）	仅使用屋顶灯（%）	其他（%）
地区	城区	30793	11345(36.8)	4049(13.1)	14941(48.5)	458(1.5)
	郊县	22147	6240(28.2)	2715(12.3)	12863(58.1)	329(1.5)
合计		52940	17585(33.2)	6764(12.8)	27804(52.5)	787(1.5)

2020年监测结果显示，天黑后在家读书仅使用屋顶灯的报告率最高（50.1%），同时使用台灯和屋顶灯的报告率为35.8%。仅使用屋顶灯报告率：小学＞普高＞初中/职高（χ^2=601.123，$p<0.001$），男生高于女生（χ^2=119.264，$p<0.001$），郊县高于城区（χ^2=497.583，$p<0.001$）。

表2-5-19　2020年天黑后在家读书写字使用灯光情况

类别		调查人数（人）	同时使用两灯（%）	仅使用台灯（%）	仅使用屋顶灯（%）	其他（%）
学段	小学	17626	6907(39.2)	2333(13.2)	8047(45.7)	339(1.9)
	初中	17248	6112(35.4)	1745(10.1)	8924(51.7)	467(2.7)
	普高	13478	4688(34.8)	1679(12.5)	6881(51.0)	230(1.7)
	职高	3873	972(25.1)	393(10.1)	2308(59.6)	200(5.2)
性别	男生	25155	8619(34.3)	3004(11.9)	12778(50.8)	754(3.0)
	女生	27070	10060(37.2)	3146(11.6)	13382(49.4)	482(1.8)
地区	城区	31713	12403(39.1)	3891(12.3)	14705(46.4)	714(2.3)
	郊县	20512	6276(30.6)	2259(11.0)	11455(55.8)	522(2.5)
合计		52225	18679(35.8)	6150(11.8)	26160(50.1)	1236(2.4)

2021年监测结果显示，天黑后在家读书仅使用屋顶灯的报告率最高（47.8%），同时使用台灯和屋顶灯的报告率为

38.2%。同时使用台灯和屋顶灯的报告率：小学＞初中＞普高＞职高（χ^2=1147.362，$p<0.001$），女生高于男生（χ^2=161.696，$p<0.001$），城区高于郊县（χ^2=474.173，$p<0.001$）。

表2-5-20 2021年天黑后在家读书写字使用灯光情况

类别		调查人数（人）	同时使用两灯（%）	仅使用台灯（%）	仅使用屋顶灯（%）	其他（%）
学段	小学	17922	7560(42.2)	2620(14.6)	7499(41.8)	243(1.4)
	初中	17481	6662(38.1)	1923(11.0)	8561(49.0)	335(1.9)
	普高	13285	4768(35.9)	1412(10.6)	6922(52.1)	183(1.4)
	职高	3932	1096(27.9)	372(9.5)	2193(55.8)	271(6.9)
性别	男生	25578	9419(36.8)	3094(12.1)	12377(48.4)	688(2.7)
	女生	27042	10667(39.4)	3233(12.0)	12798(47.3)	344(1.3)
地区	城区	30452	12766(41.9)	3563(11.7)	13480(44.3)	643(2.1)
	郊县	22168	7320(33.0)	2764(12.5)	11695(52.8)	389(1.8)
合计		52620	20086(38.2)	6327(12.0)	25175(47.8)	1032(2.0)

六、使用电脑时眼睛与显示屏的距离超过66厘米的情况

2018年监测结果显示，用电脑时偶尔眼睛距离显示屏的距离超过66厘米的报告率最高（38.4%），而经常和总是的报告率分别为20.1%和10.8%。其中，经常报告率：初中/普高＞小学/职高，总是报告率：小学/初中/普高＞职高（χ^2=313.799，$p<0.001$）。性别方面，经常和总是女生高于男生（χ^2=66.145，$p<0.001$）。城乡上，总是报告率城区高于郊县（χ^2=25.244，$p<0.001$）。

表2-5-21　2018年学生看电脑显示屏的距离超过66厘米的情况

类别		调查人数（人）	从不（%）	偶尔（%）	经常（%）	总是（%）	从不用电脑（%）
学段	小学	2858	468(16.4)	911(31.9)	494(17.3)	325(11.4)	660(23.1)
	初中	2891	338(11.7)	1103(38.2)	626(21.7)	337(11.7)	487(16.8)
	普高	2214	225(10.2)	915(41.3)	518(23.4)	264(11.9)	292(13.2)
	职高	721	114(15.8)	339(47.0)	116(16.1)	41(5.7)	111(15.4)
	大学	721	138(19.1)	340(47.2)	141(19.6)	47(6.5)	55(7.6)
性别	男生	4556	601(13.2)	1660(36.4)	985(21.6)	590(12.9)	720(15.8)
	女生	4849	682(14.1)	1948(40.2)	910(18.8)	424(8.7)	885(18.3)
地区	城区	5768	767(13.3)	2238(38.8)	1194(20.7)	660(11.4)	909(15.8)
	郊县	3637	516(14.2)	1370(37.7)	701(19.3)	354(9.7)	696(19.1)
合计		9405	1283(13.6)	3608(38.4)	1895(20.1)	1014(10.8)	1605(17.1)

2019年监测结果显示，用电脑时，偶尔眼睛距离显示屏的距离超过66厘米的报告率最高（35.2%）。而经常或总是的报告率为26.7%，具体为：普高＞小学/初中＞职高（χ^2=1147.68，p<0.001），男生高于女生（χ^2=267.22，p<0.001），城区高于郊县（χ^2=117.49，p<0.001）。

表2-5-22　2019年学生看电脑显示屏的距离超过66厘米的情况

类别		调查人数（人）	从不（%）	偶尔（%）	经常（%）	总是（%）
学段	小学	17758	3371(19.0)	4833(27.2)	4686(26.4)	4868(27.4)
	初中	17631	2450(13.9)	6715(38.1)	4697(26.6)	3769(21.4)
	普高	13535	1538(11.4)	5298(39.1)	3907(28.9)	2792(20.6)
	职高	3976	547(13.8)	1793(45.1)	844(21.2)	792(19.9)
性别	男生	25381	3864(15.2)	8333(32.8)	7550(29.7)	5634(22.2)
	女生	27519	4042(14.7)	10306(37.5)	6584(23.9)	6587(23.9)

续表2-5-22

类别		调查人数（人）	从不（%）	偶尔（%）	经常（%）	总是（%）
地区	城区	30773	4400(14.3)	10756(35.0)	8738(28.4)	6879(22.4)
	郊县	22127	3506(15.8)	7883(35.6)	5396(24.4)	5342(24.1)
合计		52900	7906(14.9)	18639(35.2)	14134(26.7)	12221(23.1)

2020年监测结果显示，用电脑时偶尔眼睛距离显示屏的距离超过66厘米的报告率最高（31.2%），而从不的报告率分别为11.9%。偶尔报告率：职高＞普高＞初中＞小学（χ^2=1872.813，$p<0.001$），女生高于男生（χ^2=217.366，$p<0.001$），城区高于郊县（χ^2=155.473，$p<0.001$）。

表2-5-23　2020年学生看电脑显示屏的距离超过66厘米的情况

类别		调查人数（人）	从不（%）	偶尔（%）	经常（%）	总是（%）	从不用电脑（%）
学段	小学	17620	2543(14.4)	3927(22.3)	2483(14.1)	2527(14.3)	6140(34.8)
	初中	17251	1887(10.9)	5856(33.9)	3241(18.8)	1999(11.6)	4268(24.7)
	普高	13474	1280(9.5)	4879(36.2)	2729(20.3)	1540(11.4)	3046(22.6)
	职高	3870	490(12.7)	1619(41.8)	662(17.1)	213(5.5)	886(22.9)
性别	男生	25152	3189(12.7)	7303(29.0)	4532(18.0)	3418(13.6)	6710(26.7)
	女生	27063	3011(11.1)	8978(33.2)	4583(16.9)	2861(10.6)	7630(28.2)
地区	城区	31704	3576(11.3)	9980(31.5)	5813(18.3)	4052(12.8)	8283(26.1)
	郊县	20511	2624(12.8)	6301(30.7)	3302(16.1)	2227(10.9)	6057(29.5)
合计		52215	6200(11.9)	6200(11.9)	16281(31.2)	9115(17.5)	6279(12.0)

2021年监测结果显示，用电脑时眼睛距离显示屏的距离上，不用电脑报告率最高（31.4%），使用时距离偶尔超过66厘米的

报告率最高（28.0%）。偶尔报告率：职高＞普高＞初中＞小学（χ^2=2414.244，p＜0.001），女生高于男生（χ^2=230.771，p＜0.001），城区高于郊县（χ^2=204.806，p＜0.001）。

表2-5-24　2021年学生看电脑显示屏的距离超过66厘米的情况

类别		调查人数（人）	从不（%）	偶尔（%）	经常（%）	总是（%）	从不用电脑（%）
学段	小学	17913	2678(15.0)	3119(17.4)	2510(14.0)	2664(14.9)	6942(38.8)
	初中	17478	1863(10.7)	5349(30.6)	3182(18.2)	2057(11.8)	5027(28.8)
	普高	13283	1175(8.8)	4642(34.9)	2513(18.9)	1292(9.7)	3661(27.6)
	职高	3931	517(13.2)	1620(41.2)	624(15.9)	275(7.0)	895(22.8)
性别	男生	25572	3227(12.6)	6681(26.1)	4484(17.5)	3459(13.5)	7721(30.2)
	女生	27033	3006(11.1)	8049(29.8)	4345(16.1)	2829(10.5)	8804(32.6)
地区	城区	30437	3576(11.7)	8912(29.3)	5398(17.7)	3689(12.1)	8862(29.1)
	郊县	22168	2657(12.0)	5818(26.2)	3431(15.5)	2599(11.7)	7663(34.6)
合计		52605	6233(11.8)	14730(28.0)	8829(16.8)	6288(12.0)	16525(31.4)

七、看电视/玩电视游戏时眼睛距离显示屏的距离超过3米的情况

2018年监测结果显示，看电视/玩电视游戏时偶尔眼睛距离显示屏的距离超过3米的报告率最高（29.6%）。总是的报告率：小学/初中/普高＞职高/大学（χ^2=235.730，p＜0.001），男生高于女生（χ^2=64.381，p＜0.001），城区与郊县之间差异无统计学意义。

表2-5-25 2018年学生看电视/玩电视游戏显示屏的距离超过3米的情况

类别		调查人数（人）	从不（％）	偶尔（％）	经常（％）	总是（％）	从不看电视（％）
学段	小学	2858	476(16.7)	714(25.0)	748(26.2)	836(29.3)	84(2.9)
	初中	2891	311(10.8)	839(29.0)	776(26.8)	900(31.1)	65(2.2)
	高中	2935	282(9.6)	970(33.0)	791(27.0)	762(26.0)	130(4.4)
	大学	721	104(14.4)	262(36.3)	175(24.3)	149(20.7)	31(4.3)
性别	男生	4556	577(12.7)	1201(26.4)	1214(26.6)	1375(30.2)	189(4.1)
	女生	4849	596(12.3)	1584(32.7)	1276(26.3)	1272(26.2)	121(2.5)
地区	城区	5768	695(12.0)	1749(30.3)	1478(25.6)	1627(28.2)	219(3.8)
	郊县	3637	478(13.1)	1036(28.5)	1012(27.8)	1020(28.0)	91(2.5)
合计		9405	1173(12.5)	2785(29.6)	2490(26.5)	2647(28.1)	310(3.3)

2019年监测结果显示，看电视/玩电视游戏时，经常或总是眼睛距离显示屏的距离超过3米的报告率最高（52.1%）。具体为：小学＞初中＞职高，普高高于职高，但与小学或初中差异无统计学意义（$\chi^2 = 753.16$，$p < 0.01$），男生高于女生（$\chi^2 = 270.08$，$p < 0.01$），城区与郊县差异无统计学意义。

表2-5-26 2019年学生看电视/玩电视游戏显示屏的距离超过3米的情况

类别		调查人数（人）	从不（％）	偶尔（％）	经常/总是（％）	从不用电脑（％）
学段	小学	17699	2901(16.4)	4598(26.0)	9576(54.1)	624(3.5)
	初中	17596	2147(12.2)	5703(32.4)	9120(51.8)	626(3.6)
	普高	13525	1292(9.6)	4347(32.1)	7166(53.0)	720(5.3)
	职高	3966	493(12.4)	1596(40.2)	1658(41.8)	219(5.5)
性别	男生	25334	3332(13.2)	7019(27.7)	13722(54.2)	1261(5.0)
	女生	27452	3501(12.8)	9225(33.6)	13798(50.3)	928(3.4)

续表2-5-26

类别		调查人数（人）	从不（%）	偶尔（%）	经常/总是（%）	从不用电脑（%）
地区	城区	30704	3911(12.7)	9330(30.4)	15959(52.0)	1504(4.9)
	郊县	22082	2922(13.2)	6914(31.3)	11561(52.4)	685(3.1)
合计		52786	6833(12.9)	16244(30.8)	27520(52.1)	2189(4.1)

　　2020年监测结果显示，看电视或玩电视游戏时总是眼睛距离显示屏的距离超过3米的报告率最高（29.5%）。总是的报告率：小学＞初生＞普高＞职高（$\chi^2=1445.194$，$p<0.001$），男生高于女生（$\chi^2=231.371$，$p<0.001$），郊县高于城区（$\chi^2=91.529$，$p<0.001$）。

表2-5-27　2020年学生看电视/玩电视游戏显示屏的距离超过3米的情况

类别		调查人数（人）	从不（%）	偶尔（%）	经常（%）	总是（%）	从不看电视（%）
学段	小学	17619	2448(13.9)	4044(22.9)	3977(22.6)	6321(35.9)	829(4.7)
	初中	17228	1678(9.7)	5165(30.0)	4512(26.2)	5020(29.1)	853(4.9)
	普高	13473	1203(8.9)	4099(30.4)	3710(27.5)	3468(25.7)	993(7.4)
	职高	3870	421(10.9)	1595(41.2)	957(24.7)	600(15.5)	297(7.7)
性别	男生	25134	2875(11.4)	6576(26.2)	6203(24.7)	7805(31.0)	1675(6.7)
	女生	27056	2875(10.6)	8327(30.8)	6953(25.7)	7604(28.1)	1297(4.8)
地区	城区	31685	3384(10.7)	9092(28.7)	7878(24.9)	9298(29.3)	2033(6.4)
	郊县	20505	2366(11.5)	5811(28.3)	5278(25.7)	6111(29.8)	939(4.6)
合计		52190	5750(11.0)	14903(28.5)	13156(25.2)	15409(29.5)	2972(5.7)

2021年监测结果显示，看电视或玩电视游戏时总是眼睛距离显示屏的距离超过3米的报告率最高（31.4%）。总是报告率：小学＞初中＞普高＞职高（$\chi^2=2219.330$，$p<0.001$），男生高于女生（$\chi^2=210.295$，$p<0.001$），郊县高于城区（$\chi^2=117.034$，$p<0.001$）。

表2-5-28　2021年学生看电视/玩电视游戏显示屏的距离超过3米的情况

类别		调查人数（人）	从不（%）	偶尔（%）	经常（%）	总是（%）	从不看电视（%）
学段	小学	17886	2310(12.9)	3485(19.5)	3844(21.5)	7280(40.7)	967(5.4)
	初中	17458	1639(9.4)	4898(28.1)	4554(26.1)	5343(30.6)	1024(5.9)
	普高	13285	1142(8.6)	4000(30.1)	3703(27.9)	3293(24.8)	1147(8.6)
	职高	3931	438(11.1)	1630(41.5)	930(23.7)	597(15.2)	336(8.5)
性别	男生	25545	2853(11.2)	6323(24.8)	6108(23.9)	8294(32.5)	1967(7.7)
	女生	27015	2676(9.9)	7690(28.5)	6923(25.6)	8219(30.4)	1507(5.6)
地区	城区	30398	3184(10.5)	8407(27.7)	7586(25.0)	9056(29.8)	2165(7.1)
	郊县	22162	2345(10.6)	5606(25.3)	5445(24.6)	7457(33.6)	1309(5.9)
合计		52560	5529(10.5)	14013(26.7)	13031(24.8)	16513(31.4)	3474(6.6)

八、近距离用眼间隔休息情况

2018年监测结果显示，近距离用眼30分钟到1小时就休息一次眼睛的报告率最高（44.6%）。其中，小学＞初中/职高＞普高/大学（$\chi^2=348.145$，$p<0.001$），女生高于男生（$\chi^2=30.809$，$p<0.001$），郊县高于城区（$\chi^2=61.102$，$p<0.001$）。

表2-5-29　2018年学生近距离用眼休息时间情况

类别		调查人数（人）	30分钟到1小时（%）	1~2小时（%）	2~3小时（%）	3小时及以上（%）
学段	小学	2858	1627(56.9)	763(26.7)	224(7.8)	244(8.5)
	初中	2891	1246(43.1)	979(33.9)	350(12.1)	316(10.9)
	普高	2214	746(33.7)	799(36.1)	310(14.0)	359(16.2)
	职高	721	319(44.2)	240(33.3)	65(9.0)	97(13.5)
	大学	721	252(35.0)	280(38.8)	109(15.1)	80(11.1)
性别	男生	4556	1933(42.4)	1472(32.3)	560(12.3)	591(13.0)
	女生	4849	2257(46.5)	1589(32.8)	498(10.3)	505(10.4)
地区	城区	5768	2413(41.8)	1912(33.1)	682(11.8)	761(13.2)
	郊县	3637	1777(48.9)	1149(31.6)	376(10.3)	335(9.2)
合计		9405	4190(44.6)	3061(32.5)	1058(11.2)	1096(11.7)

2019年监测结果显示，近距离用眼1小时以下就休息一次眼睛的报告率最高（65.9%）。具体为：小学＞初中/职高＞普高（χ^2=1262.06，$p<0.01$），女生高于男生（χ^2=168.40，$p<0.01$），郊县高于城区（χ^2=128.68，$p<0.01$）。

表2-5-30　2019年近距离用眼休息时间情况

类别		调查人数（人）	1小时以下（%）	1~2小时（%）	2~3小时（%）	3小时及以上（%）
学段	小学	17785	13174(71.4)	2802(15.8)	723(4.1)	1086(6.1)
	初中	17626	11531(65.4)	3594(20.4)	1021(5.8)	1480(8.4)
	普高	13542	7528(55.6)	3204(23.7)	1209(8.9)	1601(11.8)
	职高	3978	2639(66.3)	764(19.2)	205(5.2)	370(9.3)
性别	男生	25401	16056(63.2)	5248(20.7)	1657(6.5)	2440(9.6)
	女生	27530	18816(68.3)	5116(18.6)	1501(5.5)	2097(7.6)

续表2-5-30

类别		调查人数（人）	1小时以下（%）	1~2小时（%）	2~3小时（%）	3小时及以上（%）
地区	城区	30792	19715(64.0)	6227(20.2)	1999(6.5)	2851(9.3)
	郊县	22139	15157(68.5)	4137(18.7)	1159(5.2)	1686(7.6)
合计		52931	34872(65.9)	10364(19.6)	3158(6.0)	4537(8.6)

2020年监测结果显示，近距离用15分钟以内就休息一次眼睛的报告率最高（24.9%）。每15分钟休息一次报告率：小学＞职高＞初中＞普高（$\chi^2 = 1930.195$，$p < 0.001$），女生高于男生（$\chi^2 = 122.791$，$p < 0.001$），郊县高于城区（$\chi^2 = 146.494$，$p < 0.001$）。

表2-5-31 2020年近距离用眼休息间隔时间

类别		调查人数（人）	15分钟以内（%）	15分钟至0.5小时（%）	0.5~1小时（%）	1~2小时（%）	2~3小时（%）	3小时及以上（%）
学段	小学	17624	5473(31.1)	3869(22.0)	3989(22.6)	2736(15.5)	581(3.3)	976(5.5)
	初中	17255	4299(24.9)	3224(18.7)	3921(22.7)	3449(20.0)	1024(5.9)	1338(7.8)
	普高	13477	2154(16.0)	1919(14.2)	3683(27.3)	3136(23.2)	1082(8.0)	1503(11.2)
	职高	3874	1089(28.1)	703(18.1)	795(20.5)	748(19.3)	234(6.0)	305(7.9)
性别	男生	25157	6006(23.9)	4562(18.1)	5825(23.2)	5063(20.1)	1458(5.8)	2243(8.9)
	女生	27073	7009(25.9)	5153(19.0)	6563(24.2)	5006(18.5)	1463(5.4)	1879(6.9)
地区	城区	31712	7388(23.3)	5879(18.5)	7632(24.1)	6300(19.9)	1926(6.1)	2587(8.2)
	郊县	20518	5627(27.4)	3836(18.7)	4756(23.2)	3769(18.4)	995(4.8)	1535(7.5)
合计		52230	13015(24.9)	13015(24.9)	9715(18.6)	12388(23.7)	10069(19.3)	2921(5.6)

2021年监测结果显示，近距离用15分钟以内就休息一次眼睛的报告率最高（24.5%）。每15分钟休息一次报告率：小

学＞职高＞初中＞普高（$\chi^2=2425.744$，$p<0.001$），女生高于男生（$\chi^2=95.046$，$p<0.001$），郊县高于城区（$\chi^2=69.089$，$p<0.001$）。

表2-5-32　2021年近距离用眼休息间隔时间

类别		调查人数（人）	15分钟以内（%）	15分钟至0.5小时（%）	0.5~1小时（%）	1~2小时（%）	2~3小时（%）	3小时及以上（%）
学段	小学	17923	5507(30.7)	4702(26.2)	3988(22.3)	2340(13.1)	520(2.9)	866(4.8)
	初中	17482	4108(23.5)	3470(19.8)	4471(25.6)	3290(18.8)	905(5.2)	1238(7.1)
	普高	13286	2225(16.7)	1990(15.0)	3474(26.1)	3154(23.7)	1006(7.6)	1437(10.8)
	职高	3931	1077(27.4)	815(20.7)	737(18.7)	744(18.9)	245(6.2)	313(8.0)
性别	男生	25579	6127(24.0)	5239(20.5)	5965(23.3)	4763(18.6)	1379(5.4)	2106(8.2)
	女生	27043	6790(25.1)	5738(21.2)	6705(24.8)	4765(17.6)	1297(4.8)	1748(6.5)
地区	城区	30452	7296(24.0)	6187(20.3)	7273(23.9)	5682(18.7)	1661(5.5)	2353(7.7)
	郊县	22170	5621(25.4)	4790(21.6)	5397(24.3)	3846(17.3)	1015(4.6)	1501(6.8)
合计		52622	12917(24.5)	10977(20.9)	12670(24.1)	9528(18.1)	2676(5.1)	3854(7.3)

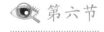

第六节

户外活动及睡眠情况

现有证据显示，每天保证2小时及以上的日间户外活动可有效降低近视发生的风险。按照中小学生一日学习时间卫生要求（GB/T 17223—2012），小学生应保证每天睡眠为10小时，初中生为9小时，高中生为8小时（睡眠时间自报告有效时间定义为5~13小时，其余未列入睡眠情况统计；大学生睡眠时间达标参照高中生8小时标准）。2018—2021年，学生过去1周里每天白天户外活动两小时及以上的报告率分别为35.2%、39.2%、35.8%、37.3%；睡眠时间达标的报告率分别为28.8%、27.3%、27.2%、29.4%。

一、白天户外活动情况

2018年监测结果显示，过去1周里每天白天户外活动时间在1~2小时（不含2小时）的报告率最高（32.6%）。不到1小时报告率：普高＞小学/初中（χ^2=267.563，$p<0.001$），女生高于男生（χ^2=80.943，$p<0.001$），城区高于郊县（χ^2=36.736，$p<0.001$）。

表2-6-1 2018年学生过去1周里每天白天户外活动情况

类别		调查人数（人）	不到1小时（%）	1~2小时（%）	2~3小时（%）	3小时及以上（%）	不知道（%）
学段	小学	2858	672(23.5)	941(32.9)	527(18.4)	523(18.3)	195(6.8)
	初中	2891	616(21.3)	937(32.4)	608(21.0)	571(19.8)	159(5.5)
	高中	2214	813(36.7)	724(32.7)	312(14.1)	294(13.3)	71(3.2)
	职高	721	194(26.9)	205(28.4)	112(15.5)	143(19.8)	67(9.3)
	大学	721	217(30.1)	259(35.9)	115(16.0)	108(15.0)	22(3.1)
性别	男生	4556	1097(24.1)	1430(31.4)	867(19.0)	929(20.4)	233(5.1)
	女生	4849	1415(29.2)	1636(33.7)	807(16.6)	710(14.6)	281(5.8)
地区	城区	5768	1661(28.8)	1843(32.0)	965(16.7)	988(17.1)	311(5.4)
	郊县	3637	851(23.4)	1223(33.6)	709(19.5)	651(17.9)	203(5.6)
合计		9405	2512(26.7)	3066(32.6)	1674(17.8)	1639(17.4)	514(5.5)

2019年监测结果显示，过去1周里每天白天户外活动时间在1~2小时（不含2小时）的报告率最高（30.6%）。学段上，不到1小时报告率普高最高，1~2小时（不含2小时）报告率：普高＞小学/初中/职高＞大学。2~3小时报告率：小学/初中＞普高（χ^2=1479.192，

$p<0.001$）。性别上，不到1小时和1~2小时（不含2小时）女生报告率高于男生，2~3小时报告率男生高于女生（$\chi^2=755.279$，$p<0.001$）。城乡上，1~2小时（不含2小时）报告率城区高于郊县（$\chi^2=40.236$，$p<0.001$）。

表2-6-2 2019年学生过去1周里每天白天户外活动情况

类别		调查人数（人）	不到1小时（％）	1~2小时（％）	2~3小时（％）	3小时及以上（％）	不知道（％）
学段	小学	17768	3721(20.9)	5130(28.9)	2921(16.4)	5039(28.4)	957(5.4)
	初中	17387	3606(20.7)	5246(30.2)	2944(16.9)	4148(23.9)	1443(8.3)
	高中	13426	4282(31.9)	4393(32.7)	2031(15.1)	1970(14.7)	750(5.6)
	职高	3955	887(22.4)	1119(28.3)	661(16.7)	898(22.7)	390(9.9)
	大学	3597	817(22.7)	1286(35.8)	581(16.2)	773(21.5)	140(3.9)
性别	男生	26378	5289(20.1)	7737(29.3)	4608(17.5)	7140(27.1)	1604(6.1)
	女生	29755	8024(27)	9437(31.7)	4530(15.2)	5688(19.1)	2076(7)
地区	城区	33437	8026(24)	10410(31.1)	5471(16.4)	7341(22)	2189(6.5)
	郊县	22696	5287(23.3)	6764(29.8)	3667(16.2)	5487(24.2)	1491(6.6)
合计		56133	13313(23.7)	17174(30.6)	9138(16.3)	12828(22.9)	3680(6.6)

2020年监测结果显示，过去1周里每天白天户外活动时间在1~2小时（不含2小时）的报告率最高（33.7%）。2小时内活动时间报告率：大学＞普高＞小学＞初中＞职高（$\chi^2=1123.195$，$p<0.001$），女生高于男生（$\chi^2=537.19$，$p<0.001$），城区高于郊县（$\chi^2=65.239$，$p<0.001$）。

表2-6-3　2020年过去1周里每天白天户外活动情况

类别		调查人数（人）	不到1小时（%）	1~2小时（%）	2~3小时（%）	3小时及以上（%）	不知道（%）
学段	小学	17621	3769(21.4)	5957(33.8)	2916(16.5)	3979(22.6)	1000(5.7)
	初中	17252	3608(20.9)	5598(32.4)	3234(18.7)	3811(22.1)	1001(5.8)
	普高	13478	4405(32.7)	4585(34.0)	2045(15.2)	1846(13.7)	597(4.4)
	职高	3870	897(23.2)	1231(31.8)	628(16.2)	853(22.0)	261(6.7)
	大学	3534	823(23.3)	1400(39.6)	599(16.9)	602(17.0)	110(3.1)
性别	男生	26255	5458(20.8)	8655(33.0)	4762(18.1)	6037(23.0)	1343(5.1)
	女生	29500	8044(27.3)	10116(34.3)	4660(15.8)	5054(17.1)	1626(5.5)
地区	城区	35243	8549(24.3)	12234(34.7)	5885(16.7)	6792(19.3)	1783(5.1)
	郊县	20512	4953(24.1)	6537(31.9)	3537(17.2)	4299(21.0)	1186(5.8)
合计		55755	13502(24.2)	18771(33.7)	9422(16.9)	11091(19.9)	2969(5.3)

2021年监测结果显示，过去1周里每天白天户外活动时间在1~2小时（不含2小时）的报告率最高（35.2%）。2小时内活动时间报告率：小学＞初中/职高＞普高（$\chi^2=1035.333$，$p<0.001$），女生高于男生（$\chi^2=62.0575$，$p<0.001$）。城区和郊县在2小时内活动时间报告率上差异无统计学意义，不到1小时城区高于郊县（$\chi^2=31.971$，$p<0.001$）。

表2-6-4　2021年过去1周里每天白天户外活动情况

类别		调查人数（人）	不到1小时（%）	1~2小时（%）	2~3小时（%）	3小时及以上（%）	不知道（%）
学段	小学	17921	3225(18.0)	6703(37.4)	2969(16.6)	4261(23.8)	763(4.3)
	初中	17478	3665(21.0)	5984(34.2)	3137(17.9)	3674(21.0)	1018(5.8)
	普高	13284	3952(29.8)	4658(35.1)	2032(15.3)	1942(14.6)	700(5.3)
	职高	3932	796(20.2)	1200(30.5)	703(17.9)	924(23.5)	309(7.9)
	大学	3508	785(22.4)	1231(35.1)	541(15.4)	788(22.5)	163(4.6)

续表2-6-4

类别		调查人数（人）	不到1小时（%）	1~2小时（%）	2~3小时（%）	3小时及以上（%）	不知道（%）
性别	男生	26782	5104(19.1)	9110(34.0)	4848(18.1)	6452(24.1)	1268(4.7)
	女生	29341	7319(24.9)	10666(36.4)	4534(15.5)	5137(17.5)	1685(5.7)
地区	城区	33957	7702(22.7)	12062(35.5)	5643(16.6)	6822(20.1)	1728(5.1)
	郊县	22166	4721(21.3)	7714(34.8)	3739(16.9)	4767(21.5)	1225(5.5)
合计		56123	12423(22.1)	19776(35.2)	9382(16.7)	11589(20.6)	2953(5.3)

二、睡眠情况

2018年监测结果显示，学生平均每天的睡眠时间为8.12±1.32小时，睡眠时间达标的报告率为28.8%。其中，职高＞大学＞初中生＞普高/小学（χ^2＝564.321，p＜0.001），男生高于女生（χ^2＝13.110，p＜0.001），城区与郊县差异无统计学意义（χ^2＝2.584，p＞0.05）。

表2-6-5 2018年每日睡眠情况

类别		调查人数（人）	睡眠时间/$M \pm SD$（小时）	睡眠未达标（%）	睡眠达标（%）
学段	小学	2843	9.16±0.96	2180(76.7)	663(23.3)
	初中	2874	8.14±1.18	2112(73.5)	762(26.5)
	普高	2206	6.98±0.97	1718(77.9)	488(22.1)
	职高	718	7.82±1.11	304(42.3)	414(57.7)
	大学	719	7.78±0.94	351(48.8)	368(51.2)
性别	男生	4528	8.17±1.33	3145(69.5)	1383(30.5)
	女生	4832	8.08±1.32	3520(72.8)	1312(27.2)

续表2-6-5

类别		调查人数（人）	睡眠时间/$M \pm SD$（小时）	睡眠未达标（%）	睡眠达标（%）
地区	城区	5470	7.91 ± 1.31	4053(70.6)	1687(29.4)
	郊县	3620	8.46 ± 1.26	2612(72.2)	1008(27.8)
合计		9360	8.12 ± 1.32	6665(71.2)	2695(28.8)

　　2019年监测结果显示，学生平均每天的睡眠时间为8.14 ± 1.36小时，睡眠时间达标的报告率为27.3%。具体为：职高＞大学＞小学/初中＞普高（χ^2 =4053.63，$p<0.001$），男生高于女生（χ^2 =112.84，$p<0.001$），城区与郊县差异无统计学意义（χ^2 =0.22，$p>0.05$）。

表2-6-6　2019年每日睡眠情况

类别		调查人数（人）	睡眠时间/$M \pm SD$（小时）	睡眠未达标（%）	睡眠达标（%）
学段	小学	17069	9.24 ± 0.94	12620(73.9)	4449(26.1)
	初中	16840	8.11 ± 1.17	12553(74.5)	4287(25.5)
	普高	13039	6.86 ± 0.93	11026(84.6)	2013(15.4)
	职高	3853	8.06 ± 1.17	1440(37.4)	2413(62.6)
	大学	3528	7.69 ± 0.92	1885(53.4)	1643(46.6)
性别	男生	25496	8.26 ± 1.35	17998(70.6)	7498(29.4)
	女生	28833	8.02 ± 1.36	21526(74.7)	7307(25.3)
地区	城区	33099	7.95 ± 1.34	24103(72.8)	8996(27.2)
	郊县	21230	8.42 ± 1.34	15421(72.6)	5809(27.4)
合计		54329	8.14 ± 1.36	39524(72.7)	14805(27.3)

2020年监测结果显示，学生平均每天的睡眠时间为8.13±1.35小时，睡眠时间达标报告率为27.3%。睡眠时间达标报告率：职高＞大学＞小学＞初中＞普高（χ^2=4224.789，$p<0.001$），男生高于女生（χ^2=77.406，$p<0.001$），城区高于郊县（χ^2=137.507，$p<0.001$）。

表2-6-7　2020年每日睡眠情况

类别		调查人数（人）	睡眠时间/$M \pm SD$（小时）	睡眠未达标（%）	睡眠达标（%）
学段	小学	17320	9.22±9.22	12962(74.8)	4358(25.2)
	初中	16907	8.06±8.06	12927(76.5)	3980(23.5)
	普高	13259	6.90±6.90	10869(82.0)	2390(18.0)
	职高	3769	8.11±7.78	1378(36.6)	2391(63.4)
	大学	3497	7.78±0.91	1708(48.8)	1789(51.2)
性别	男生	25722	8.24±1.34	18261(71.0)	7461(29.0)
	女生	29030	8.03±1.36	21583(74.3)	7447(25.7)
地区	城区	34630	8.00±1.33	24612(71.1)	10018(28.9)
	郊县	20122	8.36±1.36	15232(75.7)	4890(24.3)
合计		54752	8.13±1.35	39844(72.8)	14908(27.2)

2021年监测结果显示，学生平均每天的睡眠时间为8.19±1.35小时，睡眠时间达标报告率为29.4%。睡眠时间达标报告率：职高＞大学＞小学＞初中＞普高（χ^2=2529.506，$p<0.001$），男生高于女生（χ^2=77.406，$p<0.001$），郊县高于城区（χ^2=9.136，$p=0.003$）。

表2-6-8　2021年每日睡眠情况

类别		调查人数 （人）	睡眠时间/$M \pm SD$ （小时）	睡眠未达标 （%）	睡眠达标 （%）
学段	小学	17691	9.35 ± 0.90	11969(67.7)	5722(32.3)
	初中	17080	8.12 ± 1.10	12606(73.8)	4474(26.2)
	普高	13108	6.93 ± 0.93	10697(81.6)	2411(18.4)
	职高	3835	7.89 ± 1.13	1695(44.2)	2140(55.8)
	大学	3504	7.64 ± 0.86	1991(56.8)	1513(43.2)
性别	男生	26281	8.27 ± 1.34	18060(68.7)	8221(31.3)
	女生	28937	8.12 ± 1.35	20898(72.2)	8039(27.8)
地区	城区	33400	8.00 ± 1.33	23723(71.0)	9677(29.0)
	郊县	21818	8.47 ± 1.33	15235(69.8)	6583(30.2)
合计		55218	8.19 ± 1.35	38958(70.6)	16260(29.4)

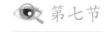

第七节

近视检查及矫治情况

　　近视检查及矫治情况包括学生父母近视情况，学生视力检查频次和视力不良检出情况，学生接受视力治疗/矫正，学生佩戴眼镜及配制眼镜前的检查情况。2018—2021年，父亲和/或母亲有近视的报告率分别为18.6%、24.1%、33.3%、24.9%；父母都没有近视的报告率分别为76.5%、76.0%、75.7%、75.1%；过去1年内未做过视力检查的报告率分别为17.2%、19.9%、15.6%、13.8%；学生有一只或两只眼睛的视力低于5.0但不戴眼镜的报告率分别为47.8%、49.9%、51.9%、51.0%。

一、父母近视情况

2018年监测结果显示，有18.6%的学生报告父亲或母亲有近视。其中，小学19.1%、初中20.9%、高中16%、大学14.6%，5.2%的学生报告父母双方都近视，76.5%的学生报告父母都没有近视。

表2-7-1　2018年父母近视情况

类别		调查人数（人）	父亲近视（%）	母亲近视（%）	父母近视（%）	父母不近视（%）
学段	小学	2858	255(8.9)	292(10.2)	129(4.5)	2182(76.3)
	初中	2891	302(10.4)	302(10.4)	174(6)	2113(73.1)
	普高	2214	180(8.1)	192(8.7)	127(5.7)	1715(77.5)
	职高	721	53(7.4)	44(6.1)	35(4.9)	589(81.7)
	大学	721	48(6.7)	57(7.9)	21(2.9)	595(82.5)
性别	男生	4556	420(9.2)	454(10)	234(5.1)	3448(75.7)
	女生	4849	418(8.6)	433(8.9)	252(5.2)	3746(77.3)
城乡	城区	5768	515(8.9)	573(9.9)	295(5.1)	4385(76)
	郊县	3637	323(8.9)	314(8.6)	191(5.3)	2809(77.2)
合计		9405	838(8.9)	887(9.4)	486(5.2)	7194(76.5)

2019年监测结果显示，父母都不近视的报告率最高（76.0%）。具体为：职高＞初中/普高＞小学（χ^2=413.89，$p<0.001$），男生与女生差异无统计学意义（χ^2=0.61，$p>0.05$），郊县高于城区（χ^2=279.70，$p<0.001$）。

表2-7-2　2019年父母近视情况

类别		调查人数（人）	父亲近视（%）	母亲近视（%）	父母近视（%）	父母不近视（%）
学段	小学	17802	1848(10.4)	2047(11.5)	1137(6.4)	12770(71.7)
	初中	17613	1527(8.7)	1593(9.0)	973(5.5)	13520(76.8)
	普高	13532	1187(8.8)	1099(8.1)	694(5.1)	10552(78.0)
	职高	3975	231(5.8)	210(5.3)	146(3.7)	3388(85.2)
性别	男生	25404	2285(9.0)	2358(9.3)	1424(5.6)	19337(76.1)
	女生	27518	2508(9.1)	2591(9.4)	1526(5.5)	20893(75.9)
地区	城区	30787	3001(9.7)	3193(10.4)	1978(6.4)	22615(73.5)
	郊县	22135	1792(8.1)	1756(7.9)	972(4.4)	17615(79.6)
合计		52922	4793(9.1)	4949(9.4)	2950(5.6)	40230(76.0)

２０２０年监测结果显示，父母都不近视的报告率最高（75.7%）。父母都不近视的报告率：职高＞普高＞初中＞小学（χ^2=559.944，$p<0.001$），性别差异无统计学意义（χ^2=3.264，$p>0.05$），郊县高于城区（χ^2=211.109，$p<0.001$）。

表2-7-3　2020年父母近视情况

类别		调查人数（人）	父亲近视（%）	母亲近视（%）	父母近视（%）	父母不近视（%）
学段	小学	17626	1867(10.6)	2191(12.4)	1167(6.6)	12401(70.4)
	初中	17255	1511(8.8)	1582(9.2)	931(5.4)	13231(76.7)
	普高	13474	1075(8.0)	1112(8.3)	665(4.9)	10622(78.8)
	职高	3871	224(5.8)	212(5.5)	142(3.7)	3293(85.1)
性别	男生	25161	2251(8.9)	2475(9.8)	1399(5.6)	19036(75.7)
	女生	27065	2426(9.0)	2622(9.7)	1506(5.6)	20511(75.8)

续表2-7-3

类别		调查人数（人）	父亲近视（%）	母亲近视（%）	父母近视（%）	父母不近视（%）
地区	城区	31717	2990(9.4)	3381(10.7)	1993(6.3)	23353(73.6)
	郊县	20509	1687(8.2)	1716(8.4)	912(4.4)	16194(79.0)
合计		52226	4677(9.0)	5097(18.7)	2905(5.6)	39547(75.7)

2021年监测结果显示，父母都不近视的报告率75.1%。具体为：职高＞普高/初中＞小学（χ^2=492.258，$p<0.001$），性别间差异无统计学意义（χ^2=7.656，$p>0.05$），郊县＞城区（χ^2=193.559，$p<0.001$），差片＞好片/中片（χ^2=1348.824，$p<0.001$）。

表2-7-4　2021年父母近视情况

类别		调查人数（人）	父亲近视（%）	母亲近视（%）	父母近视（%）	父母不近视（%）
学段	小学	17905	1794(10.0)	2300(12.8)	1236(6.9)	12575(70.2)
	初中	17481	1489(8.5)	1670(9.6)	994(5.7)	13328(76.2)
	普高	13295	1163(8.7)	1131(8.5)	697(5.2)	10304(77.5)
	职高	3932	266(6.8)	227(5.8)	130(3.3)	3309(84.2)
性别	男生	25577	2242(8.8)	2558(10.0)	1437(5.6)	19340(75.6)
	女生	27036	2470(9.1)	2770(10.2)	1620(6.0)	20176(74.6)
地区	城区	30438	2993(9.8)	3276(10.8)	1974(6.5)	22195(72.9)
	郊县	22175	1719(7.8)	2052(9.3)	1083(4.9)	17321(78.1)
经济片区	好片	3155	369(11.7)	428(13.6)	219(6.9)	2139(67.8)
	中片	16558	1916(11.6)	2224(13.4)	1475(8.9)	10943(66.1)
	差片	32900	2427(7.4)	2676(8.1)	1363(4.1)	26434(80.3)
合计		52613	4712(9.0)	5328(10.1)	3057(5.8)	39516(75.1)

二、过去1年视力检查频次情况

2018年监测结果显示，过去1年内做过1次视力检查的报告率最高（51.8%），而一年内没做过视力检查的报告率为17.2%。做过1次的报告率普高＞职高/初中＞小学，男生和女生之间差异无统计学意义，郊县高于城区（χ^2=164.899，$p<0.001$）。

表2-7-5　2018年学生过去1年视力检查频次

类别		调查人数（人）	0次（%）	1次（%）	2次（%）	3次（%）	4次及以上（%）
学段	小学	2858	479(16.8)	1375(48.1)	509(17.8)	361(12.6)	134(4.7)
	初中	2891	483(16.7)	1482(51.3)	594(20.5)	257(8.9)	75(2.6)
	普高	2214	346(15.6)	1361(61.5)	375(16.9)	106(4.8)	26(1.2)
	职高	721	113(15.7)	396(54.9)	133(18.4)	56(7.8)	23(3.2)
	大学	721	195(27)	255(35.4)	214(29.7)	38(5.3)	19(2.6)
性别	男生	4556	823(18.1)	2357(51.7)	868(19.1)	366(8)	142(3.1)
	女生	4849	793(16.4)	2512(51.8)	957(19.7)	452(9.3)	135(2.8)
地区	城区	5768	822(14.3)	2923(50.7)	1276(22.1)	538(9.3)	209(3.6)
	郊县	3637	794(21.8)	1946(53.5)	549(15.1)	280(7.7)	68(1.9)
合计		9405	1616(17.2)	4869(51.8)	1825(19.4)	818(8.7)	277(2.9)

2019年监测结果显示，过去1年内做过1次视力检查的报告率最高（35.5%），而1年内没做过视力检查的报告率为19.9%。具体为：小学＞初中/职高＞普高（χ^2=955.35，$p<0.001$），男生高于女生（χ^2=100.025，$p<0.001$），郊县高于城区（χ^2=524.60，$p<0.001$）。

表2-7-6 2019年过去1年视力检查频次

类别		调查人数（人）	0次（%）	1次（%）	2次（%）	3次（%）	4次及以上（%）
学段	小学	17783	3994(22.5)	6022(33.9)	4397(24.7)	1709(9.6)	1661(9.3)
	初中	17640	3662(20.8)	5776(32.7)	5189(29.4)	1670(9.5)	1343(7.6)
	普高	13548	2048(15.1)	5358(39.5)	4471(33.0)	1146(8.5)	525(3.9)
	职高	3977	810(20.4)	1623(40.8)	1072(27.0)	279(7.0)	193(4.9)
性别	男生	25413	5443(21.4)	8922(35.1)	7197(28.3)	2098(8.3)	1753(6.9)
	女生	27535	5071(18.4)	9857(35.8)	7932(28.8)	2706(9.8)	1969(7.2)
地区	城区	30804	5144(16.7)	11006(35.7)	9363(30.4)	2894(9.4)	2397(7.8)
	郊县	22144	5370(24.3)	7773(35.1)	5766(26.0)	1910(8.6)	1325(6.0)
合计		52948	10514(19.9)	18779(35.5)	15129(28.6)	4804(9.1)	3722(7.0)

2020年监测结果显示，过去1年内做过1次视力检查的报告率最高（36.8%），而1年内没做过视力检查的报告率为15.6%。做过1次视力检查报告率：普高/职高＞小学/初中（χ^2=348.784，$p<0.001$），男生高于女生（χ^2=93.69，$p<0.001$），郊县高于城区（χ^2=254.94，$p<0.001$）。

表2-7-7 2020年1年内视力检查频次

类别		调查人数（人）	0次（%）	1次（%）	2次（%）	3次（%）	4次及以上（%）
学段	小学	17629	2725(15.5)	6349(36.0)	5126(29.1)	1927(10.9)	1502(8.5)
	初中	17247	2837(16.4)	6112(35.4)	5512(32.0)	1701(9.9)	1085(6.3)
	普高	13475	1927(14.3)	5273(39.1)	4469(33.2)	1178(8.7)	628(4.7)
	职高	3872	679(17.5)	1489(38.5)	1173(30.3)	329(8.5)	202(5.2)

续表2-7-7

类别		调查人数（人）	0次（%）	1次（%）	2次（%）	3次（%）	4次及以上（%）
性别	男生	25163	4247(16.9)	9357(37.2)	7715(30.7)	2266(9.0)	1578(6.3)
	女生	27060	3921(14.5)	9866(36.5)	8565(31.6)	2869(10.6)	1839(6.8)
地区	城区	31716	4381(13.8)	11603(36.6)	10322(32.5)	3180(10.0)	2230(7.0)
	郊县	20507	3787(18.5)	7620(37.2)	5958(29.1)	1955(9.5)	1187(5.8)
合计		52223	8168(15.6)	19223(36.8)	16280(31.2)	5135(9.8)	3417(6.5)

2021年监测结果显示，过去1年内做过2次视力检查的报告率最高（34.2%）。1年内年视力检查2次的报告率：普高/初中＞小学/职高（$\chi^2 =853.822$，$p<0.001$），女生高于男生（$\chi^2 =44.870$，$p<0.001$），城区与郊县差异无统计学意义。

表2-7-8 2021年1年内视力检查频次

类别		调查人数（人）	0次（%）	1次（%）	2次（%）	3次（%）	4次及以上（%）
学段	小学	17885	2071(11.6)	5843(32.7)	5880(32.9)	2274(12.7)	1817(10.2)
	初中	17471	2581(14.8)	5485(31.4)	6249(35.8)	1886(10.8)	1270(7.3)
	普高	13292	1826(13.7)	5101(38.4)	4598(34.6)	1216(9.1)	551(4.1)
	职高	3931	776(19.7)	1393(35.4)	1239(31.5)	318(8.1)	205(5.2)
性别	男生	25561	3856(15.1)	8718(34.1)	8614(33.7)	2574(10.1)	1799(7.0)
	女生	27018	3398(12.6)	9104(33.7)	9352(34.6)	3120(11.5)	2044(7.6)
地区	城区	30411	3992(13.1)	10221(33.6)	10469(34.4)	3400(11.2)	2329(7.7)
	郊县	22168	3262(14.7)	7601(34.3)	7497(33.8)	2294(10.3)	1514(6.8)
合计		52579	7254(13.8)	17822(33.9)	17966(34.2)	5694(10.8)	3843(7.3)

三、近视矫治情况

2018年监测结果显示,学生有一只或两只眼睛的视力低于5.0但不戴眼镜的报告率为47.8%。具体为:大学>普高>初中>职高>小学(χ^2=1751.526,$p<0.001$),女生高于男生(χ^2=109.984,$p<0.001$),城区高于郊县(χ^2=287.734,$p<0.001$)。

表2-7-9　2018年不戴眼镜自己眼睛至少一只低于5.0的情况

类别		调查人数 (人)	是 (%)	否 (%)
学段	小学	2858	610(21.3)	2248(78.7)
	初中	2891	1375(47.6)	1516(52.4)
	普高	2214	1647(74.4)	567(25.6)
	职高	721	289(40.1)	432(59.9)
	大学	721	579(80.3)	142(19.7)
性别	男生	4556	1926(42.3)	2630(57.7)
	女生	4849	2574(53.1)	2275(46.9)
地区	城区	5768	3160(54.8)	2608(45.2)
	郊县	3637	1340(36.8)	2297(63.2)
合计		9405	4500(47.8)	4905(52.2)

在这些学生中,有80.6%的学生曾被医生告知眼睛有近视,2.8%的学生被告知眼睛有远视,3.7%的学生被告知有斜视,4.2%的学生被告知有弱视,5%的学生被告知有散光,13.5%的学生没有去看过医生。在治疗/矫正视力方面,有1.1%的学生接受过眼部手术,13%的学生接受过药物治疗,4.3%的学生选择角膜塑形镜,7.9%的学生选择双焦点眼镜。

在眼镜佩戴方面,29.2%的学生平时一直佩戴,33.1%的学生有时佩戴。在眼镜配制方面,26.9%的学生在配制眼镜时接受过验光和散瞳的检查，36.7%的学生只验光，2%的学生只散瞳，34.4%的学生都没有检查。

2019年监测结果显示，学生有一只或两只眼睛的视力低于5.0但不戴眼镜的报告率为49.9%。具体为：大学＞普高＞初中＞职高＞小学（$\chi^2=7494.45$，$p<0.001$），女生高于男生（$\chi^2=1049.41$，$p<0.001$），城区高于郊县（$\chi^2=482.59$，$p<0.001$）。

表2-7-10　2019年不戴眼镜自己眼睛至少一只低于5.0的情况

类别		调查人数（人）	是（%）	否（%）
学段	小学	17781	5006(28.2)	12775(71.8)
	初中	17388	8577(49.3)	8811(50.7)
	普高	13426	9842(73.3)	3584(26.7)
	职高	3947	1789(45.3)	2158(54.7)
	大学	3601	2816(78.2)	785(21.8)
性别	男生	26392	11261(42.7)	15131(57.3)
	女生	29751	16769(56.4)	12982(43.6)
地区	城区	34166	18328(53.6)	15838(46.4)
	郊县	21977	9702(44.1)	12275(55.9)
合计		56143	28030(49.9)	28113(50.1)

在至少有一只眼睛视力低下的学生中，有78.1%的学生曾被医生告知眼睛有近视，3.3%被告知眼睛有远视，3.7%被告知有斜视，4.5%被告知有弱视，14.8%没有去看过医生。

在曾为提高视力进行治疗/矫正方面，有0.8%的学生接受过眼部手术，10.1%接受过药物治疗，1.7%选择角膜塑形镜，59.5%的选择框架眼镜，3.5%的选择隐形眼镜，35.9%的没有接受过治疗/矫正。

在眼镜佩戴方面，42.8%的学生平时一直佩戴，开始佩戴年龄排前三位的分别为：12岁（16.8%）、13岁（15.0%）、14岁

（12.5%）；44.0%的学生有时佩戴，开始佩戴年龄排前三位的分别为：14岁（16.1%）、15岁（15.9%）、13岁（15.3%）；13.2%的学生不佩戴。在眼镜配制方面，46.2%的学生在配制眼镜时接受过验光检查，3.3%的学生接受过散瞳检查，35.1%的学生接受过验光和散瞳检查，15.4%的学生都没有检查。

2020年监测结果显示，学生有一只或两只眼睛的视力低于5.0但不戴眼镜的报告率为51.9%。裸眼视力低于5.0报告率：大学＞普高＞初中＞职高＞小学（χ^2=6488.909，$p<0.001$），女生高于男生（χ^2=935.858，$p<0.001$），城区高于郊县（χ^2=482.59，$p<0.001$）。

表2-7-11　2020年学生不戴眼镜至少一只眼低于5.0的情况

类别		调查人数（人）	是（%）	否（%）
学段	小学	17630	5543(31.4)	12087(68.6)
	初中	17249	8854(51.3)	8395(48.7)
	普高	13477	9833(73.0)	3644(27.0)
	职高	3870	1871(48.3)	1999(51.7)
	大学	3536	2827(79.9)	709(20.1)
性别	男生	26261	11823(45.0)	14438(55.0)
	女生	29501	17105(58.0)	12396(42.0)
地区	城区	35254	19450(55.2)	15804(44.8)
	郊县	20508	9478(46.2)	11030(53.8)
合计		55762	28928(51.9)	26834(48.1)

在至少有一只眼睛视力低下的学生中，有76.9%的学生曾被医生告知眼睛有近视，14.4%的学生没有去看过医生，4.4%的学生被告知有弱视，4.2%的学生被告知有斜视，3.7%的学生被告知眼睛有远视。

在曾为提高视力进行治疗或矫正方面，有58.2%的学生选择框架眼镜，35.4%的学生没有接受过治疗或矫正，10.2%的学生接受过药物治疗，3.5%的学生选择隐形眼镜，1.9%的学生选择角膜塑形镜，1.1%的学生接受过眼部手术。

在眼镜佩戴方面，46.5%的学生平时一直佩戴，开始佩戴眼镜或隐形眼镜年龄前三位依次为：12岁（16.8%）、13岁（15.3%）、14岁（13.5%）；38.2%的学生有时佩戴，开始佩戴眼镜或隐形眼镜年龄前三位依次为：14岁（16.2%）、15岁（16.0%）、13岁（15.0%）；15.3%的学生平时不佩戴眼镜或隐形眼镜。在眼镜配制方面，44.0%的学生在配制眼镜时接受过验光检查，3.4%的学生接受过散瞳检查，37.0%的学生接受过验光和散瞳检查，15.5%的学生都没有检查。

2021年监测结果显示，学生有一只或两只眼睛的视力低于5.0但不戴眼镜的报告率为51.0%。具体为：大学＞普高＞初中＞职高＞小学（χ^2=6593.364，p<0.001），女生＞男生（χ^2=953.919，p<0.001），城区＞郊县（χ^2=507.799，p<0.001），中片＞好片＞差片（χ^2=76.973，p<0.001）。

表2-7-12　2021年学生不戴眼镜至少一只眼低于5.0的情况

类别		调查人数（人）	是（%）	否（%）
学段	小学	17899	5438(30.4)	12461(69.6)
	初中	17468	8948(51.2)	8520(48.8)
	普高	13295	9556(71.9)	3739(28.1)
	职高	3929	1836(46.7)	2093(53.3)
	大学	3520	2823(80.2)	697(19.8)
性别	男生	26771	11819(44.1)	14952(55.9)
	女生	29340	16782(57.2)	12558(42.8)
地区	城区	33941	18605(54.8)	15336(45.2)
	郊县	22170	9996(45.1)	12174(54.9)
合计		56111	28601(51.0)	27510(49.0)

在至少有一只眼睛视力低下的学生当中，有79.5%的学生曾被医生告知眼睛有近视，10.9%的学生没有去看过医生，4.4%被告知有斜视，3.9%的学生被告知有弱视，3.9%的学生被告知眼睛有远视。

　　在曾为提高视力进行治疗或矫正方面，至少有一只眼睛视力低下的学生中60.0%选择框架眼镜，32.1%没有接受过治疗或矫正，10.0%接受过药物治疗，3.8%选择隐形眼镜，2.0%选择角膜塑形镜，1.2%的学生接受过眼部手术，其他治疗措施0.8%。

　　在眼镜佩戴方面，51.2%的学生平时一直佩戴，开始佩戴眼镜或隐形眼镜年龄前三位依次为：12岁（18.1%）、13岁（15.9%）、14岁（12.4%）；35.0%的学生有时佩戴，开始佩戴眼镜或隐形眼镜年龄前三位依次为：14岁（15.8%）、13岁（14.7%）、15岁（14.4%）；13.8%的学生平时不佩戴眼镜或隐形眼镜。在配制现在的眼镜前，42.6%的学生接受过验光和散瞳检查，40.2%的学生接受过验光检查，3.8%的学生接受过散瞳检查，13.4%的学生都没有检查。在配制第一副眼镜时，51.0%的学生接受过验光和散瞳检查，35.8%的学生接受过验光检查，2.2%的学生接受过散瞳检查，11.1%的学生都没有检查。

第三章 近视相关教室环境卫生状况

教室是学生在学校学习生活的主要场所，教室采光照明、黑板、课桌椅的配置条件与学生近视、脊柱弯曲等疾病的发生有着密切关系，直接影响学生的身体健康。按照《GB/T 18205—2012学校卫生综合评价》对中小学校开展教室环境卫生监测，监测包括教室人均面积、课桌椅分配符合率、黑板尺寸、黑板反射比、黑板面平均照度及照度均匀度、课桌面平均照度及照度均匀度、教室噪声。

 第一节

2018年学校教室环境卫生监测情况

2018年，云南省学生常见病和健康影响因素监测覆盖3个州（市）6个县（市、区），每个县区选择小学、初中、高中各1所，每所学校选取6间教室共108间教室开展教室环境卫生监测。监测结果显示，合格率相对较高的前三个项目分别为黑板尺寸、黑板面照度均匀度和课桌面照度均匀度。其余项目的合格率均不到一半，课桌椅分配符合率没有一间教室合格。

表3-1-1　2018年教室环境卫生监测情况

监测项目	小学教室 合格率（%）	中学教室 合格率（%）	总计 合格率（%）
教室人均面积	16.7	43.1	34.3
课桌椅分配符合率	0	0	0
黑板尺寸	100	83.3	88.9
黑板反射比	22.2	23.6	23.1
黑板面平均照度	2.8	8.3	6.5
黑板面照度均匀度	77.8	94.4	88.9
课桌面平均照度	16.7	33.3	27.8
课桌面照度均匀度	83.3	84.7	84.3
噪声	16.7	16.7	16.7

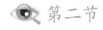 第二节

2019年学校教室环境卫生监测情况

2019年起，云南省学生常见病和健康影响因素监测扩大覆盖至16个州（市）32个县（市、区），教室环境监测覆盖学生常见病监测的所有中小学校。每所学校选取6间教室开展教室环境卫生监测，共监测1131间教室，其中，小学381间，中学750间。监测结果显示，合格率由高到低依次为：黑板面照度均匀度（85.0%）、课桌面照度均匀度（69.1%）、黑板尺寸（64.9%）、噪声（48.4%）、课桌面平均照度（42.6%）、教室人均面积（35.5%）、黑板反射比（33.2%）、黑板面平均照度（11.6%）和课桌椅分配符合率（4.1%）。

表3-2-1　2019年教室环境卫生监测情况

监测项目	小学教室合格率（％）	中学教室合格率（％）	总计合格率（％）
教室人均面积	19.2	43.9	35.5
课桌椅分配符合率	3.9	4.1	4.1
黑板尺寸	86.4	54.0	64.9
黑板反射比	32.5	33.6	33.2
黑板面平均照度	8.9	12.9	11.6
黑板面照度均匀度	83.5	85.7	85.0
课桌面平均照度	39.1	44.4	42.6
课桌面照度均匀度	65.4	70.9	69.1
噪声	43.6	50.9	48.4

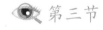 第三节

2020年学校教室环境卫生监测情况

2020年监测结果显示，教室环境卫生各监测项目的达标率由高到低依次为：黑板面照度均匀度（85.7％）、课桌面照度均匀度（69.2％）、黑板尺寸（67.1％）、黑板反射比（51.0％）、噪声（49.1％）、教室人均面积（39.2％）、课桌面平均照度（36.6％）、课桌椅分配符合率（11.9％）和黑板面平均照度（9.2％）。

表3-3-1　学校教室环境卫生监测情况

监测项目	小学教室 合格率 （%）	中学教室 合格率 （%）	总计 合格率 （%）
教室人均面积	25.5	41.1	39.2
课桌椅分配符合率	7.9	13.9	11.9
黑板尺寸	82.7	59.3	67.1
黑板反射比	52.8	50.1	51.0
黑板面平均照度	7.9	9.9	9.2
黑板面照度均匀度	82.2	87.5	85.7
课桌面平均照度	33.3	38.8	36.6
课桌面照度均匀度	64.6	71.6	69.2
噪声	45.9	50.7	49.1

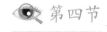

2021年学校教室环境卫生监测情况

　　2021年监测结果显示，教室环境卫生各监测项目的达标率由高到低依次为：黑板尺寸（80.9%）、黑板面照度均匀度（77.8%）、课桌面照度均匀度（64.9%）、课桌面平均照度（52.8%）、噪声（50.9%）、教室人均面积（39.2%）、黑板反射比（33.4%）、黑板面平均照度（18.5%）、课桌椅分配符合率（8.8%）。

表3-4-1　学校教室环境卫生监测情况

监测项目	小学教室合格率（％）	中学教室合格率（％）	总计合格率（％）
教室人均面积	21.7	48.0	39.2
课桌椅分配符合率	6.8	9.7	8.8
黑板尺寸	89.0	76.8	80.9
黑板反射比	35.7	32.2	33.4
黑板面平均照度	13.6	20.9	18.5
黑板面照度均匀度	82.9	75.2	77.8
课桌面平均照度	49.3	54.5	52.8
课桌面照度均匀度	72.1	61.2	64.9
噪声	46.2	53.3	50.9

第四章 干预工作

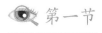 第一节

干预目标、对象、范围、时间、内容和方法

一、目标

给学生、学校和家庭普及健康知识，提高健康知识的可及性，引导儿童青少年形成自主健康行为意识，养成健康行为方式；改善学校环境卫生状况；促进近视、肥胖和脊柱弯曲异常等常见病和健康影响因素防控工作。加强监测工作队伍能力建设，建立并完善防治工作体系和长效机制，降低儿童青少年常见病的发生及其对健康的危害，全面提高儿童青少年身心健康水平，助力健康中国建设。

二、对象、范围和时间

普遍干预面向全省所有大、中、小学校，托幼机构的学生及家长，重点干预范围为每年上一年度监测的县（市、区）。2018年，未开展干预工作。2019年，重点干预范围为开展2018年学生常见病和健康影响因素监测的昆明市、红河州、普洱市所辖的呈贡、富民、蒙自、弥勒、思茅、墨江6个县（市、区）。2020年起，重点干预范围扩展至16个州（市）的32个县（市、区）。重点干预针对监测学生存在的主要健康问题，在学校、家庭和学生中开展为期一年，包括近视、肥胖和脊柱弯曲异常等学生常见病的综合干预。

三、干预内容和方法

普遍干预主要采用网络视频、微信宣传等形式，以近视为重点，开展广泛的健康教育。重点干预主要包括：①专家进校园行动（每年每所学校至少开展2次）。②学校卫生标准普及行动（每年每所学校至少开展2次）。③中小学生健康月活动（每学期每所学校至少开展1次行动）。④学校教学生活环境改善行动（疾控机构每年向每所学校开展监测并至少出具1份学校教学生活环境评估报告，并对报告中存在问题进行整改情况随访，随访率达100%）。⑤健康父母行动（每学期发放健康教育材料，家长课堂或主题家长会至少开展1次，每年每所学校家长告知单如近视、脊柱弯曲异常、龋齿、身高、体重等监测结果签收率达95%及以上）。⑥重点人群关爱行动（当地卫生健康行政部门组织制定本地区的重点人群针对性干预方案，每年每所学校按照干预方案至少开展3次活动，并开展重点人群干预效果评估）。

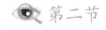

第二节

各年度干预工作开展情况

一、2019年干预工作开展情况

（一）普遍干预

全国综合防控儿童青少年近视专家宣讲共6次，其中现场宣讲5次，涉及5所大、中、小学校（昆明市、曲靖市和大理州）共计3600人，1次全省学生网络视频直播宣讲（预防近视 从家开始——近视防控的家庭建议）。

由省疾控中心学校卫生所设计制作印制儿童青少年近视防控系列宣传画9600套（10张/套），下发16个州（市）129个县（市、区）。

由省疾控中心学校卫生所撰稿《共同呵护好孩子的眼健康，让他们拥有一个光明的未来！》（爱眼日），《父母保护孩子免受意外伤害》《减少包办，让孩子远离不健康行为生活方式》《儿童网络安全小贴士》《预防儿童溺水首要行动，有效看护和教育》等科普文章在云南疾控公众号面向全省学生宣传13次。

（二）重点干预

昆明市疾控中心向各县区发放了《预防儿童近视》《近视宣传》《坚持充足的白天户外活动》《正确的读写姿势》《控制和减少电子产品的使用》《保持充足的睡眠》《健康的饮食习惯，合理营养》《视力筛查异常怎么办》《近视可防可控、不可治愈》《防控近视的正确做法》等宣传画共计10300张。

呈贡区疾控中心开展了"专家进校园行动"、"学校卫生标准普及行动"、"学校教学生活环境改善行动"和"健康父母行动"，具体为：①区卫健局牵头组织区卫生执法监督局、区疾病预防控制中心召开学校卫生工作会2期，对学校领导及相关工作人员普及学校传染病、常见病、饮水安全、相关卫生标准等知识。②印制学生常见病（近视、龋齿、血压、肥胖等）防控宣传材料10000份，下发给辖区各学校开展卫生宣传普及工作。③对监测学校开展现场教学环境评估工作，并及时反馈评估报告进行整改，进一步改善教学环境。④及时将近视筛查结果由学校或者学生反馈给家长，共发放家长告知单604份。

富民县疾控中心因地制宜地开展了"中小学生健康月活动"和"健康父母行动"。具体为：①指导5所监测学校开展了黑板报形式的近视防控宣传活动。②在监测工作中，对筛查出近视等常见病有异常情况的学生，开具家长告知书，并将告知书交由班主任，督促家长带孩子到县级以上公立医院就诊。2019年9月25日到10月10

日，共发放家长告知书553份，12月31日共收回家长告知书407份，收回率73.65%。

红河州各级疾控中心开展"专家进校园行动"，合计宣传87场次，覆盖人数为62370余人次。2019年9月12日，按《关于红河州2019年儿童青少年预防近视宣传活动的通知》，分发儿童青少年预防近视宣传折页（公众版和儿童青少年版）共计30000余份至辖区内13县（市、区）疾控中心；开展6次公共咨询，覆盖人数为6900余人次。其中，蒙自市和弥勒市疾控中心发放近视宣传折页分别为3250份和3200份；建水县疾控中心赴学校开展了2场预防近视知识讲座，覆盖人数为1000余人次；金平县、绿春县疾控中心合计开展60次微信宣传。

普洱市思茅区和墨江县疾控中心开展了"专家进校园行动""学校卫生标准普及行动"和"学校教学生活环境改善行动"。具体为：①墨江县疾控中心对墨江县孟弄小学、孟弄中学、新安小学、新安中学、墨江县一中等5所监测学校在校学生、校医/保健老师、健康教育人员等相关人员开展近视预防、合理膳食、肥胖控制、脊柱弯曲预防等防控知识技能及卫生标准宣讲。累计开办知识讲座13期，培训人员1370人。②思茅区疾控中心完成了8所监测学校48间教室的卫生监测。墨江县疾控中心完成了5所监测学校30间教室的卫生监测，并为每所学校出具了1份学校教学生活环境评估报告，将学校人均教室面积和人均宿舍面积不达标、课桌椅符合率低，教室课桌面、黑板照度不够等问题及时反馈给学校。同时指导学校改善教学、饮水、食堂、厕所、宿舍等环境卫生状况，落实学校卫生各项制度。

二、2020年干预工作开展情况

（一）普遍干预

受新冠病毒感染影响，学校限制入校的干预活动。省疾控中心学校卫生所撰稿《人人都是抗疫小战士——给即将开学的同学们的一封信！》《开学啦！现在请把手机横过来！》《这张长图教你分辨校园里的错误行为和正确行为！》《合理膳食倡三减，良好习惯促三健》《爱眼护眼，科学防近视》《暑期居家，您的孩子安全吗？》《秋冬季节，警惕"完美病毒"入侵校园！》等科普文章，在云南疾控公众号面向全省学生宣传7次。省疾控中心学校卫生所设计制作的《儿童青少年近视防控系列宣传画》（10张/套），提供电子版给全省各级疾控中心，方便印制宣传。

（二）重点干预

各地受新冠病毒感染影响的程度不同，16个州（市）的32个县（市、区）均开展了不同程度的干预活动。相对而言，昆明市、红河州、普洱市、怒江州、曲靖市、文山州、昭通市、迪庆州等开展的活动形式多样，内容丰富。但总体而言，通过干预行动，学校、家庭、社区主动融入儿童青少年近视防控的局面还未形成，还需要进一步了解儿童青少年近视防控的需求，找准其中的难度和突破点，提高服务质量，开发更有效的服务形式，营造全社会共同参与的氛围。各地干预行动简介如下：

1. 昆明市

（1）呈贡区

开展学生常见病防控知识和技能宣讲。2020年，因新冠病毒感染，各学校上课进度受影响，呈贡区卫生健康局、呈贡区疾控中心结合各学校复学前相关准备工作，组织学生常见病防控专家组，到学校进行常见病防控工作技术指导和开学前应急演练。重点开展学生常见病防控知识和技能宣讲，对学校校医、保健老师、健康教育人员、后勤和餐饮相关人员进行培训，提高其业务知识技能水平，监测学校积极做好教师学生组织、协调工作，共同将学生常见病防治工作落到实处。

学校卫生标准普及行动。呈贡区监督局和呈贡区疾控中心联合开展2020年学校卫生监督现场检测及卫生综合评价，根据检查中发现的如教室照明、采光、课桌椅符合率等问题，及时反馈给学校领导。并根据学校卫生相关标准，组织对教育行政领导、学校校长、校医、教师和后勤管理采买人员开展卫生标准的宣贯，将学校卫生标准融合到学校卫生管理制度中，指导学校落实相关学校卫生标准。

开展"七个专项"常消毒、采样工作。对辖区内的中小学生教室、食堂、宿舍等公共场所开展采样工作，并现场指导工作人员对公共区域进行重点消毒。并发放相关消毒资料，保障学生有个干净、卫生的学习环境。

向学校发放近视、常见病宣传资料。为做好2020年儿童青少年近视等常见病和健康影响因素监测与干预工作，向青少年宣传近视、龋齿、肥胖、脊柱弯曲、地方病、传染病等预防知识，提高学生的防控水平。为了增强宣传效果，针对青少年的特点，区疾控中心制作宣传用套尺四件套10000份、布袋4600个、中性笔3050支。并结合市里下发的各类近视常见病宣传海报及时发放到各监测学校。

（2）富民县

对被监测学校教学生活环境实施调查和监测评价，向每所监测学校出具1份评估报告，督促学校对不合格项进行整改。

在进行现场调查的过程中，对筛查出有异常情况的学生，进行家长告知。将告知书交付班主任，由班主任督促家长带孩子到县级以上公立医院就诊。

被监测学校以"全国爱耳日"（3月3日）、"全国爱眼日"（6月6日）、"全国爱牙日"（9月20日）等宣传日为契机，开展全校培训活动，并在班级出黑板报进行宣传。通过宣传让同学们学习到怎样保护耳朵、保护牙齿、保护眼睛，预防耳聋、龋齿和近视的知识。

（3）昆明市及其他县区

昆明市疾控向各县区发放了《预防儿童近视》《近视宣传》《坚持充足的白天户外活动》《正确的读写姿势》《控制和减少电子产品的使用》《保持充足的睡眠》《健康的饮食习惯，合理营养》《视力筛查异常怎么办》《近视可防可控、不可治愈》《防控近视的正确做法》等宣传画共计10300张。

各监测工作组到学校开展近视和教学环境卫生监测工作的同时，对学生和老师也开展了科学用眼、合理作息、良好姿势、均衡膳食等知识和有关学校卫生标准的宣传教育。改善学校视觉环境，降低近视、肥胖和脊柱弯曲异常等学生常见病的发生风险。

盘龙区疾控中心、盘龙区健康教育所以本次监测工作为契机，在开展常规宣传的基础上，专门印制并下发了《儿童青少年近视防控健康教育核心信息——公众版》和《儿童青少年近视防控健康教育核心信息——青少年版》两种宣传折页，共10000余份。通过街道、社区、社区卫生服务机构、学校等健康教育网络单位广泛宣传儿童青少年近视防控健康教育核心信息，普及儿童青少年近视防控健康知识。

西山区疾控中心制作：①近视宣传动画视频：与区教育局联合制作近视防控宣传动画视频，宣传掌握科学用眼健康小常识，在辖区内的中小学校播放，在学校营造近视防控氛围。②提高学生视力知晓率：学生家长可通过扫二维码方式，进入儿童青少年近视防控信息系统，查看学生近视情况，保证近视监测结果家长告知率达95%以上。③开展近视防控讲座：在近视监测学校开展专家进校园行动，邀请眼科专家到校园开展儿童青少年近视讲座7场。普及儿童青少年掌握科学用眼、合理作息、足量运动、良好姿势等知识，培养学生自主自律的健康意识和行为，提高孩子、家长、学校近视防控意识。

2. 红河州

开展儿童青少年预防近视活动：全州合计进校园宣传85场次，

覆盖人数为54645余人次，共发放约35100份宣传折页；石屏县、绿春县疾控中心还通过微信、QQ宣传，合计66次；个旧市对校医眼部健康培训5次。此外，泸西县通过电子显示屏滚动播放开展宣传工作。通过开展多种形式的宣传，使儿童青少年明白了眼睛对人类健康的重要性，掌握有关保护眼睛的卫生常识，有效地提高了儿童青少年健康用眼、护眼的意识，为降低儿童青少年近视率奠定基础。

3. 普洱市

（1）专家进校园行动。思茅区及墨江县疾控中心分别利用对思茅区第二小学、思茅区第三小学、普洱市第二中学（初中部、高中部）、思茅区第一中学（初中部、高中部）、市职教中心、普洱学院、思茅区幼儿园、新星幼儿园和墨江县新安小学、新安中学、墨江县县城小学、联珠镇第一中学、墨江县一中、墨江县幼儿园、阳光贝贝幼儿园等17所监测学校开展近视等常见病监测的时机，安排专业人员开展近视预防、合理膳食、肥胖控制、脊柱弯曲预防等学生常见病防控知识和技能宣讲，对在校学生、学校校医、保健老师、健康教育人员等相关人员进行培训，提高其业务知识技能水平。其中思茅区累计开办知识讲座20期，培训人员1000余人；墨江县累计开办知识讲座7期，培训人员约3500人。

（2）学校教学生活环境改善行动。思茅区和墨江县疾控中心结合项目开展，完成对12所监测学校72间教室教学生活环境监测。其中：思茅区完成思茅区第二小学、普洱市思茅区第三小学、普洱市第二中学（初中部、高中部）、思茅区第一中学（初中部、高中部）、市职教中心7所学校教室42间教室监测；墨江县完成新安小学、新安中学、县城小学、联珠镇第一中学、墨江县一中5所学校30间教室监测。并为每所学校出具1份学校教学生活环境评估报告，通过报告将发现学校人均教室面积和人均宿舍面积达不到标准、课桌椅符合率低，教室课桌、黑板照度不够等教学生活环境和学校卫生制度中存在的问题及时反馈给学校。指导学校改善教学、饮水、食堂、厕所、宿舍等环境卫生状况，落实学校卫生各项制度，改善学校视觉环境，提高课桌椅符合率，降低近视、肥胖和脊柱弯曲异常等学生常见病的发生风险。

（3）学校卫生标准普及行动。思茅区疾控中心对10所监测学校开展近视等常见病讲座培训，安排专业人员对健康教育相关人员进行学校建筑设计及教学设施卫生标准、学校生活服务设施卫生标准、学校家具、教具及儿童青少年学习用品卫生标准、教育过程卫生标准、儿童青少年健康检查与管理规范、健康教育规范的宣贯，进一步将学校卫生标准融合到学校卫生管理制度中，指导学校落实相关学校卫生标准。墨江县疾控中心利用召开启动会的时机，对教育体育局领导，7个监测学校领导和后勤采购人员进行学校卫生综合评价（GB/T 18205—2012）、学校课桌椅功能尺寸及技术要求（GB/T 3976—2014）、中小学教室采光和照明卫生标准（GB 7793—2010）、中小学生一日学习时间卫生要求（GB/T 17223—2012）、学生餐营养指南（WS/T 554—2017）、中小学生体育锻炼运动负荷卫生标准（WS/T 101—1998）等学校卫生标准进行培训，培训人员15人。

（4）中小学生健康月活动。思茅区疾控中心面向所监测的10所学校分别发放近视、肥胖、脊柱弯曲、新冠肺炎等常见病防控知识折页，累计发放15000份宣传手册，普及儿童青少年掌握科学用药、合理作息、足量运动、良好姿势、均衡膳食等知识，培养学生自主、自律的健康意识和行动。墨江县每所监测学校每学期确定一个月为健康宣传月，就近视、肥胖、脊柱弯曲异常等常见病预防知识，在学校黑板报及电子屏幕滚动宣传，每学期发放宣传画/册约7000份。

（5）健康父母行动。思茅区疾控中心利用对10所监测学校开展近视等常见病监测时机，将学生常见病监测结果通过家长告知单反馈给家长，让家长及时了解学生的健康状况及问题，做到早发现、早针对和早治疗。墨江县每学期要求学校保健老师利用开家长会的时机给父母进行近视、肥胖、龋齿、脊柱弯曲异常预防知识讲座，共开展讲座7期。每年学生常见病体检监测时，将监测异常结果及时告知家长，共签收告知单350份。

（6）重点人群关爱行动。思茅区疾控中心根据10所监测学校的常见病监测结果进行分析统计，及时了解本地新冠肺炎等传染病防控动态，对重点学校、目标人群实施有针对性的健康管理讲座培训。

4. 德宏州

芒市和陇川两地在开展儿童青少年近视等常见病现场检查过程中均发放常见病筛查复查告知书。芒市发放近视、肥胖、龋齿、脊柱弯曲异常通知单共1500余份，陇川县共发放1066份视力和屈光复查告知书、8份脊柱弯曲异常复查告知书、1份血压异常筛查复查告知书。

5. 楚雄州

楚雄州将楚雄市和武定县纳入干预项目，楚雄选定7所学校，武定选定5所学校进行干预。县（市）疾控中心人员提前与项目学校老师进行对接，以全国眼日、全国爱耳日、新冠病毒感染防控等健康主题宣传日为契机，在学校面向学生、家长、教师及社会全体人群进行宣传。宣传内容为学校卫生标准及行动，儿童青少年掌握科学用眼、合理作息、足量运动、良好姿势、均衡膳食等知识，学生常见病防治等工作，宣传形式主要以发放宣传单或讲座为主。

6. 丽江市

（1）古城区

发放儿童青少年近视眼的预防宣传折页10000余份，校园食品安全卫生知识宣传单10000余份，关注食品安全、关爱生命健康宣传折页10000余份，预防肠道传染病知识宣传单10000余份。古城区疾控中心组织专业技术人员深入17所中小学校开展传染病的防控知识的培训。

根据2020年古城区儿童青少年近视等常见病和健康影响因素监

测与干预相关数据显示，古城区儿童青少年近视率、龋齿率较高，分别为46.33%、90.98%；小学阶段偏瘦率较高，为76.5%。对于健康状况不良情况严重的学生，还向学生家长发放了家长告知书。

（2）玉龙县

2020年12月1—2日，玉龙县疾控中心专业技术人员及玉龙县健康教育所专家在玉龙中学、民族中学、白马完小中，对共5000多名师生开展爱眼日、爱耳日、学生营养日、健康口腔、肥胖和脊柱弯曲异常等学生常见病干预以及传染病防控专题讲座。发放校园食品安全卫生知识宣传单5000余份，儿童青少年近视的预防宣传单5000余份，关爱生命健康、口腔健康宣传单5000余份。

根据2020年玉龙县儿童青少年近视等常见病和健康影响因素监测与干预相关数据显示，玉龙县儿童青少年近视率、龋齿率较高，分别为43.04%、45.3%；营养不良率9.3%，肥胖率5.4%。对于健康状况不良情况严重的学生，还向学生家长发放了家长告知书。

7. 保山市

现场监测中，凡视力不良的学生都填写复查告知书，并在监测校园中进行了"专家进校园"健康教育宣讲工作。

8. 怒江州

（1）启动会

为推动《2020年"灵动儿童·阳光少年健康行动"健康干预活动》的落地实施，泸水市、兰坪县分别于11月6日、11月10日由两县（市）卫生健康委员会、教育体育局主办，兰坪县疾病预防控制中心、泸水市疾控中心、辖区监测学校等单位协办，举行了"灵动儿童·阳光少年健康行动"健康干预活动启动仪式。参加启动仪式的有卫生健康委、教育体育局、疾病预防控制中心，以及医院眼科专家及相关工作人员合计45人。

（2）专家进校园行动

在开展近视筛查契机面向学生、家长、教师及社会全体人群，将"灵动儿童·阳光少年健康行动"健康干预活动同时开展。以视力不良及口腔疾病两大类高发学生常见病防控为活动切入点，学生常见病防控专家组由疾控中心健康教育科带领专业的医护团队，在现场为师生们开展了近视防控知识讲座，进行了视力体检。并与家长、学生互动沟通家校联动爱眼护眼的相关举措，提高其业务知识技能水平，将传染病和学生常见病防治工作落到实处。

（3）重点人群关爱行动

在2020年11月9—20日，开展持续10天的近视防控工作。共完成16所学校，共筛查4337人、干预4000人，发放家长告知书695份，张贴海报24张，发放宣传单及折页3000张，悬挂横幅3条。

9. 曲靖市

麒麟区卫生健康局、罗平县卫生健康局均与当地教育体育局联合下发干预实施方案，并制订相关干预工作计划，召开干预工作启动会。两地结合本地资源和特点，以"灵动儿童·阳光少年健康行动"为主题，积极开展多层次、多形式、多内容的专家进校园、学校卫生标准普及、中小学生健康月、学校教学生活环境改善、健康父母行动和重点人群关爱等活动。

麒麟区：此项工作的开展得到了区卫健局和区教体局领导的大力支持，举办了麒麟区儿童青少年近视防控暨常见病干预系列活动启动仪式。干预过程中，通过专家进校园，在学校粘贴宣传海报，给每位学生发放《曲靖市麒麟区儿童青少年近视防控倡议书》和近视防控知识书签，学生表演近视防控诗朗诵，制作近视防控黑板报、手抄报，在家长微信群发送《儿童青少年近视防控健康教育核心信（教师和家长版2019）》，通过手机App、微信公众号、电视新闻《麒麟报道》等媒体宣传，多种形式开展宣传，进行干预工作。为了持续性、大范围开展此项工作，向所有干预学校发放了《曲靖市麒麟区学校卫生标准与学生常见病和健康影响因素干预核心知识资料汇编》书和U盘。书中收集了现行有效学校卫生标准43项，学生常见病和健康影响因素干预核心知识共计602页。U盘中存放了书中的电子版和学校卫生及学生常见病防控知识的相关视频、图片、文档、讲课幻灯片，方便学校自行开展宣传教育及干预工作。根据前期监测结果进行分析，向区政府报送近视防治建议，成立近视防治领导小组及技术指导组。

10. 文山州

（1）文山市

文山市卫生健康局与教育体育局联合下发干预实施方案。为确保此项工作顺利开展，在工作开展前期，召开了启动会，并对参加监测与干预工作的医务人员进行了详细的工作分工布署及相关的操作培训。

进行学校教学生活环境监测和改善行动，对7所学校食堂、厕所、宿舍等环境卫生状况实地调查评估，对教室人均面积、课桌椅、黑板等方面开展现场测量评估。结果显示教室人均面积合格率为40.48%，课桌椅合格率为35.48%，黑板合格率为66.67%，黑板反射比合格率为7.14%，黑板面平均照度合格率为0，课桌面平均照度为4.76%，噪声合格率为30.95%，教学环境卫生监测合格率总体偏低。落实学校各项卫生制度、改善学校视觉环境，提高课桌椅符合率，降低近视、肥胖和脊柱弯曲异常等常见病的发生风险。

及时告知家长监测结果，共告知531份家长告知书。其中，文山市一幼4人，文山市阳光幼儿园6人，文山市德厚小学57人，文山市第五小学59人，文山市马塘中学87人，古木中心学校（初中）72人，文山市第一高级中学56人，文山市第一高级中学（南校区）52人，文山市职业高级中学70人，文山学院68人。共同建立"学生—家庭—学校—医疗"四位一体的防治模式，实施个性化管理，定期监测预防，做到早发现、早关注、早预防、早治疗，切实保障和促进儿童青少年健康成长。

（2）丘北县

每所学校出具一份监测报告，其中天星乡中心学校小学部、天星乡中心学校中学部、丘北县第一小学、丘北县第一初级中学、丘北县第一中学除监测报告外，另出具一份教学环境检测统计表。

详细分析教室人均面积合格率、课桌椅分配合格率、黑板卫生合格率、教室照明合格率、噪声合格率。

对检出近视、脊柱弯曲异常的学生，每人发放一份"家长告知书"，7所学校共发放792份。告知家长学生检测情况，并建议家长及时领学生到正规医院进行诊断治疗。

11. 昭通市

（1）昭阳区

干预工作紧紧围绕学生常见病和健康影响因素干预及效果评估考核指标内容。干预对象主要为学校领导、校医/保健老师、体育教师及其他健康教育人员、后勤餐饮相关人员和学生。干预工作方式采取由区疾控中心及市二院耳鼻喉科、眼科工作人员对干预工作者先进行系统培训，培训后统一组织考试，考核合格后再对学生进行专题讲座及健康教育知识普及。干预采取健康体检方式，现场向学生发放近视及预防肥胖、冬春季传染病、新冠肺炎防控知识宣传单等。并现场开展健康教育知识讲座，邀请专家授课，组织学生开展近视等常见病健康教育知识竞赛。利用广播、宣传栏、校内期刊、宣传画报等形式与班主任老师对学生日常课上不良坐姿、不良饮食习惯及不当用眼行为加以纠正，倡导好习惯养成相结合开展干预工作。

2020年，在昭阳区卫健局的组织领导下，开展专家进校园行动，其中8所学校按要求开展活动不少于2次，2所学校仅开展1次。干预工作组专家向学生现场解读了"儿童青少年近视防控适宜技术指南"，同时就"高等学校、中小学校和托幼机构秋冬季新冠肺炎疫情防控技术方案"做了细致解读。现场教授了学生"七步洗手法"、口罩的正确穿戴及冬春季常见传染病如手足口病、水痘、流行性腮腺炎、流行性感冒及乙肝、艾滋病等防控相关常识。同时对校方工作人员进行了学校新冠肺炎预防性消毒技术指导，最后对学生进行近视防控知识健康教育，强调科学用眼和近视配镜及时矫正的重要性。

学校卫生标准普及行动中，昭阳区卫健局根据学校卫生相关标准，以会议讲座形式，组织相关人员对监测的10所学校教体局行政领导、校长、校医、教师和后勤管理采买人员开展2次卫生标准的宣讲，指导学校落实好学校卫生标准。同时对现场教学环境监测中发现的问题提出了整改建议，要求学校尽责任做好新冠病毒感染防控及传染病、食物中毒等防控工作。10所学校均能按要求做到本年度内开展干预活动2次。

中小学生健康月活动中，要求10所学校每学期至少开展1次行动。利用班会课及宣传栏、宣传板报等形式紧紧围绕学生常见病防控为重点，向学生普及儿童青少年科学用眼、合理作息、足量运动、良好姿势、均衡膳食等知识，旨在培养学生自主、自律的健康意识和行为。10所学校中，有7所学校按要求每学期开展1次行动。

学校教学生活环境改善行动中，昭阳区疾控中心根据现场教学环境监测结果，向10所学校均出具了评估报告。对其中黑板使用、教室采光照明、课桌面照度、课桌椅分配符合率等提出建议意见，要求限期整改。

健康父母行动中，要求10所学校每学期利用家长会至少开展一次宣教，宣教内容围绕学生近视、脊柱弯曲异常、龋齿、身高、体重等监测结果进行公示评估。对发现异常的学生发放家长通知书告知家长，发放了近800份告知书，收回520余份，回收率约为65%。

重点人群关爱行动中，针对存在的问题制定了昭阳区重点人群针对性干预方案，要求学校每年对存在问题的学生开展行为干预活动不少于3次。10所学校仅部分学校开展，次数较少，不足3次，干预总结、随访记录归档不完善。

（2）水富市

健康体检现场学生问卷调查时，就其内容对学生进行面对面知识宣传；发放近视及预防肥胖、冬春季传染病、新冠肺炎防控知识宣传手提袋；邀请专家现场开展健康教育知识讲座2次；每班教室张贴课桌椅分配宣传画报；根据现场教学环境监测结果，向5所学校出具了评估报告，对其中黑板使用、教室采光照明、课桌面照度、课桌椅分配符合率等提出整改建议意见；对7所学校学生近视异常、脊柱弯曲异常等监测结果异常的学生发放家长通知书，共发放了96份。

12. 迪庆州

（1）疾控中心组织学生常见病防控专家组，定期到学校对学生开展常见病防控工作进行技术指导，开展学生常见病防控知识和技能宣讲，普及儿童青少年掌握科学用眼、合理作息、足量运动、良好姿势、均衡膳食等知识，培养学生自主、自律的健康意识和行为。对学校校医、后勤和餐饮相关人员进行现场指导，提高其业务知识技能水平，要求监测学校积极做好教师、学生的组织协调工作，共同将学生常见病防治工作落到实处。香格里拉市疾控中心第一次宣讲邀请眼科专家开展宣讲9次，共发放宣传画18份，发放宣传品1500份，共计参加人数6000余人；第二次宣讲邀请口腔科专家开展宣讲7次，共发放宣传品1300份，共计参加人数5000余人；第三次宣讲邀请疾病控制专家开展宣讲4次，共计参加人数3000余人；第四次宣讲邀请公共卫生专家开展宣讲3次，共计参加人数3000余人。维西县第一次宣讲邀请眼科专家开展宣讲7次，共发放宣传册1800份，共计参加人数3000余人；第二次宣讲于2021年3月份完成，主要针对校方领导和校医，健康老师等。

（2）香格里拉市、维西县疾控中心对参加常见病监测的学校进行饮水、食堂、厕所、宿舍等环境卫生状况开展实地调查，了解环境卫生设施的配备情况和各项规章制度的落实情况。每所学校选择6间教室（选择开展学生常见病及健康危险因素监测的班级教室），开展教室人均面积、课桌椅、黑板、采光、照明及噪声等方面现场测量，评估学校教学环境卫生状况，共计监测学校12所、72间教室。并对此次监测未达到国家标准要求的内容提出整改建议。

（3）疾控机构每年进行一次双随机学校环境监测，并将检测结果反馈属地卫生监督局。卫生监督局通过检测报告中存在的问题，督促学校进一步改善教学、饮水、食堂等环境卫生状况，改善学校视觉环境，提高课桌椅符合率，降低近视、肥胖和脊柱弯曲异常等学生常见病的发生风险。

13. 大理州

经干预评估表评估，结果为：大理市除重点人群关爱行动未完成外，其余5项任务均落实；祥云县除教学环境评估整改情况未随访，重点人群关爱行动仅有方案外，其余各项干预任务均落实。

14. 临沧市

临沧市疾控中心按照《云南省疾病预防控制中心关于发放儿童青少年近视防控宣传海报的函》要求，将10种5800张儿童青少年近视防控宣传海报分发8个县（区）疾控中心。各县（区）开展现场监测的同时，通过健康宣讲、发放宣传折页、张贴宣传海报等方式主动干预。全市累计开展近视防控宣讲60余场次，发放、张贴资料10种6000余份。

15. 西双版纳州

景洪市通过抽调发现，本市部分的学校教学生活环境和学校卫生制度中存在问题，及时督促学校改善教学、饮水、食堂、厕所、宿舍等环境卫生状况，落实学校卫生各项制度，加强学校传染病报告、晨午检、因病缺课/休学登记和追踪随访等工作。改善学校视觉环境，提高课桌椅符合率，降低近视、肥胖和脊柱弯曲异常等学生常见病的发生风险。

因受边境疫情防控影响，勐腊县未开展干预工作。

16. 玉溪市

利用微信平台开展有关"健康用眼"的健康宣教，对各县（市、区）发放3600份"关爱眼睛""正确的读写姿势"等宣传海报，利用微信开展以爱眼护眼、关注眼睛健康为主题的健康宣教。

三、2021年干预工作开展情况

（一）多种形式的健康宣教

针对儿童青少年近视、肥胖、脊柱弯曲异常等常见病和新冠等传染病，各级疾控中心开展了内容丰富，形式多样的健康宣传。具体如下：

1. 微信公众号、动画视频、电子显示屏等新媒体宣传

省疾控中心学校卫生所12次通过云视网、云南疾控微信公众号发布健康宣教信息；昆明市西山区疾控中心与区教育体育局联合制作近视防控宣传动画视频；红河州泸西县通过电子显示屏滚动宣传相关健康知识；红河州石屏县、绿春县通过微信宣传66次；曲靖市麒麟区在家长微信群发送《儿童青少年近视防控健康教育核心信（教师和家长版2019）》，利用电视新闻《麒麟报道》等开展宣传；玉溪市利用微信平台开展有关"健康用眼"的健康宣教；怒江州疾控中心15次通过"怒江疾控"微信公众号发布健康宣教信息；保山市腾冲市疾控中心9次通过腾冲疾控动态微信公众号发布儿童青少年常见病等健康宣教信息；大理州祥云县通过微信公众号宣传2次。

2. 学校健康讲座

昭通市水富市累计覆盖7所监测学校，共计95个班级4909名学生。红河州疾控中心于2021年11月24日在蒙自三中开展主题为"积极防控近视、共筑光明未来"健康教育宣传活动，覆盖500余人次；红河州弥勒市邀请弥勒市第一医院五官科专家到学校开展"学生常见病干预工作专家进校园"活动，5所监测学校受益学生达3000余人。丽江市玉龙县分别于2021年9月17日和10月9日到玉龙县民族中学、玉龙中学开展"健康口腔、健康生活——做好新时代的三好少年""健康之心灵、青春之少年"等健康知识讲座。怒江州、泸水市、兰坪县疾控中心分别于2021年3月24、26、29日，5月27日，6月1日，10月27日至11月5日，11月17、21日到辖区13所中小学校开展"儿童青少年近视"等讲座，覆盖师生2159人。曲靖市麒麟区卫生健康局组织麒麟区疾控中心、曲靖爱尔眼科医院等相关技术人员成立学生常见病防控专家组，以学生常见病防控作为重点，普及儿童青少年掌握科学用眼、合理作息、足量运动、良好姿势、均衡膳食、口腔保健等知识，2021年共进校园15场次，覆盖人数约8530人。罗平县2021年共进校园7场次，覆盖人数约3500人。文山州丘北县于4月14日至6月30日，由丘北县疾控中心组织工作人员到5所中小学校及幼儿园开展课题为"保护眼睛、预防近视"及"儿童青少年肥胖干预"的健康知识讲座，参与人数2964人。保山市腾冲市开展健康讲座共计22场。大理州大理市开展专家进校园及社区近视防控讲座4场，祥云县专家进校园活动开展2次。临沧市累计开展近视防控宣讲60余场次。普洱市思茅区累计开展近视、脊柱弯曲异常、龋齿防控讲座9期，墨江县对7所学校约3000名学生开办14期近视、肥胖和脊柱弯曲异常等学生常见病健康讲座。玉溪市红塔区分别于3月26日、30日由玉溪爱尔眼科医院和区疾控中心的专家到北城中心小学、玉溪第四小学开展了《科学防控近视、关爱眼健康》讲座。西双版纳州疾控中心联合景洪市疾控中心于3月28日、31日分别对2所学校开展"知识健康进校园，助推校园健康我们在行动"主题宣传。

3. 海报挂图、折页、手册、卫生核心信息学习日常用品套装宣传

省疾控中心2021年制作宣传折页15000张，宣传书签12300张，远视力标尺300套，课桌椅匹配标尺32套，近视宣传X展架32套（6张/套），宣传布袋3525个，宣传U盘400个，并提供电子版给全省各级疾控中心印制宣传。昆明市呈贡区制作发放宣传用直尺、三角尺、半圆尺等套尺四件套10000份、布袋4600个、中性笔3050支到各监测学校。昭通市水富市发放预防近视、肥胖等内容的手提袋7000余个，发放课桌椅卫生宣传画报500余张。红河州各级疾控中心累计发放预防近视宣传册42500本、宣传海报210份、宣传折页105000份、宣传贴画7种共1400张，印有宣传知识的笔袋2500个、直尺15000把。丽江市以"全国爱耳日"（3月3日），"全国爱眼日"（6月6日），"全国爱牙日"（9月20日）等宣传日为契机，累计发放儿童青少年近视眼的预防宣传折页7000余份，校园食品安全卫生知识宣传单6500余份，关注食品安全、关爱生命健康宣传折页6000余份，预防肠道传染病知识宣传单6000余份，关爱生命健康、口腔健康宣传单1000余份。怒江州各级疾控发放省疾控中心学校卫生所设计制作的"儿童青少年近视防控系列宣传画"（10张/套），自制近视宣传折页4000余份，宣传品悬挂横幅8条等开展宣传。曲靖市麒麟区累计发放儿童青少年近视防控倡议书17100份、近视防控知识书签18200份、高中生防控近视手册220本、儿童青少年近视防控宣传知识手册2000份。罗平县发放儿童青少年近视防控倡议书7600份、近视防控知识书签8000份、高中生防控近视手册90本、儿童青少年近视防控宣传知识手册750份。大理州大理市累计发放近视防控宣传手册300本、200余份宣传折页，祥云县累计印发近视防控手册共8000本。其中幼儿园版1000本，小学生版4000本，初中生版2000本，高中生版1000本。临沧市累计发放《预防与控制儿童青少年近视相关知识要点》宣传册40000册，张贴宣传海报140套。普洱市思茅区累计发放近视、肥胖、龋齿、脊柱弯曲异常等防控宣传手册4500余份，墨江县累计发放7000份宣传手册。玉溪市疾控中心参照国家卫生健康委疾控局发布的"防控近视初中生版资料"，制作了《初中生近视防控手册》8000份，并且下发至各县（市、区）疾控中心开展近视防控的宣传教育活动。玉溪市红塔区参照国家发布的"2020版近视防控宣讲课件"，制作了《灵动儿童、阳光少年健康行动——科学防控近视、关爱眼健康》宣讲课件和"灵动儿童、阳光少年健康行动"近视防控宣传栏，印制并下发了儿童青少年防控近视系列手册（包括幼儿园篇、小学生篇、初中生篇和高中生篇）共3315份。西双版纳州景洪市向监测学校发放近视防控宣传画10套，勐腊县向中小学校及幼儿园发放宣传画14套。

（二）学校校医、保健老师等人员健康知识和技能培训

昆明市组织相关专家对学校相关领导和人员进行学校卫生标准宣传。昭通市水富市对监测的7所中小学295名教职工开展相关知

识和技能宣讲。丽江市于2021年7月12—15日，由丽江市教育体育局牵头，联合丽江市卫生健康委在丽江市疾病预防控制中心举办2021年丽江市托幼机构卫生保健业务暨中小学学校卫生工作师资培训班，培训包括儿童青少年近视防控、肥胖防控、心理健康等内容。怒江州疾控中心于8月12日对各县区教育系统人员开展健康相关视频培训。保山市腾冲市开展眼健康等健康知识培训13次。普洱市思茅区累计开办知识讲座10期，覆盖培训人员2480人次；墨江县对7所监测学校进行学校卫生标准培训，累计人员16人。

（三）学校学生健康行动

红河州于2021年3月在全州学校开展了以"共同呵护好孩子的眼睛，给他们一个光明的未来"为主题的宣传教育活动，6月6日在全州各类学校中开展了"爱眼日"主题宣传教育活动，9月份在全州开展了第3个近视防控宣传教育月活动，各级各类学校利用多媒体网络、升国旗仪式、校会、年级会、主题班会、板报、手抄报、宣传栏、发放宣传资料、校园广播等多种形式广泛宣传。怒江州、泸水市、兰坪县疾控中心利用"全国爱眼日"（6月6日）、"全国爱牙日"（9月20日）等宣传日为契机到中小学校、幼儿园开展11场宣传活动，受益人群9159人。西双版纳州景洪市以"全国爱眼日"（6月6日）为契机，开展儿童青少年和家长宣传普及眼健康科学知识宣传，81所中小学及幼儿园（含民办）利用校园广播、黑板报、手抄报、微信家长群、微信公众号、电子宣传屏、横幅、宣传栏、抖音视频等宣传方式共同参与，活动累计转发微信群1000余条，受益师生及家长8.7万余人次。

（四）学校教学生活环境改善行动

各地疾控中心联合卫生监督局（所）开展学校卫生现场监督检测，出具检测报告并及时反馈问题给学校，督促整改落实。昭通市昭阳区向7所中小学校出具检测评估报告，对黑板卫生、教室采光照明、课桌面照度、课桌椅分配符合率等不符合卫生标准的问题提出整改建议或意见。红河州疾控中心及9个县（市）疾控中心配合卫生监督部门开展学校卫生"双随机"监督、监测工作，出具学校教学环境检测报告52份。丽江市古城区、玉龙县疾控中心对12所监测的中小学校开展生活环境卫生状况实地调查和环境卫生检测，并开具了相应的报告加以整改。怒江州泸水市、兰坪县疾控中心出具检测报告14份。迪庆州累计出具检测报告12份。普洱市思茅区累计出具检测报告8份，墨江县累计出具5份。玉溪市累计出具检测报告16份。西双版纳州景洪市出具9份检测报告。

（五）健康父母行动

昆明市部分县（市、区）采用监测结果手机平板同步上传，提高学生视力知晓率。学生家长可通过扫二维码方式，进入儿童青少年近视防控信息系统，查看学生近视情况，保证监测结果家长告知率达95%以上。其中富民县对筛查出有异常情况的1418名学生发放了家长告知书。昭通市昭阳区对7所中小监测学校学生近视异常、脊柱弯曲异常等监测结果及时发放家长告知书，并要求学校收集家长带学生去医疗机构就诊的结果反馈。德宏州芒市和陇川县对监测的12所中小学校每学期发放健康教育材料，家长课堂或主题家长会至少开展1次；芒市发放近视、肥胖、龋齿、脊柱弯曲异常家长告知单共1500余份，陇川县共发放1075余份。怒江州泸水市、兰坪县对筛查有异常情况的学生发放了852份家长告知书。文山州文山市共发放家长告知书531份，丘北县共发放家长告知书658份。临沧市各级疾控机构对筛查出有异常情况的学生进行了家长告知，累计发放家长告知书10000余份。

第五章　主要发现及建议

一、近视率低于全国平均水平，但呈上升趋势，应引起关注

2018—2021年，云南省儿童青少年近视率分别为47.9%、43.9%、45.9%、46.0%。就全国而言，2018—2021年，儿童青少年总体近视率分别为53.6%、50.2%、52.7%、53.6%，云南省各年度均低于全国平均水平。2019年，儿童青少年近视率较2018年有所下降，究其原因可能是2018年云南省开展儿童青少年近视调查范围覆盖了省内7个州（市）的14县（市、区）。2019年起，云南省在学生常见病和影响因素监测与干预项目的基础上，扩大近视监测范围，实现了全省16个州（市）的129个县（市、区）全覆盖，调查更具代表性，更能反映云南省儿童青少年近视状况。2019年后，云南省学生近视率一直上升，可能是由于新冠病毒感染影响，此期间学生采用居家学习和线上教学等方式，上网课时间增加，使用电子产品增多，户外活动和体育锻炼时间减少，增加了罹患近视的风险。

监测显示，各年度儿童青少年近视率均随着学段的增高而上升，原因可能是随着年级的增高，学生的课业压力大，学习负担重，学习时间延长；加上各种电子产品如手机、平板、电脑等使用频率和时间的增加，户外活动相对减少，睡眠时间不充足，导致用眼过度，加重用眼负担，最终导致了近视人数的增加。近视率监测结果显示，在各学段中，女生均高于男生。这可能和男、女生之间性格差异有关，男生更喜欢运动，在户外运动时间长于女生，女性生性好静，娱乐方式多以室内运动为主；也可能与男、女生心理生

理发育有关，男生心理发育晚于女生，女生花在学习中的时间更多，近距离用眼时间增加。监测还显示，城区的学生近视率各年度均高于郊县地区，经济相对较好的地区近视率也相对较高。可能的原因是在城区或经济较好的地区，家庭教育、娱乐方式和户外活动时间的影响，也与这些地区儿童过早进行学前教育，过度接触电子产品有关。

儿童青少年处于生长发育的关键时期，加强儿童青少年近视防控，促进儿童青少年视力健康，一直都是社会关注的重大社会问题。儿童青少年近视防控需要家庭、学校、社会的共同关注，要加大近视防控的宣传力度，增强儿童和家长的近视防控意识，培养儿童养成良好的用眼习惯和积极参加体育锻炼的意识，营造全社会齐参与的良好氛围。

二、校内护眼制度已形成，但仍需进一步强化

2018—2021年，学生班级座位每月至少调换一次座位的报告率先上升后持平；2020年和2021年均为83.0%，小学报告率在90%之间上下波动；2021年为89.9%，普通高中2019—2021年呈上升趋势，报告率均在90%以上。从不根据学生身高调整课桌椅高度或课桌椅不可调的报告率先上升后下降，就2021年监测结果而言，报告率为76.2%，但仍处于较高水平。各学段中，普通高中报告率最高，每年均在90%以上，2021年为90%；而小学相对较低，在60%~70%之间，2021年为62%。在学校每天做2次及以上的眼保健操的报告率呈现先降后升的趋势，2021年报告率为59.9%，相比2020年24.1%有较大幅度的上升，但整体也只有近六成，高中阶段应重点关注，除2018年外小学的报告率均是各学段中最高。学生课间休息时在户外（如操场等）的报告率呈逐年上升趋势，2021年报告率为28.9%，仍不足三成。

监测显示大部分学校已经形成了定期调换座位的制度，和眼保健操制度，仍有少数学校未规范建立制度，极少数学校会根据学生

身高调整课桌椅，课间在户外活动的比例较低。定期根据学生身高调整课桌椅，有助于学生保持正确的读写姿势，不仅有助于预防近视，还有利于预防学生脊柱弯曲异常。规范做眼保健操，按摩眼部穴位，有助于缓解眼部疲劳。课间到户外活动，可使眼睛视远从而缓解上课期间视近产生的眼疲劳，同时也可刺激多巴胺分泌抑制眼轴增长。监测提示云南省应继续加强学校爱眼、护眼制度建设，强化定期座位调换制度和每日2次眼保健操制度的管理，积极采购配备可调节式课桌椅，加强标准宣贯，在辖区疾控中心的指导下定期按照标准根据学生身高规范调节课桌椅。同时应鼓励学生在课间放下书本作业，积极到教室外活动放松。学校教室定期调换座位，可以让学生从不同的角度和距离看黑板，有利于学生在上课时用眼远近调节，增加适应能力。

三、课内外学习负担有所减轻，家长爱眼护眼意识逐渐提高，但仍需要加强

2018—2021年，小学生没有作业和用时不到1小时的报告率呈上升趋势，但2020年有所下降，为26.8%，2021年大幅上升，为56.7%；初中生没有作业、用时不到1小时及1~2小时的报告率呈上升趋势，2019年和2020年持平，2021年继续上升，为62.6%。2018—2021年，小学生未参加补习班和用时不到1小时的报告率呈上升趋势，2021年为76.8%，较2020年66.2%有一定幅度的上升；初中生未参加补习班、用时不到1小时和1~2小时的报告率呈逐年上升趋势，2021年为90%。2018—2021年，从来没参加过补习班的报告率逐年上升，2021年为61.3%，而6岁及以后参加的补习班报告率逐年下降，2021年为29.8%。2018—2021年，家长经常/有时减少学生运动时间的报告率呈下降趋势，2021年经常的报告率4.6%，有时的报告率为21.2%。2018—2021年，家长限制学生看电视、玩电脑或电子游戏时间的报告率呈上升趋势，但2021年有所下降，为66.9%，历年均是小学和男生报告率较高。教育部办公厅《关于加

强义务教育学校作业管理的通知》中提出，严控书面作业总量，学校要确保小学一、二年级不布置书面家庭作业，可在校内安排适当巩固练习；小学其他年级每天书面作业完成时间平均不超过60分钟；初中每天书面作业完成时间平均不超过90分钟。监测显示，云南省儿童青少年课后作业负担4年里逐年减轻，但符合要求的比例仍不高；文化类课外补习负担也在减轻，未参加补习班的报告率也逐步升高，家长限制儿童青少年活动的行为的比例逐渐降低，限制其看电视、玩游戏等不利于眼健康行为的比例逐渐提高。监测提示云南省应继续加强学校课业负担管理，统筹教学进度，减轻课业负担，按照相关要求布置课后作业，同时加强家校联动，提高家长的近视防控意识，促进儿童青少年健康用眼。

四、不良读写姿势普遍存在，需引起学校和家庭的关注

2018—2021年，读写时胸口离桌子边沿经常/总是超过一拳、眼睛距离书本经常/总是超过一尺、手指经常/总是距离笔尖一寸左右的报告率均呈逐年上升趋势。2021年分别为45.2%、44.1%和56.3%，历年均是小学报告率较高，中学阶段有所降低；老师、父母经常/总是提醒读写姿势不正确的报告率均呈上升趋势，2021年分别为49.3%和61.2%。提示云南省儿童青少年普遍存在读写姿势不良的情况，一半左右的学生在读写时不能保持"一尺、一拳、一寸"的正确读写姿势，老师和家长对于学生不良读写姿势关注度不够。应加强近视防控知识宣传教育，使儿童青少年及其家长，以及教师都掌握正确的读写姿势，教师在课堂上要关注学生的用眼卫生状况，密切关注学生写字姿势，一旦发现不正确写字姿势，要及时予以纠正，家长也要在家中学习的过程中督促学生保持正确的读写姿势。

五、良好的视屏行为习惯已逐步形成，需加强家庭教育

2018—2021年，儿童青少年平均每天看电视（包括电视游戏）、看电脑时间在2小时以内的报告率均呈上升趋势，2021年分

别为83.9%和94.9%；平均每天使用移动电子设备（包括手机、掌上游戏机、平板电脑等）的报告率呈下降趋势，2021年为72.7%，平均每天使用的时间各年度基本持平。监测显示，云南省大多数儿童青少年在视屏行为上养成了良好的习惯，但每天使用移动电子设备报告率仍然较高。我国儿童青少年身体活动指南建议，儿童青少年每天视屏时间应控制在2小时以内。提示应加强近视防控宣传教育，特别是针对家庭的宣传教育，提高家长的近视防控意识，主动控制儿童青少年使用电子产品，积极选择其他活动特别是户外活动代替，保护眼健康。

六、近距离用眼行为逐年改善，但仍有一半以上的学生近距离用眼不当

4年来，从不在阳光直射下看书或看电子屏幕、从不在天黑后看电子屏幕时关灯、从不躺着或趴着看书或电子屏幕、从不走路或乘车时看书或看电子屏幕、天黑后在家读书写字时同时使用台灯和屋顶灯等良好用眼行为的报告率逐年上升，看电脑显示屏的距离从不超过66厘米、看电视/玩电视游戏时眼睛距离显示屏的距离从不超过3米、近距离用眼2个小时及以上才休息一次眼睛等不良近距离用眼习惯的报告率有所下降；我们也应看到，仍有一半以上的学生会偶尔、经常、总是出现不良的近距离用眼行为。数据提示我们，随着近视防控知识宣传力度持续加大，越来越多的学生在自身防控近视知识增长、老师和家长的督促下，逐渐摒弃不良的近距离用眼行为，但仍有多数学生的不良近距离用眼行为需要纠正。建议今后仍将近视防控宣传、正确的用眼行为作为重点内容，且应强调老师和家长的督促、表率和指导的作用。

七、户外活动时间和睡眠时间不足的问题未得到有效改善

4年来，仅1/3的学生户外活动时间超过2小时，仅1/4的学生睡

眠时间达到标准，且4年间两组数据未发生明显变化。目前认为每天保证2小时户外日间活动和保证充足的睡眠是预防近视发生最好的方法。但由于课业负担过重、学校课间管理、学生日常活动习惯等因素，多数学生未能保证每天的两个时间符合标准要求。建议今后加强对多数同学每天户外活动时间和睡眠时间不足问题的研究，并找到切实可行的办法，提高两个时间达标的学生比例，有效防控近视的发生。

八、眼镜验配还需进一步规范

4年中，1/3以上的戴镜学生表示配镜时仅验光，未进行散瞳；2021年配镜时未进行散瞳和/或验光的学生报告率较2019年大幅下降，但仍高达11.1%。未经过散瞳验光，不能准确掌握学生的近视状况，所配制的眼镜难以保证佩戴学生获得良好的视力，且有可能导致其近视度数快速增长和带来系列的眼部健康问题。建议各级市场监管部门加大眼镜验配市场的监管，近视防控相关的眼科专业学会、技术协会加强对基层医院眼科、眼镜验配机构的技术指导。同时还要继续加大宣传力度，让近视学生及其家长充分认识到规范验光配镜的重要性，选择正规、服务完善的配镜机构配制眼镜。

九、教室教学环境达标率低，亟待改善

监测显示，教室教学环境除个别指标外，普遍达标率较低，与学生视力健康密切相关的指标情况更差。课桌椅分配符合率2018年没有一间教室达标，2019—2021年只有一成。黑板面平均照度达标率逐年提高，但也不足两成，课桌面平均照度达标率2021年最高也仅有一半。良好的教室采光照明环境，可以给学生提供舒适的用眼条件，让学生拥有良好的心理感受，在提高学习效率的同时，减少视觉疲劳，有利于学生的视力健康。建议卫生部门和教育部门要加强沟通，密切配合，加大对教室环境卫生的监督监测力度，促进学校健康建设及发展，保障广大学生的身体健康。

十、干预工作逐步开展，形式和内容上需要进一步提质优化

普遍干预以现场讲座、网络讲座、海报或折页宣传、微信等形式开展，形式多样。但缺乏动员全社会、家校共同参与的大型系列活动，没有制订针对监测结果的重点干预技术方案，需进一步群策群力，加强健康教育，制订切实有效的干预措施。

重点干预围绕"专家进校园行动""学校卫生标准普及行动""中小学生健康月活动""学校教学生活环境改善行动""健康父母行动"等行动开展，具有一定的效果，但质量和数量有待提高。如专家讲座本地资源开发不够，覆盖面有限，仅覆盖监测学校，未形成全方位的宣教氛围；卫生标准相关知识宣讲不够系统，应分期逐步进行；中小学健康月活动频次不够，活动主体以单向宣传为主，动员学生自主参与的力度不够；教学生活环境相关评估报告反馈的问题需进一步跟踪随访，把问题落到实处；健康父母行动参与度不够，没有签收反馈或签收率不高；缺乏针对当地学生健康问题的重点人群、重点常见病、重点健康影响因素干预方案。

参考文献

［1］李婷，张京舒，杨涵，等. 北京市2018—2021年中小学生近视状况［J］. 中国学校卫生，2023，44（07）：1054-1057+1062.

［2］李国峰，张秀红，魏娜娜，等. 内蒙古自治区儿童青少年2019—2021年近视流行状况［J］. 中国学校卫生，2023，44（07）：1076-1079+1083.

［3］田华，谭卫星，王秀琴，等. 2019—2021年宁夏儿童青少年近视及主要影响因素分析［J］. 宁夏医学杂志，2023，45（07）：635-639.

［4］周亮，师春立，陈剑宇. 四川省儿童青少年近视现状及其影响因素研究［J］. 华南预防医学，2023，49（04）：407-411.

［5］韩霄，汪静，陈辉，等. 2019—2021年北京市东城区小学生筛查性近视及屈光状态分析［J］. 中国预防医学杂志，2023，24（04）：388-392.

［6］肖小月，王涯旭，张敏哲，等. 武汉市新洲区中小学生近视及其影响因素调查［J］. 中国校医，2022，36（12）：920-923.

［7］付齐齐，李炳辉，吴洁，等. 2019年青岛市中小学生近视现状及其影响因素分析［J］. 预防医学论坛，2021，27（08）：564-568+571.

［8］陈黎黎，吴岩，石荣兴，等. 2018—2020年北京市丰台区儿童青少年近视筛查结果分析［J］. 中国健康教育，2021，37（06）：507-510.

［9］朱冰，刘辉，李莉，等. 杭州市中小学生视力不良状况及影响因素研究［J］. 中国社会医学杂志，2021，38（02）：176-179.

［10］罗春燕，齐文娟，何鲜桂，等. 上海市中小学生近视相关因素分析［J］. 中国学校卫生，2021，42（02）：185-189.

［11］范奕，陈婷，陈福辉，等. 江西省儿童青少年近视流行现状及影响因素［J］. 中国学校卫生，2020，41（09）：1413-1416.

［12］中华人民共和国教育部. 教育部办公厅关于加强义务教育学校作业管理的通知（教基厅〔2021〕13号）［EB/OL］. 2021.

［13］张云婷，马生霞，陈畅，等. 中国儿童青少年身体活动指南［J］. 中国循证儿科杂志，2017，12（6）：401-409.

［14］邓淑珍，刘春艳，黄达峰，等. 云南省学校卫生工作的现状分析［J］. 中国校医，2016，30（8）：621-624.

中国式现代化理论与实践研究丛书

上海市哲学社会科学规划办公室
上海市习近平新时代中国特色社会主义思想研究中心
———— 编 ————

新时代中国生态文明建设

思想、制度与实践

陈红敏 李琴 包存宽 等

—— 著 ——

上海人民出版社

出版前言

　　中国式现代化是中国共产党领导全国各族人民在长期探索和实践中历经千辛万苦、付出巨大代价取得的重大成果。习近平总书记在党的二十大报告中指出，中国式现代化，是中国共产党领导的社会主义现代化，既有各国现代化的共同特征，更有基于自己国情的中国特色。中国式现代化是人口规模巨大的现代化，是全体人民共同富裕的现代化，是物质文明和精神文明相协调的现代化，是人与自然和谐共生的现代化，是走和平发展道路的现代化。这一崭新的现代化道路，深深植根于中华优秀传统文化，体现科学社会主义的先进本质，借鉴吸收一切人类优秀文明成果，代表人类文明进步的发展方向，展现了不同于西方现代化模式的新图景，是一种全新的人类文明形态。实践证明，中国式现代化走得通、行得稳，是强国建设、民族复兴的唯一正确道路。

　　为深入学习贯彻习近平总书记关于中国式现代化的重要论述，深入研究阐释中国式现代化的历史逻辑、理论逻辑、实践逻辑，在中共上海市委宣传部指导下，上海市哲学社会科学规划办公室以委托课题方式，与上海市习近平新时代中国特色社会主义思想研究中心、上海市中国特色社会主义理论体系研究中心联合组织了"中国式现代化理论与实践研究丛书"（12种）（以下简称"丛书"）的研究和撰写。参加丛书研究撰写的是本市哲学社会科学相关领域的著名专家学者。丛书由上海人民出版社编辑出版。

丛书围绕新时代推进中国式现代化的重大理论和实践问题开展研究阐释，分领域涉及当代中国马克思主义新贡献，新时代坚持党的全面领导，中国式现代化的文明贡献，高质量发展，社会主义民主政治，中国式法治现代化，社会主义文化繁荣发展，当代中国治理创新，新时代实现共同富裕，新时代中国生态文明建设，新时代党史观理论创新，浦东打造社会主义现代化建设引领区等内容，涵盖马克思主义理论创新、党的领导和党的建设、经济建设、政治建设、文化建设、社会建设、生态文明建设等方面，阐释论述系统而具有说服力。

丛书的问世，离不开中共上海市委常委、宣传部部长、上海市习近平新时代中国特色社会主义思想研究中心主任、上海市中国特色社会主义理论体系研究中心主任赵嘉鸣的关心和支持，离不开市委宣传部副部长、上海市习近平新时代中国特色社会主义思想研究中心常务副主任、上海市中国特色社会主义理论体系研究中心常务副主任潘敏的具体指导。上海市哲学社会科学规划领导小组办公室李安方、吴净和徐逸伦，市委宣传部理论处和讲团办陈殷华、薛建华、俞厚未、姚东，上海市习近平新时代中国特色社会主义思想研究中心叶柏荣等具体策划、组织；上海人民出版社的同志为丛书出版付出了辛苦的劳动。

"从现在起，中国共产党的中心任务就是团结带领全国各族人民全面建成社会主义现代化强国、实现第二个百年奋斗目标，以中国式现代化全面推进中华民族伟大复兴。"新征程是充满光荣和梦想的远征。希望丛书问世，能够使广大读者对中国式现代化的中国特色、本质要求和重大原则，对在各个领域的重点要求与战略任务，对为人类现代化理论与实践创新作出的重大原创性贡献的认识更加深入、领悟更加准确，为以更加自信自强、奋发有为的精神状态朝着全面建设社会主义现代化国家的目标勇毅前行，起到激励和鼓舞作用。

目　录

第一章　生态文明：站在文明发展的视角

生态文明是人类文明发展进步的新形态。"人类经历了原始文明、农业文明、工业文明，生态文明是工业文明发展到一定阶段的产物，是实现人与自然和谐发展的新要求。"① 因此，对生态文明的理解不能简单认为是为对生态环境保护的重视，而必须站在人类文明发展的视角米审视其对人类发展方向的引导作用。

一、人类文明发展视角下的生态文明

（一）人与自然关系视角下的人类文明

文明，是指与"野蛮"相对的。文明既是人类社会不断发展进步的具体过程，也是人们改造世界和保护自然所获得的对人类生存和发展有价值的物质成果、精神成果和生态成果的总和。②

人类文明史，就是一部反映人与自然关系发展的历史。在人类文明发展的不同阶段，人类与其所依存的自然生态系统之间的关系也有所不同。

在原始社会，人类对自然的开发和支配能力极其有限，靠简单的采集渔

---

① 《习近平关于社会主义生态文明建设论述摘编》，中央文献出版社 2017 年版，第 6 页。
② 虞崇胜：《文明的科学涵义》，《石油政工研究》2003 年第 5 期；邱耕田：《对生态文明的再认识——兼与申曙光等人商榷》，《求索》1997 年第 2 期。

猎维生，"自然界起初是作为一种完全异己的、有无限威力的和不可制服的力量与人们对立的，人们同它的关系完全像动物同它的关系一样"，[①] "在原始人看来，自然力是某种异己的、神秘的、超越一切的东西"。[②]

进入农业文明阶段，人类开始有意识、有能力地通过农耕和畜牧等物质生产活动，利用和改造自然生态系统。一方面，随着主体的能动性和自信心的增强，人们已经把自己提升到高于其他万物的地位，认为"惟天地万物父母，惟人万物之灵"；另一方面，人类改造自然的能力仍然有限，尚处于人类对自然认识和变革的幼稚阶段，[③] 因而敬畏和顺从自然，成为农业文明阶段人与自然关系的主流哲学。由于农业文明时期人类对自然的认知水平与改造能力有限，人类活动未造成十分巨大的生态破坏，人类和自然处于一种较为脆弱的初级平衡状态。

进入工业文明，人类和自然的关系发生了根本的改变，人类能够开发和驾驭大量非生物能源，科技的突破使人类利用和改造自然的能力也迅速提升。起源于英国的工业革命在短短二三百年中创造的生产力远远超过了在此之前人类历史上创造的生产力之和，这使得人们笃信人类只需凭借知识和理性就足以征服自然，成为自然的主人。工业革命的科学改革降低了神秘主义和宗教的重要性，并为启蒙运动打下了基础。人们更多地用科学而不是宗教来解释世界，科学知识为人们提供了力量，[④] 人类对自然的敬畏被征服自然的信念所取代。

---

① 《马克思恩格斯选集》第 1 卷，中共中央马克思恩格斯列宁斯大林著作编译局编译，人民出版社 1995 年版，第 81 页。

② 《马克思恩格斯全集》第 20 卷，中共中央马克思恩格斯列宁斯大林著作编译局编译，人民出版社 1971 年版，第 672 页。

③ 李祖扬、邢子政：《从原始文明到生态文明——关于人与自然关系的回顾和反思》，《南开学报》1999 年第 3 期。

④ Joshua M., Bogen, Society and Nature: The Impact of Civilization on Nature. Human Ecology, http://www.Jbogen.com/env/papers/Society_and_Nature_2001s.pdf, 2001.

可以说，在工业文明阶段，人们一直从经济的视角来看待人与自然的关系，这种观点导致人与自然之间的关系处于征服与被征服、利用与被利用的状态。

（二）对工业文明的反思和批判

以人类中心主义价值观为导向的工业文明既创造了丰富的物质财富，又给自然环境和人类社会自身造成严重的负面影响，能源枯竭、资源短缺、环境污染、生态失衡等一系列严峻的现实问题开始阻碍人类文明的健康发展。而对于工业文明阶段人与自然的关系，人类也在不断进行反思。

事实上，从西方工业文明形成起，以"自然环境为人类生存和发展而创造，人对自然界的征服、索取和统治是正当和合理的"为核心思想的人类中心主义，就一直受到许多思想家的反思和批评。[①] 从 16、17 世纪开始，以卢梭（Rousseau）、柯尔律治（Coleridge）、华兹华斯（Wordsworth）、费希特（Fichte）、歌德（Goethe）等为代表的浪漫派诗人和自然哲学家对工业时代的科学与工艺进行了讨伐和谴责，提出了"回归自然"的口号，主张探讨重新确认自然和人在宇宙中的地位；18 世纪末、19 世纪初，以反对理性主义和经验主义为基调的浪漫主义思潮在欧洲大陆生成并迅速传播开来，这股思潮既反映了人们对工业时代的不满和无奈，又体现了人们对人与自然关系的认识和反思；19 世纪美国作家、自然主义者、超验主义者和哲学家梭罗（Thoreau）提出了整体主义生态思想，他把大自然及其存在物理解为一个完整的"社会"，提出人与自然的亲和性观点；[②]1798 年，英国经济学家马尔萨斯（Malthus）在著名的《人口论》一书中指出，用于食物生产的耕地是有限的，当人口处

[①] 丁开杰、刘英、王勇兵：《生态文明建设：伦理、经济与治理》，《马克思主义与现实》2006 年第 4 期。

[②] 参见曾建平：《自然之思——西方生态伦理思想探究》，湖南师范大学博士学位论文2002 年。

于指数型增长时，食物的供应只能线性增长，因此如果不限制人口增长的话，大多数人注定要在贫困中和在饥饿的边缘上生活。① 恩格斯（Engels）也对人类以自然的征服者自居这一情况进行了批判，"不要过分陶醉于我们人类对自然的胜利，对于每一次这样的胜利，自然界都对我们进行报复"。②

第二次世界大战后，新科技革命的兴起，以及生产关系的不断调整，令西方发达国家经济进入资本主义发展史上的第二个"黄金时代"。但是，这种发展很大程度上是以全球性自然资源的掠夺性开发、牺牲资源和环境为代价的。随着资本主义生产体系的全球扩张，一系列影响人类共同命运的全球问题接连出现，人口过度增长、资源日趋枯竭、生态环境日益恶化等大规模全球性的问题，对人类的生存和发展构成严重威胁。1962 年，美国生物学家蕾切尔·卡逊（Rachel Carson）所著《寂静的春天》一书出版，让西方社会开始正视环境污染问题的严峻性，并由此引发了人们对现代工业社会生产生活方式的质疑、批判，认为这是人类对生态规律的漠视引起的人与自然的扭曲和错位的结果，而延续这样的发展道路无异于自寻绝路。③ 此后，认为人类社会进入"生存危机"的人们严厉批评现代工业社会中经济生活行为，对经济增长和工业化后果有着悲观的解读。该时期出版的《地球的毁灭》（1970）、《末日书》（1970）、《末日综合征》（1972）、《明天的死亡》（1972）、《即将到来的黑暗时代》（1973）、《人类最后的时刻》（1974）等大量著作代表了生存危机论的观点。④

伴随生存危机论，人们也提出了一些应对资源环境问题的设想，其核心理念是要在一个有限的系统内应该对增长进行限制。1966 年，美国经济

---

① 参见［英］马尔萨斯：《人口论》，郭大力译，商务印书馆 1959 年版，第 6 页。
② 恩格斯：《自然辩证法》，于光远等译编，人民出版社 1984 年版，第 304—305 页。
③ 参见李明华等：《人在原野——当代生态文明观》，广东人民出版社 2003 年版。
④ 郇庆治：《生态现代化理论与绿色变革》，《马克思主义与现实》2006 年第 2 期。

学家鲍尔丁（Boulding）首次提出了"宇宙飞船理论"，指出人类经济活动必须限于一个循环的生态系统之中，在攫取自然资源的同时应当考虑如何尽可能减少废物的生成，也就是要以闭合的循环的"宇宙飞船经济"替代开放的线性的"牛仔经济"。[①] 罗马俱乐部的梅多斯（Meadows）等人在《增长的极限》这份报告中，分析了人口爆炸、粮食生产的限制、不可再生资源的消耗、工业化及环境污染等五大全球性趋势，借助计算机模型进行了系统模拟，得出结论"人类经济活动的规模已超越了极限……在资源有限的世界中，增长也是有极限的"，并提出著名的"零增长"对策，即"从增长转向实现全球均衡"，在政治制度和社会制度层面上，通过人口的出生与社会自由的动力学的平衡，使人口、经济和社会发展维持在20世纪70年代初的水平并使之均衡运动，以保证人类的生存环境不再恶化。[②] 美国环境经济学家赫尔曼·E. 戴利（Daly）则提出了稳态经济的概念，认为经济的发展应该进入一种稳态经济，在该类经济中，人口和物品将保持一个常量，维持在某一理想、充足的水平。未来的基本需求应当比目前的奢华享受得到更优先的考虑。但是，稳态经济并不是不发展的经济，而是一种以结构优化、效率提高和功能完善为特征的质量发展型经济。[③] 这些理论的提出，让人们开始关注自然资源存量的维持和增长的经济观点，意识到自然系统在我们所依赖的任何事物之上，[④] 并思索经济系统的适度规模

---

① Boulding, K. E. *The Economics of the Coming Spaceship Earth* in H. Jarrett (ed.). *Environmental Quality in a Growing Economy*. Baltimore: Johns Hopkins Press, MD, 1966.

② ［美］德内拉·梅多斯、乔根·兰德斯、丹尼斯·梅多斯：《增长的极限》，李涛、王智勇译，机械工业出版社2013年版，第199—208页。

③ Daly, H. E. *The Economics of the Steady State*. American Economic Association, No.2, 1974. Daly, H. E. *Beyond Growth: The Economics of Sustainable Development*. Boston: Beacon Press, 1996.

④ Hamstead M., Quinn M. Sustainable community development and ecological economics: theoretical convergence and practical implications. *Local Environment*, Vol.10, No.2, 2005.

问题。①

　　针对悲观的"生存危机论"，也出现了大量的质疑和理论批评。批评者认为，生存危机论者的理论模型是不准确的、过于简化的和主观性的，生存危机论者既低估了人类社会协调自身活动包括经济生产与生活的能力，也忽视了科技发展及其应用对人类未来经济活动可能产生的巨大影响。环境问题就像它们的历史性产生一样也会随着人类经济活动的日趋合理化和科学技术的不断进步而得以彻底解决。②进入20世纪80年代以后，生存危机论的观点逐渐失去了其环境政治主流的地位，但它提供的关于环境保护与现代经济生产生活存在内在矛盾或不相融性的生态主义思维范式、"意识形态"或"话语"，③构成了几乎所有激进环境政治理论与运动的根基。而对"生态危机论"的理论批评，也蕴含着人们对环境保护与经济繁荣目标之间关系的另外一种思维视角，从被动地应对生态环境问题，到主动地寻求一种人类生态系统与自然生态系统和谐共存的发展路径。④

（三）生态文明的思想萌芽

　　生态文明的思想萌芽可以追溯到早期的人与自然和谐共存理念。中国传统文化中"天地人和""天人合一"的思想，反映了最为原始、简朴的人与自然和谐共存的理念。人们把尊重自然规律、"与天地相参"的原则，融入自身的实践行为，提倡人类在利用资源时"取之有度""用之有节"。

---

　　① 孙勇：《从"空的世界"到"满的世界"——对循环经济理论假设的思考》，《经济问题探索》2004年第12期。

　　② John Dryzek: *The Politics of the Earth: Environmental Discourses*, Oxford: Oxford University Press, 2005.

　　③ Albert Weale: *Ecological Modernization and the Integration of European Environmental Policy.* in Duncan Liefferink, Philip Lowe and Arthur Mol (eds.)，*European Integration and Environmental Policy.* London: Belhaven Press, 1993.

　　④ 参见郇庆治：《生态现代化理论与绿色变革》，《马克思主义与现实》2006年第2期。

而对工业文明的批判和反思，引发人们对现有工业文明未来发展路径的思考。1972 年，联合国在斯德国哥尔摩召开了第一次世界环境会议，首次把环境问题列入国际事务，将生态保护和经济发展联系在一起，通过了《人类环境宣言》等文件，达成了共识，即"如果人们不适当关注环境约束，这样的经济发展既是浪费的，也是不可持续的"，但该会议也否决了悲观的生存危机论的观点，指出"如果采取适当的政策和拥有充足的财政与技术资源，环境保护和经济增长并不是不相融的"①。两年之后，布加勒斯特会议讨论了人口增长、资源利用、生态环境和经济发展四者之间的相互关系，人类开始有了将这些问题综合起来考虑的意识，并积极寻求相应的方法。1975 年，联合国环境规划署（UNEP）以规划概念的形式提出了经济—生态均衡发展的概念，即"保存可再生资源，以减缓或调整对不可再生资源的开采速度，并控制残余物的排放"。② 经济—生态均衡发展的概念框架为随后兴起的可持续发展概念奠定了基础。

20 世纪 80 年代起，一些环境社会学家、环境行为主义者及政治党派和行政管理者，对环境保护与经济增长不相融性假定的理论进行了严肃反思，并先后提出将一种"生态现代化"理论作为解决环境难题的替代性思路，将理论关注的重点从环境问题的政策法律监管和事后处理转向了如何实现环境问题的预防和通过市场手段克服环境问题。③④ 生态现代化理论极力主张解

---

① Ward B., Duhois R. *Only One Earth*. Harmondswoth: Penguin, 1972.

② Boulding K. Ecodevelopment: Economics, Ecology and Development: an alternative to growth imperative models. *Journal of Economic Literature*, 1981.

③ Albert Weale: *Ecological Modernization and the Integration of European Environmental Policy*. in Duncan Liefferink, Philip Lowe and Arthur Mol (eds.), *European Integration and Environmental Policy*. London: Belhaven Press, 1993.

④ Debra Johnson: *Ecological Modernization, Globalization and Europeanization* in John Barry, Brian Baxter and Richard Dunphy (eds.), *Europe: Globalization and Sustainable Development*. London: Routledge, 2004.

决生态危机的必由之路是工业社会转型，并瞄准了包括政治、经济、法律、社会组织结构、科技五个方面的社会要素变革。在"反省式现代化"的基础上，生态现代化理论主张对现代工业社会进行生态恢复和生态重构。[①] 而宏观经济领域结构的改变，寻求的是将高水平的经济发展与低污染相结合，将宏观经济的重点从能量、资源密集型产业转向知识、服务密集型产业。[②] 这一思路迅速被联合国环境与发展委员会、经济合作与发展组织和欧盟等国际机构接受为核心理念。

1987 年，布伦特兰委员会在其报告《我们共同的未来》中提出可持续发展理念，并将其定义为："既满足当代人的需要，又不对后代人满足其自身需要的能力构成危害。"该报告强调的一个理论要点就是，环境关注对于经济繁荣目标来讲并不是边缘性的而是核心性的，从而将经济增长、社会福利和生态可持续性在一个三维框架下统一起来。1992 年，里约热内卢世界环境与发展会议通过了《里约环境与发展宣言》和全球《21 世纪议程》等五个文件，号召世界各国在促进经济发展过程中，不仅要关注经济发展的数量和速度，更要重视经济发展的质量和可持续性。这次大会标志着可持续发展成为全球共识。2002 年，约翰内斯堡"可持续发展首脑会议"确认，经济发展、社会进步和环境保护相互联系、相互促进，共同构成可持续发展的三大支柱。

可以说，可持续发展理论和实践的演进过程，正是人类发展观、人类对人与自然关系的认识逐渐成熟的过程，这一过程为生态文明的提出和发展奠

---

① 参见黄英娜、叶平：《20 世纪末西方生态现代化思想述评》，《国外社会科学》2001 年第 4 期。

② Joseph Murphy, Andrew Gouldson, "Environmental policy and industrial innovation: integrating environment and economy through ecological modernization," *Geoforum*, Vol.31, No.1, Feb. 2000.

定了基础。

　　事实上，人类如果想使自然正常地存续下去，自身也要在自然环境中生存下去的话，归根结底必须和自然共存。[①]于是，关于人与自然和谐共生的生态文明思想萌芽应运而生。

　　一些学者开始用生态学的视角审视和研判人与自然的关系，以及人类文明的未来走向。生态学概念是由德国生物学家海克尔（Haeckel）在1866年提出的，生态（Eco-）一词源于古希腊文，意思是指家、住所或者我们的环境，生态学是研究动植物及其环境间、动物与植物之间及其对生态系统的影响的一门学科。生态学的基本价值观允许人类和非人类的各种正当利益在一个动态平衡的系统中相互作用。世界的形象既不是一个有待挖掘的资源库，也不是一个避之不及的荒原，而是一个有待照料、关心、收获和爱护的大花园。[②]生态学将"家园意识"引入了人类文明发展体系中。系统哲学家、广义进化论专家拉兹洛（Laszlo）认为生态学应该对未来人类文明具有指导和管控作用，把继"农业革命""工业革命"后发生的"第三次真正的革命"称作"人类生态学的时代"，"过了当前（工业文明）这段杂乱无章的过渡时期，人类可望进入一个更公正、更具有承受力的时代"。[③]罗伊·莫里森（Roy Morrison）则在其出版的《生态民主》一书中，明确提出了"生态文明"这一概念。他呼吁，应该以污染税来代替所得税，以信息交换来代替无限制的增长等，来节制工业文明的危害。[④]

---

　　① ［英］汤因比、［日］池田大作：《展望二十一世纪——汤因比与池田大作对话录》，荀春生、朱继征、陈国梁译，国际文化出版公司1985年版，第30页。

　　② ［美］大卫·格里芬：《后现代科学——科学魅力的再现》，马季方译，中央编译出版社1995年版，第121页。

　　③ E.拉兹洛：《即将来临的人类生态学时代》，《国外社会科学》1985年第10期。

　　④ 参见［美］罗伊·莫里森：《生态民主》，刘仁胜、张甲秀、李艳君译，中国环境出版社2016年版。

中国的环保问题在 20 世纪 70 年代也被正式提出。1987 年，叶谦吉教授针对我国生态环境日益恶化的趋势，提出了"大力提倡生态文明建设"的主张，引起了强烈反响。① 党的十七大报告提出了"生态文明"的建设目标；党的十八大更是将"生态文明"提升到新发展战略的高度，提出了"建设中国特色社会主义，总布局是经济建设、政治建设、文化建设、社会建设、生态文明建设五位一体"；党的十九大报告则进一步提出了"社会主义生态文明观"，并从推进绿色发展、着力解决突出环境问题、加大生态系统保护力度、改革生态环境监管体制等四个方面，全面论述了"加快生态文明体制改革，建设美丽中国"，在此基础上逐步形成了习近平生态文明思想。

生态文明代表着人类社会发展的一种崭新追求，它意味着社会生产、生活方式以及价值、结构的重要转变，② 是人类在工业文明时代面临生态危机后对人与自然关系进行系统反思和实践探索，而形成与发展的一种文明形态，是人类文明的发展方向。

二、文明发展的效率边界

（一）能源利用效率与文明发展

一部人类文明史，实际上就是人类不断突破发展边界的历史。而在这种突破中，人类对能源利用效率的不断提升和对能源应用范围的不断扩大是人类文明不断进步的重要原因。人类社会得以发展并变得越来越复杂，与能源的利用具有直接关系。③ 可以说，人类文明的每一步，都和能源的利用息息

---

① 孙雯：《生态理性：生态文明社会的价值观转向——基于生态马克思主义的经济理性批判视角》，《学习与探索》2019 年第 3 期。

② 吴凤：《建设生态文明：厦门特区发展模式创新》，《马克思主义与现实》2006 年第 4 期。

③ Adams, R. *Paradoxical harvest: energy and explanation in British history, 1870–1914*, Cambridge Univ Pr, 1982.

相关。

在原始社会，人类对自然火的控制和利用，使人类区别于其他动物，并迈上文明的道路。[①]当人类掌握了取火技术，人类的活动范围得以扩大，不再局限于保存自然火种的洞穴，而开始向更广阔的地区迁移。与此同时，围绕火种的群居生活也开始改变，并逐步向以家庭为单位的聚居方式转变。随着人口的增加和天然食物的日益匮乏，原始社会的狩猎和采集逐渐被畜牧和种植所取代，这就是农业文明的起源。

早期的农业主要依靠人力作为动力，生产力的一大进步是牛马等食草动物作为动力的引入。利用畜力是人类对能源利用方式的一大进步。牲畜不仅被用在农业生产方面，而且成为主要的运输工具，从而扩大了人类的活动范围。与此同时，人类利用薪柴来煮食和取暖，并用薪柴制炭以烧制陶器和冶炼金属，进一步扩大了能源利用效率和利用范围。畜力的引入和生产工具的不断改进，提高了农业生产力，使得粮食的剩余成为可能，并促进了贸易和社会的分工，手工业开始与农业分离，商业贸易开始发展，阶层开始分化，人类社会进入农耕文明时代。

如果说薪柴是农业文明时期的主要能源，那么化石能源则是推动工业文明发展的最重要的动力。众所周知，蒸汽机的出现是第一次工业革命的象征。而推动蒸汽机出现的主要动力来自英国煤炭业发展的需求。蒸汽机的出现促进了煤炭业的发展，煤炭业的发展又进一步扩大了蒸汽机的应用范围。而相对于木材，煤炭作为"高密度"能源的便捷性和高效性，大大促进了冶金业的发展。冶金业的发展，不仅提高了金属工具的制造效率，同时在一系列发明的支持下，促进了工作母机——机床（制造机器的机器）的出现，由此产生了机械制造业，机器大工业开始在国民经济中占据优势地位，从而促

---

①　谭昌铭：《文明变迁与能源的关系初探》，《华北电力》1994 年第 1 期。

进了整个社会的生产力的发展，并奠定了工业文明的基础。[①]

煤炭和蒸汽机的联合，推动了以蒸汽为动力的蒸汽船、火车的出现，改变了传统的依靠畜力、风力和水力的运输方式，有效提高了运输的效率，扩大了运输的范围，从而使得贸易进一步发展。城市布局也随着工业生产和商品贸易而开始改变。机械制造业和交通运输业的发展，成为英国工业革命完成的标志，以机器生产为标志，世界上第一个大工业体系也真正建成了。[②]随着运输能力的提高和英国机械产品的出口贸易，工业革命开始向世界范围延伸。而随着世界市场的出现和资本主义体系的初步形成，人们开始追求更高的生产效率，渴望更好的机器和更强大的动力。这导致了另一项进步：电气化。由此开启了第二次工业革命，供电装置的发明和改进伴随着一系列的用电装置的发明，实现了社会从"蒸汽时代"向"电气时代"的过渡。电气化的发展使得能源可以远距离传输，并转化成光、动能或热。第二次工业革命除了电气化的发展之外，另一项主要的发展是石油被广泛用作能源，从而开辟了汽车和飞机的时代，使运输机械工业和运输部门发生了变革。

蒸汽机、内燃机和电力的推广应用，创造出发达的工业文明。它的能源基础是煤、石油和天然气等化石矿物燃料。而从历史来看，这些能源的最初使用可以追溯到更早的农业文明时期，但是受限于当时的技术条件，这些能源的利用效率都不高，无法成为主体能源；随着一系列技术发展，煤和石油等化石能源的利用方式得到了改进，利用效率得到了提高，从而成为社会经济发展的主体能源。

当前，太阳能、风能等可再生能源的开发利用正在全球如火如荼地推进中，并将在未来几十年替代化石能源成为人类社会发展的主体能源。而太阳

---

① 参见戴星翼：《节俭的发展》，复旦大学出版社 2010 年版，第 11—16 页。

② 刘笑盈：《精粹世界史——推动历史进程的工业革命》，中国青年出版社 1999 年版，第 76—77 页。

能、风能等可再生能源的利用同样可以追溯到农业文明时期，比如利用风力和水力作为机械动力形成的风车和水车，利用太阳能作为热力源，但由于技术限制，能源的转化效率比较低。而风力发电、太阳能发电技术也早在19世纪就出现了，早期发电效率比较低，相对成本比较高，无法与廉价的化石能源竞争，因此，对太阳能发电和风电技术的持续投入基本被搁置了。直到20世纪70年代石油危机，风电和太阳能发电等技术才重新被重视起来。[①]

随着应对气候变化问题成为全球议题，能源系统的"脱碳"被摆上日程，太阳能发电、风力发电和新能源汽车等可再生能源对传统化石能源的替代和多用途开发利用，不仅为能源结构转型提供了支撑，同时也成为开启未来新的文明，即生态文明的重要基础。

风力发电、太阳能发电的普及，意味着人类如同生态系统中植物光合作用一样，形成了人类生态系统的持续的"初级生产力"，人类对可再生能源利用效率的提升为人类生态系统能量流动的生生不息奠定了基础。因此，可再生能源作为生态文明阶段的主体能源，不仅改变了人类对能源的利用方式和利用效率，也拓展了人类发展的边界，人类对太阳能利用效率的提升为人类走向星辰大海提供了支撑。

表 1-1　不同文明发展时期的主体能源

	原始文明	农业文明	工业文明	生态文明
主体能源	自然火	薪柴（木炭）	化石能源	风能、太阳能等新能源
生产方式	狩猎、采集	农业、手工业	机器大工业、电气化	数字化、信息化
活动边界	保存火种的洞穴周围	畜力可及的区域范围	全球范围	星辰大海

---

① 参见戴星翼：《节俭的发展》，复旦大学出版社 2010 年版，第 19—22 页。

（二）不同文明发展阶段的效率边界

农业文明发展阶段，人类改造自然的能力相对有限，社会生产以农业和手工业为主。农业生产主要依靠人力，农业生产的效率边界受限于劳动力投入和土地本身的地力。随着畜力的引入和冶金业发展带来的农业生产工具的改进，农业生产率得到了提升，并带来了劳动力节约和粮食剩余，这使得人口从农业转向非农产业成为可能，从而促进了手工业和商业的发展。社会分工的细化又进一步促进了生产效率的提高。但总的来说，土地的地力决定了其可以承载的人口数量，一旦人口数量增长过快，土地和粮食产量难以承载过多人口，就会爆发减少人口数量的灾难。因此，农业文明时期，生产效率受限于土地生产力，难以得到真正突破。

到了工业文明阶段，煤炭的广泛使用和机器大工业的发展，极大地提高了生产效率和生产力，创造出了日益丰富的产品。以电气化和石油化为特征的第二次工业革命，更是大大拓展了时间和空间对生产效率的限制，石油农业和农业的工业化使得农业生产效率也得到了巨大提升，支撑起人口的迅速增长。人类似乎突破了自然界的约束，不断延伸着自己的活动边界，其本质是能源和技术的发展使得人类对地球的开发利用范围不断扩大。但是随着人口的不断增长和人类活动对自然生态空间的不断侵占，世界从"空的世界"转变为"满的世界"①，生产效率提升带来的资源环境问题，成为越来越高的发展成本，成为进一步发展的制约。因此，资源环境的约束就成为工业文明发展的效率边界。

（三）生态文明是"高效"的文明

效率是产出和投入的比值，但是不同要素投入和产出的比值，效率的

---

① Daly, H. E. *Ecological economics: the concept of scale and its relation to allocation, distribution, and uneconomic growth*. Unpublished conference proceedings, Canadian Society for Ecological Economics. Jasper, Alberta, 2003.

内涵就会产生巨大的差异。在经济学中，土地、劳动、资本是衡量生产率的典型的投入要素。但是当资源环境的约束成为工业文明发展的效率边界，有必要将资源环境要素作为投入，衡量单位资源环境投入的产出，也就是生态效率。生态效率本是生物学中概念，是指生态系统中各营养级生物对太阳能或前一营养级生物所含能量的利用、转化效率。1990 年，沙尔特格（Schaltegger）和斯图姆（Sturm）将这一概念引入经济活动中，指增加的价值与增加的环境影响的比值。此后，世界可持续发展工商联合会出版的著作《改变航向：一个关于发展与环境的全球商业观点》，对生态效率概念进行了推广界定。生态效率是通过提供满足人类需要和提高生活质量的竞争性定价商品和服务，使整个生命周期的生态环境影响和资源强度逐渐降低。[①]生态效率要求尽可能减少满足人的需要的资源消耗和环境影响，或者说要求同等的资源消耗和环境影响能够最大化满足人的需求。生态效率的提出，让人们从对资本和劳动生产率的关注转移到对资源生产率的关注上来。

　　提高资源的循环利用率是提高生态效率的主要路径。生态系统的物质循环机制可以为生态效率的提升提供借鉴。在生态系统的物质循环中，物质的周转率越高，周转时间就越短。在人类经济系统中，大量生产—大量消费—大量废弃，是造成满足人的需要的资源损耗和环境影响不断扩大的原因。而废弃的本质是人类生态系统物质循环的断裂，导致物质周转率太低。因此，必须修复断裂的物质循环链。在人类经济系统中，物质循环链修复的关键，除了循环技术的要求之外，更重要的是能源投入。资源循环和能源消耗之间具有一定的替代性。事实上，各种资源循环利用技术和污染治理技术的实现都需要消耗能源。在以化石能源为主的工业文明时代，化石能源的投入不仅

---

①　转引自卢燕群、袁鹏：《中国省域工业生态效率及影响因素的空间计量分析》，《资源科学》2017 年第 7 期。

带来能源成本，同时产生不良生态环境影响。因此，物质循环链的修复面临化石能源消耗及其环境影响的约束而难以广泛实现。这也是以能源消耗换物质循环的循环经济在工业文明时期难以真正普及的原因。

但是，在生态文明阶段，对可再生能源的利用方式和利用效率的提高，建构了人类生态系统自身的"初级生产力"，为人类系统内部的物质循环奠定了基础。当可再生能源的利用效率足够高，可再生能源的使用成本降得足够低，人类物质资源的循环利用潜力将被极大的释放。可再生能源的普及可以为其他资源的节约和循环利用，为最小化人类需求满足的环境影响提供支撑。在这种情况下，生态效率可以得到极大的提高。

因此，生态文明必然是一种高效的文明，也是一种整合大自然力量和人类发展智慧的文明；既是追求人类需求满足，又是充分遵循和利用自然规律的文明。

三、生态文明的价值导向

（一）生态优先

生态文明必须在价值导向上解决发展与保护的问题。生态优先是人类社会发展到生态文明阶段，需要坚持的价值导向。

生态优先有两层含义：一是认识生态本身存在的价值，以资源节约和生态保护为先。生态环境是人类生存和发展的根基，生态优先是为人类发展的长远计。生态的本义是"家园"，生态优先是对家园的维护。以生态保护为先，就是要给生态系统自由发展的空间，这意味着需要明确人类活动的边界，并在必要时约束人类经济社会活动在边界内，避免越过边界对自然生态造成不可逆的损害。因此，划定生态保护的红线，优化国土空间布局成为生态优先价值导向下的首要选择。其次，在划定保护范围的基础上，必须使人类活动在有限的空间内尽可能的高效，并尽可能减少对资源环境的压力，即提高生态效率，这意味绿色发展是生态优先价值导向下发展的必然选择。最后，是对自然资源的持续性投入，以保持自然资源存量的稳定和发展。这种投入包括以提高资源生产率为导向的常规投入以及反哺自然的投入。

生态优先的另一层含义，是对良好生态环境作为人类基本需求的优先满足。生态环境不仅是满足人类需求的物质基础，生态环境还是人类需求本身，对优美生态环境的追求本身就是人类需求满足的内容。当生态环境作为包括资源在内的物质基础被开发利用时，对资源的竞争会产生利益的分化和分配的不均，而良好的生态环境是最为公平的公共物品，这是由环境自身的属性决定的。因此，优良的生态环境是最普惠的民生福祉。生态优先意味着对作为最普惠的民生福祉的优美生态环境的优先保障。

（二）人本核心

生态文明的价值导向需要解决人的目的性问题，比如回答什么是成功、什么是发展、什么是幸福等问题。以人为本的核心不是人类中心主义，而是指生态文明的价值导向坚持以人为本，即以人的发展作为发展的动力，以人的发展本身作为发展的目的。

以人的发展作为发展的动力，是"以人力资本替代自然资本"的发展路径。即依靠人的发展，不断改善人力资本与自然资本的结合方式，替代原先那种过度消耗自然资源的发展。首先，这一替代体现为通过科技创新、技术进步，不断提高能源、水资源、土地资源和其他自然资源的生产效率。通过加大提高资源利用效率等方面的研发投入和提高劳动者的综合素质，有效地减少人类对能源和原材料等资源的依赖；其次，这一替代表现为随着人类知识积累和技术进步，提高对自然资源的投入，从而提高自然资源本身的发展；再次，人力资本对自然资本的替代，还表现为通过市场组织遵循"从产品到服务"的理念，用人类的服务增长替代物质资源的消耗，从而实现社会生产、流通和消费领域的全面减物质化；最后，人类社会相关的法律法规、市场制度和道德规范越来越重视生态环境的稀缺性和发展的可持续性，这种以减物质化和资源生产率提高为导向的制度进步，也是人力资本的发展对自然资本进行间接替代的表现。

以人的发展本身作为发展的目的，而不是以消费或者资源占有的最大化作为发展的目的。在资本主义生产方式下，经济理性和利益最大化的价值导向，使人们沉溺物质追求。在资本的增长逻辑和消费主义影响下，人们的消费开始偏离商品的使用价值和人的真正需要，更多是为了显示自身的地位、炫耀财富、获得他人的"认可"和"尊敬"，甚至认为对物的占有就等于对幸福和美好生活的拥有，从而专注于对占有欲的满足。在这种扭曲的价值观指引下，人们异化为物的"奴隶"，在造成资源极大消耗和浪费的同时，更扭曲了人生真正的目标和奋斗的意义。以人的发展作为发展的目的，使人回归人生真正的目标，即人的全面自由的发展。而占有超过自己基本需求的财富和资源之所以具有意义，主要是通过外向超越性，即在与他人的比较中获得心理满足感。以人的发展作为发展的目的，即"成为更好的自己"，这既是过程，又是目的，且具有更多的内向超越特性，而外向超越只是鼓励人们无方向地"满足这个欲望，然后满足下一个欲望"。[①] 以人的发展作为发展的目的，避免了外向超越的焦虑和不确定性，可以使个人获得更多的自由和满足，也更为环境友好。

（三）平等和谐

生态文明的价值观要解决好人与人之间、人与自然之间的关系。可以认为平等和谐是生态文明阶段处理人与人之间、人与自然之间关系的价值

---

① 陈杨：《生态文明的道德根基和价值导向——兼评〈生态文明与美丽中国〉》，《阅江学刊》2019 年第 3 期。

导向。

生态文明本身就是在协调人与自然的关系过程中演进而生，因此人与自然的和谐是生态文明最主要的价值导向。而人与自然要实现和谐共生，必须改变"人类中心主义"的倾向，这意味着：一方面，要促进人类对自然生态自身存在价值的正视和平等对待，平等是和谐的基础；另一方面，人与自然的平等和谐，这里的"人"并不是指单个人，而是指人类社会，因此人与自然和谐本质上是指人类社会与自然的平等和谐共处。而社会本身就人与人关系的总和，因此要实现人类社会与自然的平等和谐，必须实现人与人之间关系的平等和谐。

平等是生态文明社会的基本属性。农业文明社会具有明显的等级制度，工业文明社会则以生产资料和生活资料的占有差异形成隐性的阶层分化。而在生态文明社会，人与自然之间平等关系的建立，意味着过度占有自然资源将受到约束，而以人为本发展将人的自由全面发展作为发展的目的，从而消除了人与人之间在资源占有上可能的巨大差异，有助于促进生态产品和资源的平等分配、生态损失和生态风险的平等分担。因此，人与自然的平等和谐成为人与人之间平等和谐的构成，人与人之间的平等和谐又成为人与自然平等和谐的保障，两者是相辅相成的。生态文明高扬人与人之间、人与自然之间平等和谐共生的价值理念，是人类社会获得持续、健康发展的最根本的价值原则和目标导向。

四、新时代中国生态文明的思想与行动

（一）生态文明思想的形成与发展

党的十八大以来，在对马克思主义理论的深刻把握、中华优秀传统文化的深厚底蕴传承、世界生态环境保护经验教训的学习与反思的基础上，形成了习近平生态文明思想。习近平生态文明思想与毛泽东、邓小平、江泽民、

胡锦涛关于资源节约、生态环境保护等相关论述一脉相承，① 立足促进社会经济发展与生态环境保护相协调，从而走出一条以生态优先、绿色发展的高质量发展之路。可以说，中国生态文明理念和发展模式不仅是中国的，也应是全球的，可影响并激励广大发展中国家探索适合各自国情的绿色发展模式和道路。

首先，习近平生态文明思想是对马克思主义生态思想的继承和发展。党的十八大以来，以习近平同志为核心的党中央领导全党全国人民开启了社会主义生态文明建设。习近平生态文明思想，是围绕生态文明建设提出一系列新理念、新思想、新战略，有着深厚的理论基础和历史渊源。人与自然的关系是人类生存和发展必须面对的首要关系。习近平生态文明思想赋予了马克思主义人与自然观进步性、时代性的"发展需求"和"形式创新"，是对马克思主义人与自然观的继承和发展。第一，是对马克思主义哲学的贡献。习近平生态文明思想坚持人与自然和谐共生的原则，提出"人与自然是生命共同体"，开辟了马克思主义人与自然关系思想的新境界，丰富和发展了马克思主义人与自然关系思想的新内涵。第二，是对马克思主义政治经济学的贡献。"绿水青山就是金山银山"的"两山"理念，诠释了经济发展和生态环境保护的关系，揭示了保护生态环境就是保护生产力、改善生态环境就是发展生产力的道路。习近平总书记提出这一重大科学论断，深刻揭示了自然生态作为生产力内在属性的重要地位，是对马克思主义生产力观的极大丰富、继承和发展，并赋予新的时代内涵。"两山"理念是对马克思主义政治经济学基本原理的重大突破和创新。第三，"人与自然和谐的现代化"是对科学社会主义的贡献。在马克思主义看来，人类必须尊重和利用自然规律，才能实现人与自然和谐发展。在习近平生态文明思想指引下，实现人与自然和谐

---

① 张金俊：《十八大以来习近平对生态文明思想的发展》，《科学社会主义》2017 年第 3 期。

共生的中国式现代化，将开创人类文明的新形态。习近平生态文明思想指明了生态文明建设的方向、目标和路径，揭示了社会主义生态文明发展的本质规律，开辟了当代中国马克思主义生态学的新境界。

其次，习近平生态文明思想是对中华优秀传统文化的传承和弘扬。中华优秀传统文化中有着非常丰厚的哲学、教化、人文及道德等思想，孕育和积淀了丰富的生态智慧，其中有很多关于人与自然和谐共处的朴素性和真理性认识。中国传统文化中的重要生态智慧和生态文化，被吸纳到习近平生态文明思想中，用来解决我国当前人与自然关系的日趋紧张难题以及人与自然的和谐共处问题。[①] 远古时期，人们对自然环境的依赖性很高，人们对自然的崇拜是古代朴素生态环境观形成的重要渊源。[②] 我国传统文化百家争鸣，不乏关于如何处理人与自然关系的见解。儒家主张"天人合一"思想，强调人与自然的密切联系和有机统一。道家主张"道法自然"，强调人以尊重自然为最高准则，通过敬畏自然、融于自然来完善自我。法家极力推崇"以时禁发"，主张通过积极立法和严格执法来保护自然资源。"以时禁发"原则旨在维持自然资源的可再生利用，以保证长期开采，这与如今社会所提倡的可持续发展的思想不谋而合。习近平总书记强调："人与自然是相互依存、相互联系的整体，保护自然环境就是保护人类，建设生态文明就是造福人类。"中华文明优秀传统文化关于人与自然的思想精髓和生态智慧，为我国生态文明建设提供了思路，为习近平生态文明思想提供了文化渊源。[③]

最后，习近平生态文明思想是对可持续发展理念的拓展与深化。20 世纪

_____

① 《坚持节约资源和保护环境基本国策　努力走向社会主义生态文明新时代》,《人民日报》2013 年 5 月 25 日。

② 包存宽:《生态兴则文明兴：党的生态文明思想探源与逻辑》，上海人民出版社 2021 年版，第 6 页。

③ 张庚、徐保风:《习近平生态文明思想研究述评》,《中南林业科技大学学报》(社会科学版) 2019 年第 6 期。

以来，在科学技术快速发展、人类文明取得巨大飞跃的同时，造成了日趋枯竭的资源问题和严重的生态问题，对人类经济社会发展带来了严峻挑战。在这样的大背景下，产生了可持续发展、生态文明等概念。从内涵上，生态文明和可持续发展理念一脉相承。生态文明要求打破人类中心主义观念，在工业文明以来的无序开发利用资源时规范人类的行为，维护人与自然的平衡和协调发展。可持续发展，要求经济社会发展的同时，实现经济、社会、资源、环境的协调发展，保证下一代的持续发展。在实践上，生态文明建设和可持续发展是统一的。生态文明建设是要实现由工业文明向生态文明时代的转变，不再单纯地追求经济效益最大化，而是以自然资源承载为基础，考虑经济社会发展对生态环境的影响。在目标上，生态文明与可持续发展是一致的，都以尊重和维护生态环境为出发点，强调人与自然的协调发展，以人的全面发展为最终目标。

（二）习近平生态文明思想要点

习近平生态文明思想是基于人类文明进步规律、社会主义发展规律和共产党治国理政规律，面对日益严峻的生态环境危机，结合当下世情、国情、党情并针对我国生态环境保护现状而提出的，深刻把握其时代价值，对我国生态文明建设及全球生态治理有着重要的理论价值和实践意义。

1. 坚持人与自然和谐共生

在人类文明的发展过程中，对于人与自然关系的认识一直发生转变。人与自然和谐共生这一理念是习近平生态文明思想的本质要求。习近平总书记指出："绿色发展，就其要义来讲，是要解决好人与自然和谐共生问题。人类发展活动必须尊重自然、顺应自然、保护自然，否则就会遭到大自然的报复，这个规律谁也无法抗拒。"[①] 这阐明了人与自然的应然关系。其中："和

---

① 《习近平关于社会主义生态文明建设论述摘编》，中央文献出版社 2017 年版，第 32 页。

谐"表达的是人与自然协调平衡的固有属性和应然状态；"共生"指向的是自然的发展与人的发展的双重互动关系。和谐共生是人存在的必然需求，也是自然存续的客观规律。只有尊重、顺应和保护自然，正确认识和运用自然规律，"像保护眼睛一样保护生态环境，像对待生命一样对待生态环境"，①才能实现人与自然的和谐发展。

2. 坚持绿水青山就是金山银山

习近平总书记指出："坚持绿色发展是发展观的一场深刻革命。要从转变经济发展方式、环境污染综合治理、自然生态保护修复、资源节约集约利用、完善生态文明制度体系等方面超常举措，全方位、全地域、全过程开展生态环境保护。"②这从理念创新与实践导向两个维度揭示了绿色发展作为生态革命的理论内核，也就是习近平总书记指出的"让良好生态环境成为人民生活的增长点、成为经济社会持续健康发展的支撑点、成为展现我国良好形象的发力点"。③

"绿水青山就是金山银山"的理念强调了二者之间的辩证统一关系。生态文明建设必须将"绿水青山就是金山银山"的理念贯穿于经济、政治、文化、法治建设的方方面面，坚持走出一条经济发展和生态文明水平提高相辅相成、相得益彰的路子。须坚决摒弃传统粗放式经济发展模式，坚持尊重自然、顺应自然、保护自然。在新时代生态文明建设背景下，生态环境保护治理和经济增长之间的现实关系应该呈现为一种新构型，彼此转化新路径。

3. 坚持山水林田湖草沙是生命共同体

在认识自然生态系统过程中，坚持山水林田湖草沙是生命共同体的系统思想，为新时代生态文明建设提供了方法论。首先，将山水林田湖草沙作为

---

① 《习近平谈治国理政》第 2 卷，外文出版社 2017 年版，第 395 页。
② 《习近平谈治国理政》第 2 卷，外文出版社 2017 年版，第 38—39 页。
③ 《习近平谈治国理政》第 2 卷，外文出版社 2017 年版，第 36—37 页。

生命共同体，采取统筹规划、全面布局，系统地开展生态文明建设；其次，遵守自然规律，将生态作为统一的自然系统，是各种自然要素相互依存、紧密联系而实现循环的有机链条；① 最后，在充分考虑生态系统各个自然要素的前提下，采用科学合理的综合治理手段，对生态环境系统展开全面修复治理。

这揭示了生态系统及生态过程就是一个生命共同体，并指向人与自然关系的客观物质性。"人与自然生命共同体"和"人类命运共同体"分别从人与自然和人与人之间整体性关系的角度强调了其作为一个统一体的密不可分和休戚与共，从生命共同体到人类命运共同体是从生态系统到人类社会大系统的外在整体性的拓展。

4. 坚持良好的生态环境是最普惠的民生福祉

以人民为中心是生态文明的价值导向。民生是生态文明的应有之意，民生福祉的增进是生态文明建设认识与实践活动的出发点，人民幸福感和环境满意度的高低直接关系生态治理成效和生态文明建设的兴废。② 良好的生态环境不仅是人民生活质量提升与完善的空间，更是增进民生福祉的重要方面。当民生融入自然关系法则，成为美好生活的理念和价值坐标，整个生态文明建设就会形成良性的循环。生态文明建设通过突出民生福祉的价值观念，实现对人们的思想引导，从而在促进人与自然和谐等方面发挥积极功效。

习近平总书记指出："环境就是民生，青山就是美丽，蓝天也是幸福"，"良好生态环境是最公平的公共产品，是最普惠的民生福祉"。③ "环境就是民

---

① 《习近平关于社会主义生态文明建设论述摘编》，中央文献出版社 2017 年版，第 47、55 页。

② 胡钦杰、郑昌东：《生态文明思想视阈中的民生观探析》，《理论导报》2020 年第 1 期。

③ 《习近平关于社会主义生态文明建设论述摘编》，中央文献出版社 2017 年版，第 4、8 页。

生"包含了人们对"三重关系"的辩证认识：生态环境与人的健康和幸福的关系；生态文明建设与人民福祉的关系；生态文明建设不仅仅是经济问题，更是重大的社会和政治问题。

生态治理需要通过强化公民环境意识，将全民共治转化为人民自觉。习近平总书记指出："构建政府为主导、企业为主体、社会组织和公众共同参与的环境治理体系"[①]，"要加强生态文明宣传教育，增强全民节约意识、环保意识、生态意识，营造爱护生态环境的良好风气"。[②]生态环境是人类生存与社会进步的物质基础和必要保障，关乎国家永续发展，尤其是生态环境问题尚未好转的现实情境下，更是涉及民众的切身利益，甚至直接威胁到人类最根本的生存权。[③]

进入新时代，建设生态文明，让代内代际共享良好的生态环境，既为当代谋福利，又为后代开拓发展空间，既满足当代人的需要，又不对后代人满足其需求的能力构成危害，保证一代接一代地永续发展，是处理好当代需要和可持续发展关系的必然选择。

5. 坚持以法治保障推进生态文明建设

在协调经济发展与生态保护的具体实践中，法治是生态文明建设的根本保障。习近平总书记指出："保护生态环境必须依靠制度、依靠法治。只有实行最严格的制度、最严密的法治，才能为生态文明建设提供可靠保障。"[④]这不仅是依法治国统领依法治环境的具体体现，而且是通过不断的制度创新，补短板、填空白，修正不适宜法律条例，最终构建新型的生态文明

---

① 《党的十九大报告辅导读本》，人民出版社 2017 年版，第 51 页。

② 《习近平关于社会主义生态文明建设论述摘编》，中央文献出版社 2017 年版，第 116 页。

③ 孙百亮、柴毅德：《习近平生态文明思想的核心观点及时代价值》，《山西高等学校社会科学学报》2022 年第 2 期。

④ 《习近平关于社会主义生态文明建设论述摘编》，中央文献出版社 2017 年版，第 99—100 页。

法制。①

生态文明建设需要加强执法能力建设，牢固树立生态红线观念。生态文明建设主张划定生态保护、永久基本农田、城镇开发边界三条控制红线。其基本设想就是主要针对维护生态系统功能平衡、改善环境质量、合理利用自然资源等方面的监督管理设立最严格的生态保护制度。

6. 共谋全球生态文明建设

经济全球化时代，生态环境问题已经成为全球共同存在的问题，任何一个国家都无法置身事外、独善其身。全球生态环境治理应立足于满足世界各国人民对美好生态环境的共同向往和价值追求。"面对全球环境风险挑战，各国是同舟共济的命运共同体，单边主义不得人心，携手合作方为正道。"②"要落实联合国 2030 年可持续发展议程，实现全球范围内平衡发展……只要我们牢固树立人类命运共同体意识……就一定能让世界更美好、让人民更幸福。"③面对愈演愈烈的全球生态环境问题，中国推进生态文明建设并共享中国经验，不仅体现了我国在全球生态环境治理中的大国责任和担当，也是共谋全球生态文明建设之路的体现。

党的十八大以来，我国生态文明建设成就显著。在国内，习近平生态文明思想已深入人心；在国际上，中国生态文明建设成就也受到国际社会普遍关注和高度评价。联合国副秘书长埃里克·索尔海姆说："在中国，生态文明理念被提升为国家战略，这是人类文明发展史上的一个全新概念。"④美国国家人文科学院院士小约翰·柯布则指出，"过去几十年，世界范围内关于

---

① 李昕、曹洪军：《习近平生态文明思想的核心构成及其时代特征》，《宏观经济研究》2019 年第 6 期。

② 习近平：《在联合国生物多样性峰会上的讲话》，《人民日报》2020 年 10 月 12 日。

③ 习近平：《共担时代责任，共促全球发展》，《求是》2020 年第 24 期。

④ 《联合国副秘书长答问一财：生态文明理念是人类发展史上全新概念》，《第一财经》2017 年 12 月 11 日。

生态文明建设的讨论从未间断。西方国家研究起步较早，也提出不少理念，但遗憾的是未能向社会广泛传播，更未付诸实践"，"中国给全球生态文明建设带来了希望之光"。① 联合国环境规划署理事会会议在 2013 年通过了推广中国生态文明理念的决定草案，并在 2016 年发布《绿水青山就是金山银山：中国生态文明战略与行动》报告，标志着中国生态文明理念走向世界，"绿色发展""生态文明"等词汇已被纳入联合国文件。2017 年，联合国环境规划署发布《中国库布其生态财富评估报告》，为全球防治荒漠化提供了中国智慧。2020 年 9 月，我国在联合国生物多样性峰会前发布了《共建地球生命共同体：中国在行动》，系统阐述我国生物多样性保护的经验和立场主张，为其他国家和地区应对保护与发展的挑战提供了中国方案。

（三）理论与实践相结合推动生态文明发展

党的十八大以来，我国生态环境保护与治理已被置于一个崭新的时代背景或语境之下，逐渐得以体系化概括和呈现的习近平生态文明思想，已经成为引领和指导全社会生态文明建设的准则，党的十九大报告所明确提出的"社会主义生态文明观"，更是彰显了社会主义新政治对于生态文明建设趋向及其进程的引导与规约意义。② 到党的二十大报告，强调"推动绿色发展，促进人与自然和谐共生"。这意味着习近平生态文明思想完成了从理论建构、共识凝聚的过程，而进入了实践深化、检验和提升思想理论的阶段。

进入新时代，习近平生态文明思想不仅追求理论思辨性和理念创新性，而且更注重实践检验性，注重经过实践检验的生态文明思想的指导性。习近

---

① 高山、朱莉亚·皮尔庞特：《"中国给全球生态文明建设带来希望之光"——访美国国家人文科学院院士小约翰·柯布》，载新华网，http://www.xinhuanet.com/world/2018-05/19/c_1122857782.htm，2018 年 5 月 18 日。

② 郇庆治：《生态文明建设视域下的新时代中国生态环境治理》，《国际社会科学杂志》2020 年第 2 期。

平生态文明思想实践意义的一个重要体现在于，它在很大程度上是关于我国经济社会文化制度体系框架的生态化重构或中国特色社会主义生态文明体制构建的系统化构想。[①] 生态文明不仅是指导实践的思想理论，而且可以是实实在在的生产生活，只有真正落实到政治、经济、社会、文化、生态建设中去，生态文明才是真正的文明。

生态文明思想正在通过中国故事、中国实践向全球传播。而随着中国在世界上影响力的不断提升，生态文明思想在新时代必将获得更多全球关注，加上中国在应对气候变化、生物多样性保护等全球问题上的积极回应和影响力提升，共谋全球生态安全，不断提升生态文明思想的普适性，成为新时代生态文明建设的一个重要方面。

---

① 郇庆治：《习近平生态文明思想的理论与实践意义》，《马克思主义理论学科研究》2022年第3期。

第二章 生态文明制度建设

一、生态文明制度建设的模式：顶层设计与地方实践

（一）生态文明制度建设的逻辑起点

生态文明建设的总体目标，已不再是狭义上的或孤立意义的生态环境保护、污染防治，而是人与自然关系、社会与自然关系、人与社会关系等多重维度下的全面深刻调整。用制度保护生态环境是生态文明建设的根本之策，而我国生态文明制度建设的核心就是处理好以上各种关系。

就保护与发展关系来看，生态环境问题只是表象、是果；发展自身的问题如发展观、发展战略、发展模式，以及引领和塑造发展的社会经济运行制度中那些会对资源环境产生消极影响的因素和制度缺陷才是根本原因。而且，发展方式和制度无法"自行修复"其缺陷。[①] 通常，狭义的环境管理制度多是针对"生态环境问题"这一发展方式与制度缺陷的表象和结果，而当前环境政策、环境管理的制度也许能认识到这一缺陷的本质，但现行体制机制下，环境管理又确实难以触及这一缺陷的"核心"与"本质"，最终，导致生态环境问题的发展方式与制度缺陷不仅没有得到有效的"克服"或"遏制"，反而被持续强化。党的十八大报告提出"把生态文明建设放在突出地

---

① 辛鸣：《"中国之治"的制度逻辑》，《人民日报》2018 年 11 月 16 日。

位，融入经济建设、政治建设、文化建设、社会建设各方面和全过程，努力建设美丽中国"，并要求从源头——发展战略、发展方式与社会经济制度的缺陷上扭转生态环境恶化趋势，原因就在于此。因此，发展中违背生态规律的制度性因素和当下环境治理的制度缺陷或缺失，是生态文明制度改革的逻辑起点。

（二）生态文明制度建设的根本动力

建设生态文明，关系人民福祉，关乎民族未来，是中华民族永续发展的千年大计。党的十九大报告提出"加快生态文明体制改革，建设美丽中国"，强调"我们要建设的现代化是人与自然和谐共生的现代化，既要创造更多物质财富和精神财富以满足人民日益增长的美好生活需要，也要提供更多优质生态产品以满足人民日益增长的优美生态环境需要"。因此，"人民需要"是生态文明制度建设的根本动力。

中国特色社会主义进入新时代，随着我国社会生产力水平明显提高，人民生活显著改善，对美好生活的向往更加强烈，人民群众的需要呈现多样化多层次多方面的特点，对更优美的生态环境的期盼日益强烈和迫切。因此，必须树立和践行绿水青山就是金山银山的理念，坚持绿色发展，建设美丽中国，下大气力改善环境质量，保护人民健康，为人民创造良好生产生活环境，让人民生活更美好。

生态环境就其自然属性和作为人类生活必需要素来说，乃是全人类共享的公共物品。而且随着社会经济发展和人们生活水平的提高，环境质量问题本身也已成为群众关注的热点问题：一方面，人们的环保意识不断提升，人们对于环境的关注、对于美好环境的需求显著提升；另一方面，人民群众对环境风险的接受程度却也显著下降。公众不应只是环境权益的"被动"享受者，而且应积极、主动参与环境管理并承担相应的环境责任。这就要求有完善的社会参与机制。自上而下的群众路线和自下而上的社会监督机制相结合，不仅有利于及时、充分、准确体现基层组织和广大群众的环保诉求，而且有利于监督地方政府更好地履行其环境职能，及时发现和修正环境管理中的问题，从而形成协同推进我国环保工作的合力。

早在 1973 年，全国第一次环保大会确定的"环保 32 字方针"："全面规划、合理布局、综合利用、化害为利、依靠群众、大家动手、保护环境、造福人民"，就包含有"群众路线"思想和工作方法。改革开放以来，中国社会实现了从基本温饱到全面建成小康。人民群众对生态环境质量改善的需求十分迫切且是必要的，环境问题成了民生问题、政治问题。做好环境保护、改善环境质量成为实践群众路线的体现。一方面，国家环境保护的大政方针的落实，如资源节约与环境保护基本国策、可持续发展战略、生态文明建设等居"庙堂之高"的方针政策如何有效地传递并覆盖处"江湖之远"的基层、直到普通的人民群众，是包括环保领域在内公共政策执行中的普遍问题。另一方面，基层组织、群众关心的环境问题和需求，如何有效、及时、充分、准确地传达至各级政府权力的顶层和核心，继而成为政策目标和政策方案。群众路线强调的"从群众中来、到群众中去"的本质就是政策的形成逻辑，即政策须反映群众利益、响应群众呼声、解决群众困难，政策的实施须依靠群众、解决群众的问题。

党和政府的决策事关群众的切身利益，事关人民的福祉，必须遵循社会发展规律，必须体现人民意志。人民当家做主，在很大程度上体现为人民参与国家大政方针政策的制定，在国家的各项决策中起决定性作用。群众路线在国家权力中枢和社会公众之间建立起一道桥梁，既能够优化国家权力结构，增强政治体系的开放性和合法性，又能够广泛听取各方面意见，博采众长、广纳贤言，促成的决策能够达到多赢的效果，更好地代表和维护人民群众的根本利益。"从群众中来，到群众中去"的群众路线，意味着检验包括生态文明建设在内一切工作的成效在基层、在群众。基层是一切工作的落脚点，答案永远在现场。重大行政决策，就是既要了解民意，又要整合不同的民意并顾及社会整体和长远的利益，最后形成具有广泛共识的决策。重大决策终身责任追究同样需要社会参与。重新激活群众路线这一优良传统，依靠群众路线培植源自社会的问责正能量。要充分相信群众、尊重群众和依靠群众，有序推动重大决策终身责任追究的社会参与。

（三）生态文明制度建设的内在联系

生态文明制度建设包括制度创新、体制改革与机制完善。生态文明的新制度建设与制度体系的完善，反映了政府、企业、社会对生态文明的价值判断和价值取向，既包括强制性制度也包括引导性制度，既包括正式形式制度也包括非正式形式制度，既包括根本性制度也包括基本制度和具体规章制度。生态文明的体制改革，涉及理顺政府、企业、社会组织，尤其是政府（从中央到地方各级政府、政府不同部门）之间的隶属关系、管理权限划分等。机制完善重在优化完善生态文明制度体系的内在联系，包括政府、企业、社会组织及个人之间和各级政府之间、政府各有关部门之间的相互关系、内部组织和执行中的协作与协调，通过生态文明制度体系内部组成要素按照一定方式的相互作用，实现"建设美丽中国、实现中华民族永续发展"这一特定目标。制度、体制和机制，既相互区别，又密不可分：生态文明建设制度制约体制，同时生态文明体制又对制度的巩固与发展起着积极的促进作用，生态文明的机制从属于制度且在制度体系运行中对制度体系的有效性（效率、效果等）起着基础性的、根本的作用。

2018 年 3 月 17 日，十三届全国人大一次会议表决通过了国务院机构改革方案，组建新的自然资源部和生态环境部。新组建的自然资源部整合了国土资源部的职责，国家发改委组织编制主体功能区规划的职责，住建部的城乡规划管理的职责，水利部水资源调查和确权登记管理的职责，农业部草原资源调查和确权登记管理的职责，国家林业局森林、湿地等资源调查和确权登记管理的职责，国家海洋局的职责，国家测绘地理信息局的职责。同时组建的生态环境部，将原环境保护部的职责，国家发改委应对气候变化和减排的职责，国土资源部监督防止地下水污染的职责，水利部编制水功能区划、排污口设置管理、流域水环境保护的职责，农业部监督指导农业面源污染治理的职责，国家海洋局海洋环境保护的职责，国务院南水北调工程建设委员会办公室南水北调工程项目区环境保护的职责整合起来。通过新组建的自然资源部和生态环境部，明晰部门管理职能，避免过去资源与环境领域政出多门、多头管理、互相扯皮的现象，是生态文明的体制改革的重要内容。

党的十八大以来，生态环境保护法治建设得到了显著加强。2014 年修订的《环境保护法》，是环境保护领域的基础性法律，也被社会称为史上最严的、"长了牙齿"的《环境保护法》。随后，生态环境保护领域有 25 部相关的法律法规得到制定和修订，这其中，包括大气、水、土壤污染防治法、固废法、环评法、海洋环境保护法，还有核安全法，以及近期出台的长江保护法、排污许可条例等。全国人大常委会加强了执法检查的力度。在制度改革创新方面，陆续出台了几十项创新的制度和改革方案，比如，省以下生态环境机构垂直管理制度的改革、生态环境综合执法体制的改革，并基本实现了全国污染源排污许可的全覆盖。

总体来看，我国的生态文明建设，基本建立了一套系统的源头严防、过程严管、后果严惩的生态文明制度体系，尤其是中央生态环境保护督察这项制度的改革成为我国推动落实生态环境保护责任的"利剑"。生态文明制度体系涵盖了水、土、气、声、渣等所有领域的环保法律体系，形成了人民监督的环保问责制度，并将生态环境纳入社会经济发展评价体系，从而实现用制度保护生态环境。

1. 源头保护制度

源头严防，是建设生态文明、建设美丽中国的治本之策。新形势下加快生态文明制度体系建设，需要从源头抓起，从基础性工作抓起。源头保护包括自然资源资产产权制度、国土空间开发保护制度等。

（1）自然资源资产产权制度

自然资源资产产权是自然资源资产的所有权、用益物权、债权等一系列权利的总称。自然资源资产产权制度是关于自然资源资产产权主体、客体、内容（权利义务）和权利取得、变更、消灭等规定的总和。① 健全自然资源资源产权制度，是在法律上明确了自然资源资产的权属，从而促进相应的权利所有人、相对人更好地行使资源开发利用的权利和履行保护义务，是生态文明制度体系中的基础性制度，是资源有偿使用、生态环境损害赔偿等其他制度有效实施的基础。目前，我国自然资源资产在开发、利用和保护过程中，存在自然资源资产底数不清、所有者不到位、权责不明晰、权益不落实、监管保护制度不健全等问题，导致产权纠纷多发、资源保护乏力、开发利用粗放、生态退化严重等问题。

健全自然资源资产产权制度，就是要全面贯彻落实习近平生态文明思想，以完善自然资源资产产权体系为重点，以落实产权主体为关键，以调查监测和确权登记为基础，着力促进自然资源集约开发利用和生态保护修复，加强监督管理，注重改革创新，加快构建系统完备、科学规范、运行高效的中国特色自然资源资产产权制度体系。具体来说，依法明确全民所有自然资源资产所有权的权利行使主体，清晰界定全部国土空间各类自然资源资产的产权主体，划清各类自然资源资产所有权、使用权的边界，健全自然资源资产产权体系和权能，完善自然资源资产产权法律体系，平等保护各类自然资源资产产权主体合法权益，以扩权赋能，激发活力，发挥自然资源资产产权制度在严格保护资源、提升生态功能中的基础作用，同时发挥其在优化资源

---

① 《制度篇（中）|"十四五"规划和2035年远景目标纲要中的名词解释》，载国家发改委网站，https://www.ndrc.gov.cn/wsdwhfz/202106/t20210629_1284498.html，2021年6月29日。

配置、提高资源开发利用效率、促进高质量发展中的关键作用。①

（2）国土空间开发保护制度

国土空间开发保护制度，是通过对国土空间不同功能区划的设定、用途管控，实现对国土空间的有效开发和有序保护。具体来说，包括完善主体功能区制度、健全国土空间用途管制制度、建立以国家公园为主体的自然保护地体系等。

通过完善主体功能区制度，统筹国家和省级主体功能区规划，健全基于主体功能区的区域政策，根据城市化地区、农产品主产区、重点生态功能区的不同定位，调整完善财政、产业、投资、人口流动、建设用地、资源开发、环境保护等政策，以适应和支撑不同主体功能区划的发展和保护需求。

健全国土空间用途管制制度，主要是控制建设用地总量，划定并严守生态保护红线。生态保护红线制度将用途管制制度扩大到所有自然生态空间，可以防止不合理开发建设活动对重要生态功能区域的破坏。生态保护红线概念在 2011 年首次提出，随后在 2015 年纳入《环境保护法》和《国家安全法》。2017 年，中国发布《关于划定并严守生态保护红线的若干意见》和生态保护红线划定相关技术规范，在全国范围内开展生态保护红线划定，目前已经初步完成划定工作。生态保护红线是继"18 亿亩耕地红线"后，上升到国家层面的另一条"生命线"，是中国国土空间规划和生态环境体制机制改革的重要制度创新。生态保护红线的划定，与生物多样性保护具有高度的战略契合性、目标协同性和空间一致性，有利于提升生态系统服务功能、维护国家生态安全及促进经济社会可持续发展。

建立以国家公园为主体的自然保护地体系，改革各部门分头设置自然保

---

① 《中共中央办公厅、国务院办公厅印发〈关于统筹推进自然资源资产产权制度改革的指导意见〉》，载中国政府网，http://www.gov.cn/zhengce/2019-04/14/content_5382818.htm，2019 年 4 月 14 日。

护区、风景名胜区、文化自然遗产、地质公园、森林公园等的体制，对上述保护地进行功能重组，将自然保护地按生态价值和保护强度高低，依次分为国家公园、自然保护区、自然公园三类。理顺各类自然保护地管理职能，按照生态系统重要程度，将国家公园等自然保护地分为中央直接管理、中央地方共同管理和地方管理三类，实行分级设立、分级管理。通过以国家公园为主体的自然保护地体系建设，加强对重要生态系统的保护和永续利用，为维护国家生态安全和实现经济社会可持续发展筑牢基石。

2. 过程监管制度

注重过程严管，是抓好生态文明制度体系建设的"主干性"工作，也是建设生态文明、建设美丽中国的关键。① 新形势下加快生态文明制度体系建设，要注重过程严管，对生态文明建设的"主干性"工作进行针对性的制度引导。过程监管包括自然资源有偿使用和生态补偿制度、资源总量管理和全面节约制度、生态环境监测、评价和预警制度、排污许可和交易制度等。

（1）自然资源有偿使用和生态补偿制度

自然资源和生态环境要素，是经济社会发展的基础，但目前自然资源和生态环境要素的价值未在市场交易中得到充分体现，这在一定程度上导致了资源和环境的滥用，加剧了人与自然的矛盾。因此，应通过自然资源有偿使用和生态补偿制度，构建资源与生态环境要素有偿使用的市场，使资源与环境要素按照一定的价格投入经济活动，避免资源与环境被滥用。

自然资源有偿使用是指自然资源使用者向自然资源所有者支付费用，取得使用等相应权能。自然资源有偿使用制度是指开发利用自然资源的单位和个人，向自然资源所有者支付费用获得相应权利的一整套管理制度。具体包括

---

① 吕虹：《加快生态文明制度体系建设的三个维度》，载人民网，http://opinion.people.com.cn/n1/2020/0227/c1003_31608082.html，2020 年 2 月 27 日。

产权体系、准入要求、交易规则、监管体系、权能保障、费用收取、收益分配等制度安排。① 资源类型上来说，包括完善土地、矿产资源、海域海岛等有偿使用制度，加快自然资源及其产品价格改革，加快资源环境税费改革，同时结合基础性的自然资源资产产权制度，健全资源有偿使用制度和交易机制。

建立耕地草原河湖休养生息制度，完善生态补偿制度和生态保护修复资金使用机制。其中，生态补偿制度是核心。生态补偿制度和资源有偿使用制度实际上是市场化资源环境价值的一体两面。完善的生态补偿制度，可以保障耕地草原河湖休养生息制度的实施，同时也是生态保护修复资金的重要来源。因此，需要探索建立多元化的生态补偿机制，逐步增加对重点生态功能区转移支付，扩大生态补偿的范围，明确生态补偿各方的责任权利，激励与惩罚并举，完善生态保护成效与资金分配挂钩的激励约束机制，形成科学完备的生态补偿标准体系。2021 年，中共中央办公厅国务院办公厅印发《关于深化生态保护补偿制度改革的意见》，提出"到 2025 年，与经济社会发展状况相适应的生态保护补偿制度基本完备。以生态保护成本为主要依据的分类补偿制度日益健全，以提升公共服务保障能力为基本取向的综合补偿制度不断完善，以受益者付费原则为基础的市场化、多元化补偿格局初步形成，全社会参与生态保护的积极性显著增强，生态保护者和受益者良性互动的局面基本形成。到 2035 年，适应新时代生态文明建设要求的生态保护补偿制度基本定型"的改革目标。②

（2）生态环境监测、评价和预警制度

我国从 20 世纪 70 年代起就开展了生态环境监测评价工作，但由于长

---

① 《"十四五"规划和 2035 年远景目标纲要中的名词解释》，载国家发改委网站，https://www.ndrc.gov.cn/wsdwhfz/202106/t20210629_1284498.html，2021 年 6 月 29 日。

② 《中共中央办公厅、国务院办公厅印发〈关于深化生态保护补偿制度改革的意见〉》，载中国政府网，http://www.gov.cn/gongbao/content/2021/content_5639830.htm，2021 年 9 月 12 日。

期以来生态环境监测事权主要在地方，各地区监测数据指标不一致、技术力量参差不齐，使得数据的科学性、权威性难以保证，难以解决地方保护主义对环境监测监察执法的干预，难以适应统筹解决跨区域、跨流域环境问题的新要求。新时代需要紧紧围绕生态文明建设要求，深化生态环境监测评价改革创新，统一监测和评价技术标准规范，依法明确各方监测事权，建立部门间分工协作、有效配合的工作机制，统筹实施覆盖环境质量、城乡各类污染源、生态状况的生态环境监测评价，加快构建陆海统筹、天地一体、上下协调、信息共享的生态环境监测网络，客观反映污染治理成效，强化对生态环境污染的成因分析、预测预报、风险评估和预警。

3. 后果严惩制度

对造成环境污染、生态破坏和资源耗竭等损失后果的行为进行严惩，是生态文明和建设美丽中国必不可少的措施。新形势下加快生态文明制度体系建设，要创新经济社会发展考核评价体系，实施严格的生态环境保护责任追究制度和损害赔偿制度，使各项制度成为硬约束。后果严惩制度包括生态环境保护督察制度、领导干部自然资源资产离任审计制度、生态环境损害赔偿制度等。

（1）生态环境保护督察制度

生态环境保护督察制度是党中央、国务院推进生态文明建设和生态环境保护工作的重大制度创新。2015 年 7 月，中央全面深化改革领导小组第十四次会议审议通过了《环境保护督察方案（试行）》，明确建立环保督察机制。督察工作以中央环境保护督察组（环保部牵头成立，中纪委、中组部的相关领导参加）的形式，对各省、自治区、直辖市党委和政府及其有关部门开展，并下沉至部分地市级党委、政府部门。方案首次提出环境保护"党政同责""一岗双责"，使地方党委与政府一起接受监督，督察结果作为领导干部考核评价任免的重要依据。2015 年底，党中央对河北省开展生态环境保护督察试点，随即督察工作在全国范围内全面铺开，并逐步形成了常态化的督察机制。中央生态环境保护督察机构也渐趋完善，2017 年以来，组建了固定的中央生态环境保护督察办公室，设在生态环境部，负责中央生态环境保护督察领导小组日常事务和组织协调工作。在中央环保督察效应带动下，全国各个省级单位都出台了省级环境保护督察方案，环境保护工作职责分工方案，以及党政领导干部生态环境损害责任追究实施细则等，形成了中央和省级两级环保督察的大格局。

中央生态环境保护督察有着严格的工作程序、工作机制和工作方法，在督察形式上包括例行督察、专项督察和"回头看"等三种。生态环境保护督察也由查企业为主转变为"查督并举，以督政为主"，其主要目的是督促地方党委、政府履行环境保护主体责任。实践证明，环境保护督察制度建得及时、用得有效，是一项经过实践检验、行之有效的制度安排，是支撑打好污染防治攻坚战的"利剑"。新时代，还需要拓展督察内容，从单方面的督察生态环保向促进经济、社会发展与环境保护相协调延伸，从着重纠正环保违法向纠正违法和提升守法能力相结合转变，指导地方全面提高生态环境保护能力。

（2）领导干部自然资源资产离任审计制度

领导干部自然资源资产离任审计，是指审计机关依法依规对主要领导干部任职期间履行自然资源资产管理和生态环境保护责任情况进行的审计。具体来说，是在地方领导干部即将离任时，对其任职期内辖区的土地、水、森林、草原、矿产、海洋等自然资源资产的管理开发利用情况，大气、水、土壤等环境保护和环境改善情况，森林、草原、荒漠、河流、湖泊、湿地、海洋等生态系统的保护和修复情况以及其他与自然资源资产管理和生态环境保护相关的事项综合审计评估，此项离任审计是为了防止领导干部只顾经济发展而不顾生态环境保护，目的是推动领导干部切实履行自然资源资产管理和生态环境保护责任，因而也常被称为"生态审计"。2017年，中共中央办公厅、国务院办公厅发布了《领导干部自然资源资产离任审计规定（试行）》，如果全面推行，可以从制度层面矫正领导干部的政绩观，从根本上遏制地方领导的急功近利，是考量地方政府领导在任期间生态文明建设的一把尺，但是自然资源资产离任审计还存在许多技术层面的问题，需要在实践中不断细化和完善相关技术性规范。

（3）生态环境损害赔偿制度

环境有价，损害担责。生态环境损害赔偿制度，是对生态环境造成损害的责任者严格追究赔偿责任的制度。建立公平的生态环境损害赔偿机制，确保受损方得到合理赔偿，是化解社会矛盾和公平解决环境损害后果的一种制度。2015年，中共中央办公厅、国务院办公厅印发《生态环境损害赔偿制度改革试点方案》，在云南、吉林等7个省市部署开展改革试点，取得明显成效。2017年，中央办公厅、国务院办公厅印发《生态环境损害赔偿制度改革方案》，自2018年开始在全国范围试行生态环境损害赔偿制度，在总结各地工作的基础上，不断明确生态环境损害的责任主体、赔偿范围、索赔主体以及损害赔偿解决方式等，同时逐步形成与之相适应的鉴定评估管理体系和资金运行机制，探索生态环境遭到损害之后的赔偿与修复制度。[1]2022年，《生态环境损害赔偿管理规定》发布，标志着我国生态环境损害赔偿工作的进一步规范化和损害赔偿制度的常态化。

（四）生态文明制度建设的基本模式

从生态文明建设制度形成的过程看，包括两种主要方式。[2]一是制度

---

① 董战峰、王玉：《生态文明制度创新的逻辑理路与实践路径》，《昆明理工大学学报》（社会科学版）2021年第1期。

② 陈海嵩：《中国生态文明制度体系建设的路线图》，《内蒙古社会科学》（汉文版）2014年第4期。

"推动"，指由上级（中央或省）建立制度框架进而在各地予以实施，这是一种"自上而下"的制度建构模式；二是制度"驱动"，指先在地方进行试点，或者地方根据上级精神进行自发探索，在实践基础上逐步总结、提升为制度，这是一种"自下而上"的制度建构模式。制度"推动"与制度"驱动"各有优劣，从克服生态文明制度建设阻力的角度看，"自上而下"的方式具有一定优势，能够确保国家对生态文明建设的顶层设计得到贯彻；从保障制度实效性的角度看，一些生态文明建设中新出现的事物需要不断探索，相关制度通过"自下而上"的方式逐步推进更为稳妥，这也是充分发挥基层政府在生态文明建设中积极性的需要。"自上而下"与"自下而上"、制度"推动"与制度"驱动"之间并不存在绝对的高下之分。采取何种方式推进生态文明制度建设，应根据制度自身属性及现实情况进行合理选择。

1. 生态文明制度建设的顶层设计

长期以来，中国在改革中一直坚持"摸着石头过河"和顶层设计相结合。现在生态的系统性、资源的稀缺性加上环境污染的严重性，已经迫使我们不能够仅仅靠"摸着石头过河"，更需要做一个顶层设计，系统构建生态文明体制改革的四梁八柱。

党的十八大可视为中国生态文明建设的转折点，或者说，2013 年开启了生态文明建设的"新元年"，推动生态环境保护发生了历史性、转折性、全局性变化。[①] 历史性是目前所处阶段性和对新时期社会矛盾的变化决定的；转折性是对传统环保模式的应对，针对资源环境生态问题，环保模式、社会的环境需要等出现"拐点"；全局性意味着是整体性、系统性、根本性的变化，而非小打小闹、修修补补。

---

① 包存宽：《生态兴则文明兴：党的生态文明思想探源与逻辑》，上海人民出版社 2021 年版，第 94 页。

党的十八大把生态文明建设纳入中国特色社会主义事业"五位一体"总体布局，之后印发了《关于加快推进生态文明建设的意见》和《生态文明体制改革总体方案》，这就是生态文明领域改革的顶层设计。十八届三中全会确立了生态文明制度体系的构成及改革方向、战略重点，对进一步加强生态环境保护起到了统筹规划作用。党的十九大报告进一步完善和发展了生态文明建设理念。坚持人与自然和谐共生、树立和践行"绿水青山就是金山银山"的理念，提出通过推进绿色发展、着力解决突出环境问题、加大生态系统保护力度、改革生态环境监管体制这四方面来加快生态文明体制改革。党的二十大报告进一步强调要站在人与自然和谐共生的高度谋划发展，统筹产业结构调整、污染治理、生态保护、应对气候变化，协同推进降碳、减污、扩绿、增长，推进生态优先、节约集约、绿色低碳发展。可以说，一个系统完备、科学规范、运行有效的生态文明制度体系正在形成。

尤其是基于《关于加快推进生态文明建设的意见》《生态文明体制改革总体方案》，制定了40多项涉及生态文明建设的改革方案，从总体目标、基本理念、主要原则、重点任务、制度保障等方面对生态文明建设进行全面系统部署安排；出台实施了生态文明建设目标评价考核、自然资源资产离任审计、生态环境损害责任追究等制度，逐步健全了主体功能区制度，加快推进了省以下环保机构监测监察执法垂直管理、生态环境监测数据质量管理、排污许可、河（湖）长制等环境治理制度，尤其是建立并实施中央环境保护督察制度，成为全面建成小康社会打赢打好污染防治攻坚战的利器；大力推动绿色发展，率先发布《中国落实 2030 年可持续发展议程国别方案》，实施《国家应对气候变化规划（2014—2020 年）》。按照"两个最严"——严密的法治、严格的执行加强法治建设。制定和修订了《环境保护法》《环境保护税法》及大气、水污染防治法和核安全法等法律。尤其是 2014 年 4 月 24 日修订通过了《环境保护法》，贯彻了中央关于推进生态文明建设的要求，在资源环境承载能力监测预警机制、多元共治的现代环境治理体系、加强行政监管部门责任等重要领域内都有所突破。[①] 党的二十大报告则进一步强调加快规划建设新型能源体系，完善碳排放统计核算制度，健全碳排放权市场交易制度，这是稳妥推进碳达峰碳中和的重要制度保障。

2. 生态文明制度建设的地方实践

生态文明制度建设顶层设计是定方向、定目标、定原则，地方实践是探索执行、是落实落地。顶层设计体现生态文明建设的导向性，也是其系统性、完整性和内在规律的要求，地方具体实践则体现了生态文明建设的包容性、多样性和探索性，二者相辅相成。加强顶层设计与推动地方实践相结合，是深入推进生态文明制度建设的重要路径。[②] 生态文明制度体系，从源头保护、过程监管到后果严惩的制度建设都是顶层设计和地方实践结合的产物。

（1）河长制：从地方实践到顶层设计

河长制，是指由地方各级党政负责人担任本级政府管辖区域内河流湖泊的"河长"，负责相应河湖的水资源保护和水环境管理。河长制是建立健全以党政领导负责制为核心的责任体系的重要内容，是从地方实践到顶层设计的典型制度。

河长制最早是 2003 年浙江省长兴县提出的，但河长制真正形成影响力，则始于无锡。2007 年，太湖爆发了大规模蓝藻事件，引起了广泛关注。为了应对水环境治理的难题，无锡市印发了《无锡市河（湖、库、荡、氿）断面

---

① 环境保护部：《新〈环保法〉最大限度凝聚了各方共识》，载中华人民共和国生态环境部网站，https://www.mee.gov.cn/gkml/sthjbgw/gt/201404/t20140427_271054.htm，2014 年 4 月 27 日。

② 慎海雄：《推动顶层设计和基层探索良性互动有机结合》，《光明日报》，2014 年 12 月 9 日。

水质控制目标及考核办法（试行）》，明确由党政主要负责人承担水环境治理责任，将 79 个河流断面水质的结果纳入各市（县）、区党政主要负责人政绩考核。2008 年，无锡市印发了《关于全面建立"河（湖、库、荡、汊）长制"，全面加强河（湖、库、荡、汊）综合整治和管理的决定》，要求在全市范围推行河长制管理模式。随即，江苏省苏州市、常州市及浙江省湖州市长兴县等地也迅速跟进，建立河长制。2008 年，江苏省政府办公厅下发了《关于在太湖主要入湖河流试行"双河长制"的通知》，15 条主要入湖河流由省市两级领导共同担任河长。① 河长制迅速从无锡市地级市的层面上升到江苏省省级的层面。随后，河长制实践得到各省的响应。2013 年，浙江省发布了《关于全面实施"河长制"进一步加强水环境治理工作的意见》，在全省全面推进河长制。据资料显示，全国 25 个省（自治区、直辖市）开展了河长制探索，其中北京、天津、江苏、浙江、福建、江西、安徽、海南等 8 个省（直辖市）专门出台文件，另有 16 个省（自治区、直辖市）在不同程度上试行河长制。② 2016 年 12 月 11 日，中共中央办公厅、国务院办公厅印发《关于全面推行河长制的意见》，该意见由三个部分 14 条构成，系统阐释了全面推行河长制的"总体要求""主要任务"和"保障措施"，自此，河长制在全国范围全面推行。此外，2017 年，浙江省率先颁布并实施了第一部以河长制为主题的地方性法规《浙江省河长制规定》，河长制的立法工作进入正式轨道。

从发展历程上看，"河长制"呈现自下而上推动、应急工作上升到日常工作、并全面铺开的特征，是地方政府基于实践的诱致性制度变迁转化成了中央政府的强制性制度变迁的过程。③

---

① 朱玫：《论河长制的发展实践与推进》，《环境保护》2017 年第 1 期（增刊）。

② 姜斌：《对河长制管理制度问题的思考》，《中国水利》2016 年第 21 期。

③ 参见沈满洪：《河长制的制度经济学分析》，《中国人口·资源与环境》2018 年第 1 期。

（2）生态损害赔偿制度：从顶层设计到地方试点

2015 年 12 月，中共中央办公厅、国务院办公厅印发了《生态环境损害赔偿制度改革试点方案》（以下简称《试点方案》），以期通过试点逐步明确生态环境损害赔偿范围、责任主体、索赔主体和损害赔偿解决途径等，形成相应的鉴定评估管理与技术体系、资金保障及运行机制，探索建立生态环境损害的修复和赔偿制度。《试点方案》明确，在 2015 年至 2017 年，选择部分省份开展生态环境损害赔偿制度改革试点。从 2018 年开始，在全国试行生态环境损害赔偿制度。2016 年 4 月，经国务院同意，原环保部印发了《关于在部分省份开展生态环境损害赔偿制度改革试点的通知》，确定吉林、江苏、山东、湖南、重庆、贵州、云南等 7 个省（市）为生态环境损害赔偿制度改革试点省份。2016 年 8 月，中央全面深化改革领导小组第二十七次会议审议通过了吉林等 7 省（市）生态环境损害赔偿制度改革试点工作的实施方案。试点工作的实施方案的重点，包括制定从事生态环境损害鉴定评估机构及人员的准入条件，确定生态环境损害赔偿资金缴库方式；培育生态环境损害鉴定评估、修复治理、修复效果评估等技术队伍；探索建立生态环境损害赔偿制度体系和技术标准体系；开展生态环境损害赔偿案例实践，完善评估技术方法；探索建立符合地方特点的生态环境损害赔偿磋商制度、诉讼制度、资金管理制度、绩效评估制度和执行监督制度等具体工作。在总结各地方试点经验的基础上，出台了《生态环境损害赔偿制度改革方案》，并开始在全国推广，《生态环境损害赔偿管理规定》等制度也陆续出台。我国生态损害赔偿制度体系的建设就是典型的遵循从顶层设计，到地方试点实践和经验总结，再到顶层设计的完善，最后回到实践推广。

我国生态文明制度体系建设是一个不断创新、不断实践、不断完善的过程，将中央顶层设计与地方具体实践相结合，以制度创新为突破口，强化制度执行和反馈，是促进生态文明体制改革、制度建设和完善的主要渠道。具体来说，基于地方实践的制度创新可以从以下三个方面展开：

一是自然资源保护制度体系的创新，从大气、水、土壤污染防治制度拓展到自然资源生态源头保护制度。

二是确立在资源利用分配中起决定性作用的市场主导机制和地位的制度创新，通过市场机制反映资源市场供求和资源稀缺程度，建立资源有偿使用和生态补偿制度等，体现生态价值。

三是严格监管和责任追究制度体系，将生态资产纳入国民经济统计体系，实现生态资产的有效管理；实施国家生态监测评估预警与监控评估制度；建设生态环境监测监控大数据整合技术平台等，都需要地方实践的创新探索、技术支撑和制度建设。

新时代生态文明制度建设必须具有"体系化"思维，并在不同层面上予以落实。在宏观层面上，需要处理好制度"推动"与制度"驱动"的关系，明确不同类型制度的建设路径，实现生态文明制度建设的稳妥、有序推进；在中观层面上，需要处理好制度创新与制度衔接的关系，发挥制度体系的整体效益而避免制度的"碎片化"；在微观层面上，需要处理好制度刚性与制度弹性的关系，将普遍约束与特定需求相结合，实现原则性与灵活性的统一，更好地应对复杂多变的社会实践。因此，生态文明制度创新要紧密结合生态文明制度实践，考虑不同制度手段的功能并结合改革目标予以综合运用，实现最大实践效果。

二、生态文明制度建设的核心：统筹经济社会发展与生态环境保护

生态文明的制度建设是推进人类发展从工业文明的人类中心主义转向人与自然和谐共生的生态文明发展的系统保障。人与自然和谐共生的生态文明，本质上是人的经济和社会活动与自然生态的和谐关系的重构。因此，生态文明制度建设的核心，就是统筹经济社会发展与生态环境保护。

（一）统筹经济社会发展与生态保护的要求与挑战

1. 统筹经济社会发展与生态保护的紧迫性

过去几十年，中国在经济和社会发展方面取得了举世瞩目的成就，与此同时，自然资源过度消耗、环境污染日趋严重、生态系统加速退化等问题也不断累积。中国在较短时间内完成了发达国家上百年的经济发展历程，而发达国家百年发展进程中，在不同工业化阶段出现的各种生态环境问题，也在中国经济发展的几十年进程中集中爆发，给我国的持续发展带来巨大挑战。因此，我们必须寻找到有效协调经济社会发展和生态环境保护的发展道路。

一方面，我们不能再走发达国家先污染后治理的发展道路。随着经济发展和人民生活水平的提高，良好的生态环境质量已经成为人民的美好生活需要的重要内容。加上居民环境意识的提升，以及国际社会的压力，先污染后治理带来的发展成本会越来越大。而如果生态环境质量持续恶化，中国人民的生存环境问题将会更加严峻，甚至会影响到整个人类社会的长远发展。[①]另一方面，推动生态文明建设不是生态宗教主义，不能采用"一刀切"的方式不惜一切代价保护环境。发展的不平衡不充分依然是我国的基本国情。因此，必须在发展中解决生态保护的问题，必须解决生态效率和生态公平问题，明确有所为、有所不为。统筹经济社会发展和生态环境保护成为唯一的选择。

正如习近平总书记所言："生态环境保护和经济发展是辩证统一、相辅相成的，建设生态文明、推动绿色低碳循环发展，不仅可以满足人民日益增长的优美生态环境需要，而且可以推动实现更高质量、更有效率、更加公平、更可持续、更为安全的发展，走出一条生产发展、生活富裕、生态良好

---

① 郭永：《我国经济发展的辉煌成就与经验》，《河北企业》2021 年第 4 期。

的文明发展道路。"① 我们要将美丽的生态环境作为未来中国新的经济增长点，将生态优势转化为经济优势，使生态效益转化为经济效益。未来的发展方向将基于已有的工业基础，增进科技革命，加快发展绿色产业，在环境治理、科技创新等方面增加投资和研发力度，提高环境治理效能，改善生态环境，从而最大限度地满足人们对美好生活的向往和追求。②

2. 我国统筹经济社会发展与生态保护的历程

新中国成立以来，我国就非常重视生态环境保护。在社会主义革命和社会主义建设初期就为生存图发展而进行大规模的植树造林和兴修水利等。党中央与国务院在 1973 年 8 月召开了第一次全国环境保护工作会议，对环保工作进行了统一部署，开启了我国的环保事业。

改革开放后，我国经济发展迅速，人民生活水平得到很大提升，资源生态与环境问题也愈发严峻，成为制约经济持续健康发展的重大矛盾、人民生活质量提高的重大障碍、中华民族永续发展的重大隐患。③ 在前期发展实践的基础上，我国意识到良好的生态环境是人类社会发展及经济发展的重要基础，生态优势可以变成经济优势、发展优势，开始寻找生态与经济发展两者之间的平衡点。④ 2000 年以后，我们意识到经济发展付出的环境代价需要得到遏制，生态环境保护需要通过经济发展方式转型予以解决。⑤

这一时期，中央领导集体已经深刻意识到了生产力发展和生态环境之间存在的某种结构性矛盾，并提出了一系列发展经济要兼顾环境保护的思想，

① 《习近平：让绿水青山造福人民泽被子孙——习近平总书记关于生态文明建设重要论述综述》，载中国政府网，http://www.gov.cn/xinwen/2021-06/03/content_5615092.htm，2021 年 6 月 3 日。

② 吴轲威：《绿色发展：结合生态保护与经济发展》，《中国社会科学报》2022 年第 5 期。

③ 杨伟民：《建立系统完整的生态文明制度体系》，《光明日报》2013 年 11 月 23 日。

④ 潘家华：《加快形成绿色发展方式和生活方式》，《当代党员》2018 年第 1 期。

⑤ 曲格平：《中国环境保护四十年回顾及思考》，《环境保护》2013 年第 10 期。

指导这一时期的生态环境保护实践和社会经济活动，极大地推进了中国生态环境保护的制度化。

邓小平同志开辟了我国改革开放和社会主义现代化建设道路，并指导了20世纪80年代中国环保工作与实践。在理论层面上，邓小平提出尊重自然规律，重视能源资源节约，并将环保确立为基本国策。在实践层面上，邓小平强调要依靠法律制度和科学技术创新推动生态环境保护工作，并且强调要通过控制人口增长来缓和人口、资源、环境之间的矛盾和紧张关系。

江泽民同志提出以"三个代表"重要思想作为指导，统筹人口、资源、环境的关系，坚持走可持续发展道路，从"可持续发展战略—环境法制度—环境保护实践"三个维度形成了系统全面的生态环境观。1997年，党的十五大报告确立了可持续发展的战略地位，对保护环境的基本国策加以强调的同时，提出了资源节约、法制建设、水土保持三个方面的生态环境保护实施策略。

在"三个代表"重要思想的基础上，胡锦涛同志提出了科学发展观和资源节约型环境友好型"两型社会"建设，并继续推进了生态文明建设的理论发展与实践探索。科学发展观第一要义是发展，核心是以人为本，基本要求是全面协调可持续性。建设生态文明作为实现全面建设小康社会奋斗目标的新要求，强调基本形成节约能源资源和保护生态环境的产业结构、增长方式、消费模式，有效控制主要污染物的排放，在全社会牢固树立生态文明观念。

党的十八大以来，我国生态文明理论和实践都取得了重要进展。生态文明思想不断深入人心，生态文明实践广泛推进。习近平总书记创造性地提出了"两山"理论，"绿水青山就是金山银山"。尤其是"十三五"时期，中国生态环境质量改善取得明显效果，真正扭转了过去生态环境"局部好转、总体恶化"的趋势，我国统筹经济社会发展和生态环境保护取得了重大进展。

3. 统筹经济社会发展与生态保护的挑战

需要看到的是，我国在统筹经济社会发展与生态环境保护方面依然存在很大的挑战。

首先，是经济增长方式的路径依赖。改革开放以来，党提出"发展是硬道理"的科学论断，坚持以经济建设为中心，加上中央和地方的财政分权制度，创造出举世瞩目的经济快速发展奇迹，国家和地方经济实力都大幅跃升。在这个过程中，各地方政府都深度参与了地区的经济社会建设，并形成了一定的路径依赖，而在这个路径中，资源和生态环境都是经济增长可供役使的资源，对生态环境的保护是收益外溢的额外投入。因此，地方政府在环境治理方面激励不足。

其次，是发展的不平衡不充分依然是中国经济社会发展的主要矛盾。因此，发展优先还是生态优先对于不同的群体而言会有不同的需求，只有在"绿水青山就是金山银山"真正实现有效转化时，生态保护和经济发展才能有效统一。

最后，中国作为最大的发展中国家，统筹经济社会发展与生态环境保护没有现实可参照的对象，中国必须走出自己的发展道路。发达国家走的是先污染后治理的道路，加上产能的转移和全球化的红利，实现了经济发展和生态保护的统一。我国作为后发国家，不可能走发达国家先污染后治理的道路，要实现经济社会和生态环境的协调，必须从对发展的根本认识和核心制度上切入。

（二）高质量发展是统筹经济社会发展与生态保护的必然选择

习近平总书记指出："发展是解决中国所有问题的关键，也是中国共产党执政兴国的第一要务。"[①] "经济发展不能以破坏生态为代价，生态本身就是

---

① 《习近平谈"兴国之要"：发展是解决所有问题的关键》，载中国共产党新闻网，http://cpc.people.com.cn/xuexi/n1/2017/0615/c385474-29340955.html，2017 年 6 月 15 日。

经济，保护生态就是发展生产力。"① 为建设人与自然和谐共生的现代化社会，我们需要处理好人与自然的关系，经济发展和生态保护的关系。传统工业化进程中出现的资源浪费、环境污染和生态破坏是过去工业化模式的弊端。经济建设和生态文明是统一的，两者统一于满足人民不断增长的美好生活需要，统一于解放和发展生产力，统一于共同构建人与自然生命共同体。② 因此，党的十九届五中全会将高质量发展作为"十四五"乃至更长时期经济社会各方面发展的主题。在全面建设社会主义现代化国家的过程中，推动高质量发展是统筹经济社会发展与生态环境保护的必然选择，是实现中华民族伟大复兴的必然要求。

1. 高质量发展的内涵和特征

高质量发展的本质内涵，是以满足人民日益增长的美好生活需要为目标的高效率、公平和绿色可持续的发展。③ 根据《中共中央关于党的百年奋斗重大成就和历史经验的决议》，高质量发展是体现新发展理念的发展，是创新成为第一动力、协调成为内生特点、绿色成为普遍形态、开放成为必由之路、共享成为根本目的的发展。④

习近平总书记指出："高质量发展不只是一个经济要求，而是对经济社会发展方方面面的总要求；不是只对经济发达地区的要求，而是所有地区发展都必须贯彻的要求；不是一时一事的要求，而是必须长期坚持的要求。"⑤

① 《保护生态就是发展生产力》，载人民网，http://theory.people.com.cn/n1/2020/0403/c40531-31660005.html，2020 年 4 月 3 日。

② 《推动高质量发展需要处理好的若干重大关系》，载求是网，http://www.qstheory.cn/dukan/hqwg/2022-02/25/c_1128415823.htm，2022 年 2 月 25 日。

③ 张军扩、侯永志、刘培林等：《高质量发展的目标要求和战略路径》，《管理世界》2019 年第 7 期。

④ 《中共中央关于党的百年奋斗重大成就和历史经验的决议》，载中国政府网，http://www.gov.cn/zhengce/2021-11/16/content_5651269.htm，2021 年 11 月 16 日。

⑤ 《坚定不移走高质量发展之路》，载中国政府网，http://www.gov.cn/xinwen/2021-03/11/content_5592136.htm，2021 年 3 月 11 日。

经济发达地区经历了经济高速发展阶段，需要打破"发展惯性"，通过全面深化改革加快转变经济发展方式。经济相对落后的地区要创新思想、因地制宜、扬长补短，结合当地资源禀赋条件，走出适合本地区实际的高质量发展之路。

从范围看，高质量发展是整个经济社会系统的高质量发展。我国坚持以经济建设为中心，在经历了几十年高速增长后，人民日益增长的美好生活需要已不仅包括物质生活方面的更高要求，民主、法治、公平、正义、安全、环境等方面的要求也日益增长，满足人民日益增长的美好生活需求，必须在经济、政治、社会、文化、生态等各领域都体现出高质量发展的要求。

2. 高质量发展是统筹经济社会发展与生态保护的必然选择

高质量发展是我国不断推动经济走向高级化的必然阶段。新中国成立初期，党中央决定实施重工业优先发展战略。到改革开放前，中国已建立起独立的、比较完整的工业体系和国民经济体系，为开创中国特色社会主义提供了重要的物质基础。我国经济的加速发展时期，生产潜力不断释放，经济规模越来越大。与此同时，经济增长方式较为粗放，经济结构不合理，能源、资源、环境等约束日益凸显。党的十三大起，我国提出要从粗放经营为主逐步转向集约经营为主的轨道，随后提出可持续发展战略，坚定不移贯彻新发展理念。党的十九大根据发展阶段和社会主要矛盾重大变化，明确提出我国经济已由高速增长阶段转向高质量发展阶段。

高质量发展是居民美好生活需要的内在要求。满足人民需要是社会主义生产的根本目的，也是推动高质量发展的根本力量。高质量发展就是要回归发展的本源，实现最大多数人的社会效用最大化。当前，我国社会主要矛盾已经转化为人民日益增长的美好生活需要和不平衡不充分的发展之间的矛盾。人们对优美生态环境的需要不断增长，既要创造更多物质财富和精神财富，也要提供更多优质生态产品。与高速增长阶段相对单纯的、主要是吃饱穿暖之类的物质文化需要有所不同，在高质量发展阶段，人民不仅期盼吃好穿美，而且期盼有更好的教育、更稳定的工作、更满意的收入、更可靠的社会保障、更高水平的医疗卫生服务、更舒适的居住条件、更优美的生活环境，期盼孩子们成长得更好、工作得更好、生活得更好。[①] 随着人民对数量型的更多增长转向对质量的更高追求，越来越多的人的生活重心从物质转向精神，从物质文化领域向包括物质文明、精神文明、社会文明、制度文明和生态文明在内的全面美好生活跃升和转变。

高质量发展是地区协调发展的关键保障。在经济高速增长阶段，以 GDP 增速为特点的地区竞争，使得各个地区发展趋于同质化，追求投资驱动以迅速提高 GDP，大基建、大工业、大外贸，不仅造成产业雷同，大量不适合发展工业的地区也在通过零地价、低环境标准和税收优惠等政策招商引资，资源禀赋不同的地区难以发挥自己的比较优势，生态保护和农业发展得不到真正重视，甚至在这个过程中，受到很大的破坏。当中国经济从高速增长阶段转向高质量发展阶段，这意味着发展价值转向多维性，不再以经济增速作为唯一价值考量，这决定了各个地区的发展可以有多种路径选择，可以根据各地区的地理差异性和资源禀赋，发挥不同的主体功能和发挥比较优势，创造各具特色的高质量发展奇迹。对于高质量发展，一定的经济增长速度特别是可持续的增长是必要的，而且是基础性的，但追求高质量发展的优化目标则可以是"各显神通""各具特色"的。[②]

3. 中国特色的高质量发展模式探索

（1）城市群发展战略成为区域协调发展新模式

改革开放以来，"以经济建设为中心"和地方政府竞争的发展模式，成

---

① 中共中央宣传部编：《习近平新时代中国特色社会主义思想学习纲要》，学习出版社、人民出版社 2019 年版，第 41 页。

② 金碚：《关于"高质量发展"的经济学研究》，《中国工业经济》2018 年第 5 期。

就了中国的经济奇迹。与此同时，地区发展的不平衡问题日益凸显，地区产业雷同、无序开发与恶性竞争及地方保护主义等问题得不到根本解决。在地方竞争模式下，环境要素的低成本竞争格局得不到根本改变，生态环境治理在缺乏区域协同的机制下往往呈现边治理边污染的特点，导致事倍功半。因此，在高质量发展阶段，必须解决区域发展的协调问题。

党的十八大以来，各地区各部门围绕促进区域协调发展进行了积极探索并取得一定成效。但我国区域发展不平衡不充分问题依然比较突出，区域协调发展机制还不完善，难以适应新时代高质量发展需要。因此，2018年11月18日，中共中央、国务院发布《关于建立更加有效的区域协调发展新机制的意见》，该文件明确指出，未来将以"一带一路"建设、京津冀协同发展、长江经济带发展、粤港澳大湾区建设等重大战略为引领，以西部、东北、中部、东部四大板块为基础，促进区域间相互融通补充。建立以中心城市引领城市群发展、城市群带动区域发展新模式，推动区域板块之间融合互动发展，形成以京津冀城市群、长三角城市群、粤港澳大湾区、成渝城市群、长江中游城市群、中原城市群、关中平原城市群等城市群发展战略。①

城市群协同发展不是要各地区在经济发展上达到同一水平，而是要走合理分工、优化发展的路径，进而形成能够带动全国高质量发展的新动力源。2020年，中国七大城市群覆盖人口超过7.7亿，GDP总额超过63.6万亿元，占全国GDP总量的63%。"十四五"规划和2035年远景目标纲要明确指出，要以中心城市和城市群等经济发展优势区域为重点，增强经济和人口承载能力，带动全国经济效率整体提升。以京津冀、长三角、粤港澳大湾区为重点，提升创新策源能力和全球资源配置能力，加快打造引领高质量发展的第

---

① 《中共中央、国务院关于建立更加有效的区域协调发展新机制的意见》，载中国政府网，http://www.gov.cn/zhengce/2018-11/29/content_5344537.htm，2018年11月18日。

一梯队。在中西部有条件的地区，以中心城市为引领，加快工业化城镇化进程，形成高质量发展的重要区域。通过城市群发展战略，释放国内循环体系最大内需潜力，发挥国内超大规模市场优势，形成区域间彼此协调、国内国际双循环相互促进的整体发展新优势。

（2）从精准扶贫到乡村振兴

我国发展中最大的不平衡就是城乡之间的不平衡，农村就是发展最不充分的地方，而农业是经济再生产与自然再生产相互交织的过程[①]，因此统筹经济社会与生态的关系必须解决农村高质量发展的问题。

党的十八大以来，以习近平同志为核心的党中央高度重视"三农"问题。2013 年 11 月，习近平总书记来到湖南湘西十八洞村调研，思考解决当地的贫困问题，提出"实事求是、因地制宜、分类指导、精准扶贫"，形成了精准扶贫方略的重要思路。精准扶贫是针对不同贫困区域环境、不同贫困农户状况，运用科学有效程序对扶贫对象实施精准识别、精准帮扶、精准管理的治贫方式。[②]党的十八届五中全会后，我国提出实施脱贫攻坚工程，坚决打赢脱贫攻坚战。到 2020 年，我国现行标准下农村贫困人口实现脱贫，贫困县全部摘帽，如期完成脱贫攻坚目标任务，确保全面建成小康社会。

与此同时，党的十九大又提出实施乡村振兴战略，并作为国家经济发展七个战略之一写入党章。可以说，精准扶贫是乡村振兴的首要任务，乡村振兴则是精准脱贫的逻辑延续。[③]党的二十大报告又提出"中国式现代化是全体人民共同富裕的现代化"，乡村振兴是实现共同富裕的必然选择。精准扶

---

① 《我国发展中最大的不平衡就是城乡之间的不平衡》，载澎湃新闻，https://www.thepaper.cn/newsDetail_forward_1911046，2021 年 12 月 18 日。

② 曹应旺：《从精准扶贫到精准施策，蕴藏习近平总书记关于"精准是要义"的思想方法》，载瞭望网，http://lw.xinhuanet.com/2021-03/01/c_139774587.htm，2021 年 3 月 1 日。

③ 《有序衔接精准扶贫与乡村振兴战略》，载环球网，https://china.huanqiu.com/article/3zzx4VFQ5NV，2020 年 9 月 23 日。

贫基本解决了绝对贫困问题，乡村振兴更是向前一步，逐步解决农村的长期发展问题。农村作为我国发展最不充分的地方，同时也是我国最有发展潜力的地方。乡村振兴要求农村发展要以"产业兴旺、生态宜居、乡风文明、治理有效、生活富裕"为目标，明确了"加快推进农村现代化"的总任务。全面实施乡村振兴战略，是实现农业农村现代化的重要任务，[①] 也是中国特色高质量发展的重要内容。

（三）统筹经济社会发展与生态保护的体制机制保障

1. 建设统一大市场，促进经济循环畅通

2022 年 3 月 25 日，中共中央、国务院发布《关于加快建设全国统一大市场的意见》，要求"加快建立全国统一的市场制度规则，打破地方保护和市场分割，打通制约经济循环的关键堵点，促进商品要素资源在更大范围内畅通流动，加快建设高效规范、公平竞争、充分开放的全国统一大市场"。[②]

建设全国统一大市场是坚持和完善社会主义市场经济体制的生动体现。优化社会主义市场经济体制，要充分发挥市场在资源配置中的决定性作用。统一产权保护、市场准入、公平竞争、社会信用等基础制度，深化要素市场化配置改革、打造统一的要素和资源市场，以及推进市场监管公平统一，有助于破除地方保护和区域壁垒，为构建全流通的全国大市场蓄力。

建设全国统一大市场是构建新发展格局的基础支撑和内在要求。[③] 我国有 14 亿多人口，具有超大规模市场优势。然而，我国市场面临"大而不强"的问题，市场分割和地方保护比较突出，要素和资源市场建设仍不完善。这

---

① 《乡村振兴是实现共同富裕必经之路》，载求是网，http://www.qstheory.cn/qshyjx/2021-09/22/c_1127888002.htm，2021 年 9 月 22 日。

② 《中共中央、国务院关于加快建设全国统一大市场的意见》，载中国政府网，http://www.gov.cn/zhengce/2022-04/10/content_5684385.htm，2022 年 3 月 25 日。

③ 《加快建设全国统一大市场，畅通全国大循环》，载发改委官网，https://www.ndrc.gov.cn/wsdwhfz/202204/t20220422_1322696.html?code=&state=123，2022 年 4 月 22 日。

些制约经济循环的关键堵点，让超大市场规模的优势，无法得到充分发挥。我国疆域广阔，各地资源禀赋差异较大，要求全国齐头并进并不现实。全国统一大市场旨在推动"软制度"的统一和"硬设施"的联通。构建全国统一大市场正是要利用各地区的禀赋差异，发挥比较优势，推动资源在全国范围内进行优化配置，从而使整个经济社会的效益最大化，解决发展不平衡不充分问题。落实构建新发展格局的战略部署，必然要加快建设全国统一大市场，畅通全国大循环。

建设全国统一大市场是构建全国统一的能源和生态环境市场的重要前提。建设全国统一的能源市场是在有效保障能源安全供应的前提下，结合实现碳达峰碳中和目标任务，有序推进全国能源市场建设。① 我国石油、天然气价格受国内和国外两大市场影响较大。② "外高内低"的价格倒挂会吞噬进口环节的利润，造成供给紧张的局面；而"外低内高"导致大量进口，又会打击我国油气上游产业的积极性，不利于国内油气产业健康发展。全国统一能源市场的建立，则可以有效化解充足供应与控制成本这一结构性难题。

培育发展全国统一的生态环境市场，就是要依托公共资源交易平台，建设全国统一的碳排放权、用水权交易市场，实行统一规范的行业标准、交易监管机制。③ 推进排污权、用能权市场化交易，探索建立初始分配、有偿使用、市场交易、纠纷解决、配套服务等制度。推动绿色产品认证与标识体系建设，促进绿色生产和绿色消费。

我国环境权益交易市场建设总体仍处于起步阶段，不同环境权益交易市

①③ 《中共中央、国务院关于加快建设全国统一大市场的意见》，载中国政府网，http://www.gov.cn/zhengce/2022-04/10/content_5684385.htm，2020 年 4 月 10 日。

② 《我国石油对外依赖度飙升至 73%》，载中国能源网，https://www.china5e.com/news/news-1110148-1.html，2021 年 2 月 26 日。

场协调不够，各试点地区现行交易制度间存在较大差异，环境权益跨区域交易仍存在明显制度障碍。建设全国统一生态环境市场，就是要针对传统生态环境领域的区域性问题，破除各类以邻为壑和地方保护主义，实行统一的行业标准、监管机制、治理体系，以更加市场化的手段推动生态环境要素和资源在不同区域、行业、企业间有效配置和自由流动。

2. 推动决策转向，打造有为政府

中国政府在经济增长中发挥了巨大作用，调动地方政府发展经济积极性是推动经济增长不可或缺的重要力量。中国市场空间广阔，若要建立商品和要素统一大市场，那么就会让生产要素和商品遵循价格规律，在整个大市场中流动起来。但是由于地方政府关注更多的是地区局部利益，若采取经济或行政手段来干预当地市场，容易造成商品或要素市场的分割。历次政府改革，我国都在着力从财政与决策两个维度既调动地方政府的积极性又契合整个市场的可持续发展脉络。

中国现行的财政分权体制下，由于政府的科层制和"锦标赛"竞争机制的存在，生态保护的收益外溢特征易导致地方政府环境治理激励不足的问题，产生"逐底竞争"。[1] 如何有效提高地方政府环境治理的重视程度，便成为生态文明建设阶段性成功的关键。

绩效考核和官员晋升是调动地方领导干部积极性的重要手段。[2] 通过优化政绩考核机制，将生态环境指标纳入领导干部的综合目标责任制考核，且增加其在考核中的比重和优先级，从而大大提高地方政府敷衍环境治理的风险。

此外，利用转移支付来协调中央和地方在环境保护方面的利益。通过项

---

① 周雪光：《基层政府间的"共谋现象"——一个政府行为的制度逻辑》，《社会学研究》2008 年第 6 期。

② 周飞舟：《锦标赛体制》，《社会学研究》2009 年第 3 期。

目制方式专项资助地方的生态环境保护，如"退耕还林还草"等项目。[①]一方面，生态转移支付可以起到缓解地方财政压力、增加地方环保能力的作用；另一方面，各地获得转移支付资金的数额取决于当地环境治理效果，也能起到弥补地方生态保护成本、内化外部性的作用。在绿色财政制度的运作逻辑下，地方政府具有动力重视环境治理，具有良好的环境治理效应。

实际决策中，面对巨大的经济利益，地方政府依旧难以放弃"环保为经济让路"的发展理念，往往和企业结成稳固的"政商同盟"。环保督察制度应运而生，并不断推动基层政府决策的转向。中央环保督察赋予环保督察机构更具权威化的环境督察权力和有效性[②]，强化了政府环境保护的责任[③]。通过"督企督政"和"党政同责"解决地方长期存在的"政企合谋"，迫使企业进行绿色转型，同时还有效遏制了地方政府对于环保问题的"形式化"和"一刀切"现象，实现绿色发展[④]。

如何提升服务群众水平和更好地回应民众诉求日益成为基层政府考虑的重要因素。环保督察制度在执行过程中，通过当地主流媒体广泛吸引群众关注，积极发动群众参与环境污染信息举报，建立公众环境诉求响应机制，定时发布环境信息和公告。广泛参与、公开透明的公众监督机制也推动政府决策更加以人为本。

面向企业的管理中，政府也逐步由以管理者为中心转向以服务对象为中心，由以监管为主转向监管帮扶并行。通过简政放权让权于市场主体，通

---

①　荀丽丽、包智明：《政府动员型环境政策及其地方实践——关于内蒙古 S 旗生态移民的社会学分析》，《中国社会科学》2007 年第 5 期。

②　戚建刚、余海洋：《论作为运动型治理机制之"中央环保督察制度"——兼与陈海嵩教授商榷》，《理论探讨》2018 年第 2 期。

③　罗三保、杜斌、孙鹏程：《中央生态环境保护督察制度回顾与展望》，《中国环境管理》2019 年第 5 期。

④　谌仁俊、肖庆兰、兰受卿等：《中央环保督察能否提升企业绩效？——以上市工业企业为例》，《经济评论》2019 年第 5 期。

过探索负面清单、证照分离等制度激发市场主体的活力。① 除此之外，优化营商环境，提升公共服务能力成为政府的新要求，尤其是环境规制的加速迭代，环境政策的不断趋严趋细，为企业带来较大的政策响应压力。因此，各地方政府探索推出面向企业的环境公共服务，以帮助企业有效响应环境规制，助力企业绿色低碳转型。

3. 鼓励创新创业，加快新旧动能转换

中国已经结束了由工业化、投资驱动的经济高增长时代，如今中国经济增长不能依靠资源投入的增加，而是要通过创新驱动资源使用效率的提高。②

科技进步是第一生产力，人力资本是第一资源。③ 新增长理论认为科学技术只有转化为被人们广泛掌握并运用到生产过程中的知识和技术，转化为人的能力，才可以转化为生产力。改革开放40多年，我国充分利用人口红利的比较优势和技术吸收再创新的后发优势，实现了举世瞩目的经济成就。在经济结构转型中，人力资本结构优化对人力资本提出了更高的要求。在这一背景下，我国持续加大教育支持力度，培育高尖端核心技术人才和领军型人才，在产学研环节中着力提升基础性研发实力及提高科技成果转化效率，由"人口红利"转向"人才红利"。

创新是高质量发展的内在要求，是推动产业结构转型升级的重要支撑。④ 推动高质量发展，就要推动传统产业改造升级，促进新技术与传统产业融合，让传统产业重新焕发活力，释放新动能。我国推进实施创新驱动和

---

① 何颖、李思然：《"放管服"改革：政府职能转变的创新》，《中国行政管理》2022年第2期。

② 《坚持科技是第一生产力、人才是第一资源、创新是第一动力》，载人民网，http://opinion.people.com.cn/n1/2022/1018/c1003-32547395.html，2022年10月19日。

③ 《人力资本是中国城镇化后半场主动力》，载中国经济网，http://www.ce.cn/macro/more/202010/28/t20201028_35946187.shtml，2020年10月28日。

④ 《打造"双创"升级版的重要着力》，载中国政府网，http://www.gov.cn/zhengce/2018-11/01/content_5336350.htm，2018年11月1日。

"互联网＋"等发展战略，发展高端装备、电子信息、生物医药等新兴产业，拓展经济发展的新空间。为实现科技创新与企业创新创业深度融合，我国鼓励搭建成果转化平台，畅通科技成果与市场对接渠道，健全科技资源开放共享机制，鼓励科研人员面向企业开展技术开发、技术咨询、技术培训。面临新旧转换的挑战，创新将成为我国新型经济体系建立的重要推力。

创新是引领发展的第一动力，企业家创新活动是推动企业创新发展的关键。① 中国的"大众创业、万众创新"不仅体现了中国经济从工业经济逐步向创新经济过渡的信号，而且确立了创业作为中国经济内生增长的根本动力及源头地位。良好的创业环境、营商环境、创新生态，是企业优化产品、扎根发展的深厚土壤。同时，中小企业是创新创业创造的重要力量。我国持续深化"放管服"改革，围绕企业全生命周期开展全方位服务，针对中小企业给予更多政策保障，促进中小企业更多更公平地获取创新资源。进一步深化行政审批制度改革，完善容缺预审等服务机制，强化简政、减税、降费等制度创新，着力降低企业制度性交易成本，平等对待所有市场主体，激发市场主体活力，努力为新动能不断积聚、旧动能焕发生机创造广阔空间。

新发展阶段必须践行新发展理念。中国经济已转向高质量发展阶段，要紧抓以科技创新为主的创新，着力推动人才培养，促进企业家创新创业活动，推动新旧动能转换，实现高质量发展。

三、生态文明制度建设的抓手：规划路径

规划是从理念到行动、从理论到实践的政策载体和桥梁。因此，无论是作为理念的生态文明，还是作为道路或模式的生态文明——"生产发展、生

---

① 《弘扬企业家精神，为国家作出更大贡献》，载人民网，http://opinion.people.com.cn/n1/2021/1206/c1003-32300024.html，2021 年 12 月 6 日。

活富裕、生态良好的文明发展之路""以生态优先、绿色发展为导向的高质量发展新路子""人与自然和谐的现代化"，^①都需要更加关注"规划"，尤其是作为整个规划体系的龙头与核心的发展规划在生态文明建设中的巨大作用——通过规划"管理增长"，解决发展不平衡不充分、发展质量和效益不高的问题，实现从高速增长到高质量发展的转变，形成节约资源和保护环境的空间格局、产业结构、生产方式、生活方式，建设生态文明。

（一）规划是中国政策体系的核心机制

在中国的政策体系中，党代会报告是中国共产党最重要的公共政策，而五年规划则是中国政府最重要的公共政策。^②回顾新中国成立 70 多年的建设和发展历程，从"一五"计划确立中国发展规划（计划）机制的"第一粒纽扣"，再到改革开放以来计划到规划的"华丽转身"，我国已连续编制实施了十四个五年规划（计划）。可以说，经过新中国成立以来特别是改革开放以来的不断探索实践，发展规划已经成为中国共产党及其领导下政府进行治国理政和发展社会主义民主政治的重要制度机制。而生态文明建设由于它自身的特点更需要借助于这种五年规划或中长期远景目标的制定实施，来实现有意识的社会政治动员。甚至可以说，"规划"理应成为中国共产党全面领导下的中国特色社会主义生态文明建设的最直接的有计划组织形式。^③

1. 规划定位：助力生态文明顶层设计实现最重要的公共政策

所谓"顶层设计"，是指组织或单位依据事物的发展形势，对未来的发展趋势做出基本判断，并在统筹考量的基础上，制定出一套整体性的、长期

---

① 包存宽：《生态文明新时代环境规划的使命与担当》，《中国环境报》2020 年 6 月 4 日。

② 转引自《解读五年规划丨如何制定？意义何在？》，载澎湃新闻，https://m.thepaper.cn/baijiahao_8766370，2020 年 8 月 17 日。

③ 郇庆治：《全面发挥"十四五"规划对于生态文明建设的统领作用》，《中国环境报》2020 年 11 月 4 日。

性的指导思想、发展方向、远景和发展目标。顶层设计强调分析形势、把握趋势和规律，具有较强的思辨特征，强调科学性和宏观指导性，为下一步的规划工作划定边界和原则，对规划起到了制约和指导的作用，属于最高层次的战略谋划。

规划，是指组织或单位按照事物发展的规律，对特定时期内某一事物的发展目标、发展阶段、任务等进行整体性、全局性的统筹规划和协调，从而制定出一套面向未来的行动方案。规划更注重根据顶层设计所确立的发展趋势，在时间、空间上进行相应的任务分配和布局，具有较高的完备性和较强的实践性，是各部门、各单位每年安排工作的重要参考，属于中间层的战术（策略）策划。①

因此，生态文明建设的"顶层设计"的价值在于发挥顶层的优势，宏观把握改革方向和步伐，引导规划的编制与实施。而规划则是助力生态文明顶层设计实现最重要的公共政策。

2. 规划过程：各方协作达成共识

中国的规划体系涵盖了中央各部门及地方各级政府的政策制定者。在中央所给定的框架内，各级政府各自决定自己管辖范围内的政策优先顺序，并通过规划协调中央与地方的发展目标和具体政策。通过制定各种子规划，国家五年规划被一步步细化，形成了一张层层叠叠、相互联系的政策网络。

五年规划是一个循环往复的过程，从收集信息、分析研究、起草文件、组织实施，到评估和修订规划，这些步骤每五年就会重复。规划的制定与实施是中央和地方多层次多主体通过"党的主张＋国家意志＋政府职能＋人民利益"之间的各种互动，不断协商、试验、评估、调整政策的循环过程。

---

① 参见田欢：《政府规划的内涵与浙江数字化赋能政府规划实践》，《中国信息化》2022 年第 3 期。

在规划机制下，各个层级、不同领域的政策主体相互连接成为一个庞大的网络，输出不计其数的政策文本，对经济主体活动进行引导或干预，对各级政府的行为进行塑造或制约。在不断调整适应、各方协作达成共识的政策过程中，规划重新组合各种治理方式，成为治理各种问题的核心机制。①

3. 规划实施：自上而下的控制

在中国，政治权威、政策偏好和很多个人利益都被"党管干部"的人事制度所约束，而这其实是一种基于干部的、控制意识形态和个人升迁的机制，规划也不例外受这一机制驱动。规划依附行政层级体系运行，但其效率高低取决于上级党委对领导班子的考核、同级人大对政府的监督和人民群众的监督制度。中国的经济管理体系虽然是按行政官僚的层级制度建立起来的，但同时处于党的干部层级制度的约束下，因此规划实施与干部政绩考核挂钩，形成一种自上而下的控制。②

（二）生态文明背景下规划体系改革

规划是中国政策的核心机制，长期规划的传统与战略规划的定力是中国独特的政治制度优势。③ 而规划在生态文明建设中扮演的角色可谓"成也规划、败也规划"：一方面，规划能对人类在时间和空间上活动进行合理安排，保证公共产品有效供给和公共利益协调，是从理念到行动、从理论到实践的桥梁；另一方面，除五年规划外，各类规划体系不统一、规划目标和政策工具不协调、数量过多、质量不高、交叉重复和矛盾冲突等问题仍然突出，尤其是长期以来"跨越式增长"流行、资源类规划重开发轻保护。想要解决发展不平衡不充分、散乱污和产能过剩、发展效率和效益低下等问题须从其制

①② 参见韩博天、奥利佛·麦尔敦、石磊：《规划：中国政策过程的核心机制》，《开放时代》2013 年第 6 期。

③ 参见包存宽：《习近平生态文明思想的历史逻辑》，《复旦学报》（社会科学版）2022 年第 5 期。

度性根源——规划及规划体系入手，这些问题正是当前规划体制改革所要解决的。[①]

1. 规划体系的重构及特点

2018 年 11 月和 2019 年 5 月，中共中央、国务院发布《关于统一规划体系更好发挥国家发展规划战略导向作用的意见》《关于建立国土空间规划体系并监督实施的若干意见》，逐步形成以国家发展规划为统领，以空间规划为基础，以专项规划、区域规划为支撑，由国家、省、市县各级规划共同组成，定位准确、边界清晰、功能互补、统一衔接的国家规划体系，[②]进一步明确了发展规划编制前开展深化重大问题研究论证充分考虑要素支撑条件、资源环境约束和重大风险防范等。这两个重要文件和随后的规划立法制度重建，以及 2018 年开展并完成的国家机构改革（组建生态环境部和自然资源部），为引领发展转型、建成美丽中国提供了制度性和组织性保障。

首先，强化了发展规划的统领性作用。发展规划是社会经济发展的蓝图，能够阐明国家战略意图，明确未来政府工作重点，引导规范市场行为，促进生态文明建设，比如《中共中央关于制定国民经济和社会发展第十四个五年规划和二〇三五年远景目标的建议》中，指出 2035 年基本实现现代化的目标和生态环境领域所关注的美丽中国目标，为下一阶段的发展提供总纲引领。发展规划的编制体现了"党的主张＋国家意志＋国务院组织实施"的工作机制和以人民利益为中心的宗旨，它处于规划体系中的最上位，是其他规划的总遵循。

其次，国土空间规划以空间治理和空间结构优化为主要内容，是实施国

---

① 参见李月寒、包存宽：《环境保护与经济发展可以和谐共存》，《中国环境报》2017 年 9 月 27 日。

② 田欢：《政府规划的内涵与浙江数字化赋能政府规划实践》，《中国信息化》2022 年第 3 期。

土空间用途管制和生态保护修复的重要依据，具有基础性作用，体现国土空间利用的底线和红线。正如 2019 年全国"两会"期间，习近平总书记参加内蒙古代表团讨论时指出的"要坚持底线思维，以国土空间规划为依据，把生态、农业、城镇空间和生态保护红线、永久基本农田保护红线、城镇开发边界作为调整经济结构、规划产业发展、推进城镇化不可逾越的红线"，[①] 强调了空间规划应为未来的经济发展和城镇化定规矩，让其遵守空间开发的秩序，[②] 严守生态保护和耕地保护的红线。

最后，以专项规划和区域规划为支撑。专项规划是指导特定领域如环境保护、绿色低碳等方面发展、布局重大工程项目、合理配置公共资源、引导社会资本投向、制定相关政策的重要依据。它受到发展规划和空间规划的双向规约，即专项规划、区域规划及空间规划，均须依据发展规划编制，空间规划则对专项规划所涉及的城镇建设、资源能源利用、生态环保等开发保护活动提供指导和约束作用。而国家级区域规划是指导特定区域发展和制定相关政策的重要依据。重点区域如长三角、长江经济带，连片的社会经济活动关系密切的区域，以及承载国家重大战略的特定区域，均需编制区域规划。专项规划、区域规划要强调和全国空间规划的衔接，衔接的重点包括生态约束性指标、发展方向、总体布局、重大政策、重大工程、风险防控等。[③]

2. 规划的科学编制、有效实施与评价

规划中各种决策判断和实施都有一定的指导思想和价值前提，而规划的价值取向应该根据时代和国家的社会政治背景和意识形态仔细判断，然后

---

① 《习近平参加内蒙古代表团审议》，载新华网，http://www.xinhuanet.com/politics/2019lh/2019-03/05/c_1124197105.htm，2019 年 3 月 5 日。

② 参见余陈阳子、包存宽：《论空间规划的"三个空间"与"两个边界"》，《环境保护科学》2016 年第 3 期。

③ 参见包存宽：《生态兴则文明兴：党的生态文明思想探源与逻辑》，上海人民出版社 2021 年版，第 189—190 页。

嵌入并影响规划的各个方面。生态文明时代下，要求规划统筹协调"五位一体"总体布局，以实现美丽中国为目标，以既能满足对自然资源干扰最小、对生态环境最友好，又能公平地满足人民日益增长的美好生活需要为基准。[①]

规划编制应将"顶层设计"和"问计于民"相结合：运用系统论的方法，统筹规划各方面、各层次、各要素，既从中央层面总体构想生态文明建设，又从中央到地方、从政府到社会和企业"自上而下"系统谋划、层层推进，切实推进绿色发展；同时发挥基层力量，在顶层提供的政策范畴内自行选择符合地方需求与特色的建设路径，关注人民日益增长的美好环境需要，问计于民、广开言路，形成"自下而上"的力量。此外，要充分利用现代信息技术、依托科研机构的技术辅助作用，严格规划编制程序，从规划的起草、衔接、论证、审批到发布，健全专家咨询论证制度，邀请相关领域的专家对规划内容及其环境影响进行论证。

规划应按照谁编制、谁组织实施的原则，国家发展规划由国务院组织编制，国务院就是实施规划的责任主体，实施情况和重大问题要向党中央汇报并接受人大的监督。要健全规划实施过程中的动态调整和修编机制及监督考核机制，包括人大监督、审计监督和社会监督，将规划实施情况尤其是生态文明建设情况纳入领导班子的考核体系。此外，要完善规划实施过程中的立法保障，推动相关法律法规部门规章的立改废释工作。除《发展规划法》再次纳入立法日程，还要制定国土空间规划法。而规划体制改革下，《城乡规划法》《土地管理法》何去何从、《环境影响评价法》中相关规划环评的规定及《规划环评条例》的走向等，都是值得关注的问题。[②]

---

① 参见李强、肖劲松、杨开忠：《论生态文明时代国土空间规划理论体系》，《城市发展研究》2021 年第 6 期。

② 参见包存宽：《生态兴则文明兴：党的生态文明思想探源与逻辑》，上海人民出版社 2021 年版，第 190—191 页。

而出自不同目的、涵盖规划编制实施各环节的评价或评估，如年度监测分析、中期评估和总结评估，则是提升规划科学性和有效性的保障机制。评价能够让"头脑发热"的扩张型规划回归理性，[①] 只有梳理好各种评价的关系，甚至进行"多评融合"，才能让各项评价形成使规划更加科学、合理、有效、绿色的制度合力，促进规划回归生态理性。

（三）新时代规划被赋予的新使命

党的二十大报告提出了新时代新征程中国共产党的使命任务，就是团结带领全国各族人民全面建成社会主义现代化强国、实现第二个百年奋斗目标，以中国式现代化全面推进中华民族伟大复兴，并指出，"全面建成社会主义现代化强国，总的战略安排是分两步走：从二〇二〇年到二〇三五年基本实现社会主义现代化；从二〇三五年到本世纪中叶把我国建成富强民主文明和谐美丽的社会主义现代化强国"。[②] 这可以说是我国最高层面的战略规划，这一战略规划也将通过发展规划、区域规划、专项规划等得到具体落实，规划由此在新时代背景下被赋予新的使命与责任。

1. "绿色"成为规划的亮点和底色

党的二十大报告提出，到 2035 年要"广泛形成绿色生产生活方式，碳排放达峰后稳中有降，生态环境根本好转，美丽中国目标基本实现"，并系统阐释了"推动绿色发展，促进人与自然和谐共生"的要求。"绿色"必然成为规划的重点。事实上，随着我国经济的持续发展和人民群众对优美生态环境需要的不断提升，"绿色"已经成为规划的亮点和底色。

"十一五"期间，我国首次把"生态文明"写进党的十七大报告，并将其列为中国特色社会主义事业建设的重要战略任务，生态文明建设上升为政

---

① 郑欣璐、包存宽：《评价让扩张型规划回归理性》，《中国环境报》2018 年 8 月 8 日。

② 参见习近平：《高举中国特色社会主义伟大旗帜 为全面建设社会主义现代化国家而团结奋斗——在中国共产党第二十次全国代表大会上的报告》，《求是》2022 年第 21 期。

府的施政纲领和国家发展理念。党的十七届四中全会又把生态文明建设提升到与经济建设、政治建设、社会建设、文化建设并列的战略高度，形成了中国特色社会主义事业"五位一体"的总体布局。

"十二五"规划首次提出绿色发展的规划目标，并专篇论述"绿色发展与建设资源节约型、环境友好型社会"，明确提出"资源节约、环境保护成效显著"的主要目标，进一步强化健全了节能减排激励约束机制。

根据"五位一体"的总体布局，按照创新发展、协调发展、绿色发展、开放发展、共享发展的理念，"十三五"规划更加关注生态环境的改善，首次明确提出"生态环境质量总体改善"的主要目标，包括加快建设主体功能区、推进资源节约集约利用、加大环境综合治理力度、加强生态保护修复、积极应对全球气候变化、健全生态安全保障机制、发展绿色环保产业等七大发展任务，污染防治力度加大，生态环境明显改善。

"十四五"规划更是坚持新发展理念、着眼推动高质量发展，强调"推动绿色发展，促进人与自然和谐共生"，对深入实施可持续发展战略、完善生态文明领域统筹协调机制、构建生态文明体系、加快推动绿色低碳发展、持续改善环境质量、提升生态系统质量和稳定性、全面提高资源利用效率、建设人与自然和谐共生的现代化等作出重要部署，为推进生态文明建设、共筑美丽中国注入强大动力。

从规划指标所属的类别来看，从"十一五"时期的"人口资源环境"到"十二五"时期、"十三五"时期的"资源环境"，再到"十四五"时期的"绿色生态"，反映出考核目的越来越具体，生态环境在国民经济和社会发展中的地位日益突显。

在指标侧重的领域上，"十一五"时期的指标涉及了人口、能源、水资源、固废、耕地、污染物、植被几大方面；"十二五"时期新增了"非化石能源占一次能源消费比重""单位国内生产总值二氧化碳排放降低"这两个指标，分别体现了对能源结构、碳排放的关注，对主要污染物排放总量的考核也更为具体；"十三五"时期新增了"新增建设用地规模"这一指标，体现了对国土空间规划的考核，取消了主要污染物排放和森林植被等指标，考核内容更为精简；"十四五"时期增添了"地级及以上城市空气质量优良天数比率"，首次对空气质量进行考核评估，至此指标数量精简到五个，而更突出能源消费结构等源头控制性指标和空气质量、地表水质等综合性评价指标的改善。

表 2-1　发展规划中生态文明建设指标体系的演变

"十一五"规划	"十二五"规划	"十三五"规划	"十四五"规划
全国总人口（万人）（约束性）	耕地保有量（亿亩）（约束性）	耕地保有量（亿亩）（约束性）	单位GDP能源消耗降低（%）（约束性）
单位国内生产总值能源消耗降低（%）（约束性）	单位工业增加值用水量降低（%）（约束性）	新增建设用地规模（万亩）（约束性）	单位GDP二氧化碳排放降低（%）（约束性）
单位工业增加值用水量降低（%）（约束性）	农业灌溉用水有效利用系数（预期性）	万元GDP用水量下降（%）（约束性）	地级及以上城市空气质量优良天数比率（%）（约束性）
农业灌溉用水有效利用系数（预期性）	非化石能源占一次能源消费比重（%）（约束性）	单位GDP能源消耗降低（%）（约束性）	地表水达到或好于Ⅲ类水体比例（%）（约束性）
工业固体废物综合利用率（%）（预期性）	单位国内生产总值能源消耗降低（%）（约束性）	非化石能源占一次能源消费比重（%）（约束性）	森林覆盖率（%）（约束性）
耕地保有量（亿公顷）（约束性）	单位国内生产总值二氧化碳排放降低（%）（约束性）	单位GDP二氧化碳排放降低（%）（约束性）	
主要污染物排放总量减少（%）（约束性）	主要污染物排放总量减少：化学需氧量、二氧化硫、氨氮、氮氧化物（%）（约束性）		
森林覆盖率（%）（约束性）	森林增长：森林覆盖率（%）、森林蓄积量（亿立方米）（约束性）		

在指标的性质上，"十一五"时期、"十二五"时期约束性指标和预期性指标并重，从"十三五"开始就不再包含预期性指标，全部改为约束性指标，对生态环境改善和绿色发展的要求更为严格，再到"十四五"时期，从之前污染控制的行动性指标到环境质量改善的状态性指标，真正实现从污染治理到环境改善的转变。

2. "低碳"成为规划的重要抓手

规划作为从理论到实践的桥梁，必然需要有效的抓手来推动生态文明和绿色发展理念的落实。"低碳"，一方面是减缓气候变化的主要措施导向，另一方面，许多污染物与碳排放具有同源性。再加上"低碳"目标和指标的简洁性，"低碳"不仅成为各级规划的目标之一，也成为各级规划落实绿色理念的重要抓手。

为了改变依靠资源的粗放式增长模式，同时也为了响应《京都议定书》关于应对气候变化方面"共同而有区别"的责任，我国虽然不承担具体的碳减排义务，但考虑我国快速上升的碳排放趋势，需要通过国内自主减排，为减缓气候变化做出贡献。因此，我国自"十一五"开始，将"节能减排"指标纳入国家和地方五年发展规划，"单位 GDP 能耗""主要污染物排放总量"，首次成为国家五年规划的约束性指标。而为了全面系统推进"节能减排"工作，国务院和地方政府也在每个五年规划期间，定期发布《节能减排综合性工作方案》，全面协调安排节能减排的部门分工、资金投入、结构调整、技术进步、工艺革新、工程项目、考核评估等等，通过规划分解并落实节能减排的目标和指标，促进了节能减排工作的有效推进。

而通过节能减排积累的经验，加上对应对气候变化认识的不断深入，推动了中国在应对气候变化方面转向战略主动。2020 年 9 月 22 日，习近平主席在第七十五届联合国大会一般性辩论上，宣布"中国将提高国家自主贡献力度，采取更加有力的政策和措施，二氧化碳排放力争于 2030 年前达到峰值，努力争取 2060 年前实现碳中和"。表明了我国应对全球气候变化的坚定决心，也彰显了我国在国际社会上的大国担当，自此拉开了我国碳达峰、碳中和政策实施的序幕。2020 年 12 月，中央经济工作会议将"2030 年之前碳达峰，2060 年之前碳中和"的目标作为重要任务进行统筹安排，随着十九届五中全会将碳达峰、碳中和目标纳入"十四五发展规划与 2035 年远景目标建议"，以及《中共中央、国务院关于完整准确全面贯彻新发展理念做好碳达峰碳中和工作的意见》和《2030 年前碳达峰行动方案》两个重要文件的出台，碳达峰、碳中和"1+N"政策体系的顶层设计已经明确，亟须各省市因地制宜、规划部署，保障碳达峰、碳中和目标的顺利完成。

通过持续推进碳减排和低碳发展，还可以确保生态环境质量持续改善。二氧化碳的排放控制涉及经济社会环境的方方面面，是所有污染物排放的"综合性、典型性的代表"。"十三五"时期我国"生态环境明显改善"是在"污染防治力度加大"尤其是治理"散乱污"的前提下实现的。由此，"十四五"期间，环境污染治理的难度和成本明显增加，而通过加大污染治理来进一步改善生态环境质量的空间和潜能则大大被"压缩"，中国生态环保任重而道远。无论是"十四五"发展规划目标"生产生活方式绿色转型成效显著，能源资源配置更加合理、利用效率大幅提高，主要污染物排放总量持续减少，生态环境持续改善"，还是 2035 年远景目标"广泛形成绿色生产生活方式，碳排放达峰后稳中有降，生态环境根本好转，美丽中国建设目标基本实现"，都深刻指明了我国未来经济发展和生态保护协调的发展方向和实施路径，即广泛形成绿色生产生活方式。而要广泛形成绿色低碳生产生活方式，需要一个可靠的能够触发各个领域行动的抓手，这个抓手就是低碳发展。以低碳发展为导向，可以引导并促进科技创新和技术进步，可以推动能源结构优化和产业结构转型，可以促进能源和资源利用效率的提升，可以实现和其他污染物的协同减排，可以为生活方式的绿色转型提供可靠方向。因此，通过低碳发展，促进生态环境实现根本好转具有广泛前景。

3. 完善专项规划、区域规划，促进绿色低碳持续深化具体化

专项规划是国家发展规划在重点领域的深化和具体化。环境保护和低碳发展涉及面广、综合性强，需要各部门、各领域的有效协同和配合，生态文明建设目标的具体实施需要通过专项规划对相应领域提出明确要求。例如，能源规划对化石燃料尤其是煤炭消费提出总量目标控制，降低化石能源消费，推进清洁能源，并进一步提高能源利用效率，可以实现碳排放和大气污染物的协同减排；交通规划加大对新能源交通工具的政策支持力度，同时优化交通运输结构，引导居民出行结构的低碳转型，在降低碳排放的同时减少交通污染排放；在生态环境保护规划中，推动减污降碳协同进行，逐步实现碳排放达峰后稳中有降，生态环境根本好转，并将碳排放交易纳入现代环境治理体系构建中，充分发挥市场配置资源的决定性作用。此外，还需制定新一轮的低碳发展专项规划，国家侧重顶层设计，地方侧重因地制宜落实绿色发展、减排降碳任务。①

随着区域协同发展逐渐上升到国家战略层面，规划能为区域生态绿色一体化发展提供总体部署和资源调配的支撑。比如，党中央、国务院在 2019 年 12 月印发的《长江三角洲区域一体化发展规划纲要》中，明确以上海青浦、江苏吴江、浙江嘉善为长三角生态绿色一体化发展示范区，由此一体化发展不只停留在经济层面的利益共享，更贯彻了"山水林田湖草是一个生命共同体"的思想，发挥产业共生效应、空间布局联动效应、区域治理协同效应，实现绿色经济、高品质生活、可持续发展有机统一。②

---

① 参见田丰、包存宽：《充分利用规划力量推动实现碳达峰碳中和目标》，《中国环境报》2021 年 1 月 14 日。

② 参见包存宽、王珏：《推进长三角生态环境治理与风险防范一体化》，《文汇报》2019 年 6 月 17 日。

四、生态文明制度建设的着力点：现代环境治理体系

生态文明，是历经工业文明对人与自然关系反思与批判之后对文明发展方向所做出的判断与选择。因此，重构人与自然的和谐关系，始终是生态文明制度建设的核心，而现代环境治理，可以认为是在"理"清人与环境矛盾、"理"顺人与环境关系的基础上，通过制度规范人类与环境相关的活动，达到人与环境和谐之"治"的过程。可以说，完善现代环境治理体系，是生态文明制度建设的主要着力点。

（一）现代环境治理体系的发展逻辑

1. 我国现代环境治理体系的提出与发展

为加快建立系统完整的生态文明制度体系，增强生态文明体制改革的系统性、整体性、协同性，2015 年 9 月，中共中央、国务院印发了《生态文明体制改革总体方案》。该《方案》中提出，到 2020 年，构建起由自然资源资产产权制度、国土空间开发保护制度、空间规划体系、资源总量管理和全面节约制度、资源有偿使用和生态补偿制度、环境治理体系、环境治理和生态保护市场体系、生态文明绩效评价考核和责任追究制度等八项制度构成的产权清晰、多元参与、激励约束并重、系统完整的生态文明制度体系，推进生态文明领域国家治理体系和治理能力现代化，努力走向社会主义生态文明新时代。① 这八项制度，也被称为生态文明制度建设的"四梁八柱"。

2016 年 3 月，《国民经济和社会发展第十三个五年规划纲要》印发，指出"创新环境治理理念和方式，实行最严格的环境保护制度，强化排污者主体责任，形成政府、企业、公众共治的环境治理体系，实现环境质量总体改

---

① 《中共中央、国务院印发〈生态文明体制改革总体方案〉》，载中国政府网，http://www.gov.cn/gongbao/content/2015/content_2941157.htm，2015 年 9 月 21 日。

善。"2017 年 10 月，党的十九大召开，报告提出"构建政府为主导、企业为主体、社会组织和公众共同参与的环境治理体系"。2018 年 5 月，全国生态环境保护大会召开，习近平总书记明确要求："加快解决历史交汇期的生态环境问题，必须加快建立健全以生态价值观念为准则的生态文化体系，以产业生态化和生态产业化为主体的生态经济体系，以改善生态环境质量为核心的目标责任体系，以治理体系和治理能力现代化为保障的生态文明制度体系，以生态系统良性循环和环境风险有效防控为重点的生态安全体系。"①

2020 年 3 月，为更好推进环境治理体系和治理能力现代化的进程，中共中央办公厅、国务院办公厅印发了《关于构建现代环境治理体系的指导意见》，提出"构建党委领导、政府主导、企业主体、社会组织和公众共同参与的现代环境治理体系"，目标是"到 2025 年，建立健全环境治理的领导责任体系、企业责任体系、全民行动体系、监管体系、市场体系、信用体系、法律法规政策体系，落实各类主体责任，提高市场主体和公众参与的积极性，形成导向清晰、决策科学、执行有力、激励有效、多元参与、良性互动的环境治理体系"。

2. 现代环境治理体系内涵

《关于构建现代环境治理体系的指导意见》中，没有给出对现代环境治理体系内涵的解释，可以从环境治理体系和现代化的内涵中，理解现代环境治理体系。

何为环境治理？环境治理同时包含如何进行环境决策和谁在决策，也就是说，环境治理是对自然资源和环境行使的权利，具体包括法律、公共机构和使权利具体化的决策过程。②

---

① 习近平：《推动我国生态文明建设迈上新台阶》，《求是》2019 年第 1 期。

② United Nations Development Programme: World Resource 2002–2004: Decisions for the Earth-balance, voice, and power, https://www.wri.org/research/world-resources-2002-2004, July 1, 2003.

不同于环境管理的主体为政府，管理权来自权力机关的授权，运作模式是单向、强制、刚性的，环境治理强调自上而下与自下而上的互动、合作协作伙伴关系，政府不是唯一权力中心，治理主体还包括市场、社会组织、公民个人等。治理的运作模式是复合的、合作的、包容的，治理行为的合理性受到更多重视，其有效性大大增加。

环境治理体系将多主体治理与协作性治理统合起来，是规范环境领域社会权力运行和维护公共秩序的一系列制度和程序。它包括规范行政行为、市场行为和社会行为的一系列制度和程序，政府治理、市场治理和社会治理是环境治理体系中三个最重要的次级体系。环境治理体系是一个有机、协调、动态和整体的制度运行系统，包含三大要素——谁治理、如何治理、治理得怎样，即治理主体、治理机制和治理效果。

国家治理体系与国家治理能力是相辅相成的有机整体，只有构建良好的国家治理体系，才能提高国家治理能力。同理，作为国家治理体系重要组成部分的环境治理体系，需要政府、市场与社会三者形成一种共生、互补的关系，并在相互耦合中形成整体性的制度结构模式，通过制定完善的法律制度体系，明确各治理主体的责任。①

"现代化"的定义最早是指自人类工业革命以来，以工业化为推动力，而从传统农业社会向现代工业社会的全球性跃迁过程，这一过程促使工业主义渗透到经济、政治、文化、思想各个领域。②不同于以往对"现代化"的理解，我国要实现的现代化包含多个维度，比如生产生活方式的现代化，治理的现代化或者说是制度的现代化，以及人的现代化即更大程度实现人的自由全面发展，等等。

---

① 潘翻番、曹胜熙：《国家治理视角下环境治理现代化的思考》，《中国环境报》2022 年 2 月 14 日。

② 邹广文、张九童：《"现代性"的文化解读》，《社会科学战线》2019 年第 6 期。

环境治理的现代化，就是通过环境治理制度体系的构建、完善和运作，使制度理性、多元共治、生态正义、生态民主等理念渗透到环境治理实践中并引起整个社会思想观念、组织方式、行为方式等的深刻变化，进而实现由传统环境管理向现代环境治理转变的过程。[①] 它是对环境治理困境和危机的主动性回应，是环境治理功能的自我矫正，也是环境治理由人治向法治的转变：一方面，环境治理的现代化是动态的现代化。它在社会推力、拉力和压力综合作用下，不断调适环境治理模式、手段，是不断将环境治理的理念、目标、制度等转化为环境治理效能的过程，也是环境治理体系不断发展、完善、矫正、反馈并重构合法性的过程。另一方面，环境治理的现代化也是全方位的现代化。它包括环境治理理念、治理制度、治理能力、治理行为、治理效能等在内的整体性、协同性变革，是对传统环境管理理念的扬弃。

3. 现代环境治理体系的内在逻辑：制度优势与治理效能

由于现代环境治理体系不断将环境治理的理念、目标、制度等转化为环境治理效能，因此，厘清制度优势转化为治理效能的过程，对于理解现代环境治理体系的内在逻辑大有裨益。

环境治理制度优势转化为治理效能并非一蹴而就。如图 2-1 所示，在制度优势转化为治理效能的过程中，环境治理理念、环境治理能力和环境治理行为分别作用于环境治理制度，促使环境治理制度优势最终得以转化为环境治理效能。其中，环境治理理念是制度优势转化为治理效能的先导，在理念的催化下，环境治理制度得以形成，进而展现出制度优势；环境治理制度包括环境治理法律、环境治理规划与环境治理政策，可以引导提升各类主体的能力，也可约束各类主体的行为；政府、企业及社会三方主体的环境治理能

---

① 刘建伟：《国家生态环境治理现代化的概念、必要性及对策研究》，《中共福建省委党校学报》2014 年第 9 期。

力和环境治理行为是制度优势转化为治理效能的条件，并作用于环境治理制度之上，使制度优势得以充分发挥，最终转变为治理效能。

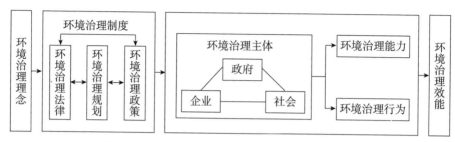

图 2-1　环境治理制度优势与治理效能的转化过程

（1）转化的先导：环境治理理念

党的十八大以来，以环境质量改善为核心，我国形成了"坚持党对生态文明建设的全面领导""坚持生态兴则文明兴""坚持人与自然和谐共生""坚持绿水青山就是金山银山""坚持良好生态环境是最普惠的民生福祉""坚持绿色发展是发展观的深刻革命""坚持统筹山水林田湖草沙系统治理""坚持用最严格制度最严密法治保护生态环境""坚持把建设美丽中国转化为全体人民自觉行动""坚持共谋全球生态文明建设之路"等重要环境治理理念，表现为以人民为中心，环境治理为了人民，依靠人民，着眼于解决人民最盼最急最忧最怨的突出问题。①

环境治理制度是否具有优势，除了需要依靠环境治理实践来检验，并通过实践经验不断巩固、不断完善，也需要依靠环境治理理念、理论阐释的不断强化。因此，在环境治理制度优势向治理效能转化的过程中，必须要厘清环境治理理念、理论与实践的关系，并深入分析理念（价值取向）是如何通过制度实践转化为实际行动的。

---

① 中共中央宣传部、生态环境部编：《习近平生态文明思想学习纲要》，学习出版社、人民出版社 2022 年版，第 1—10 页。

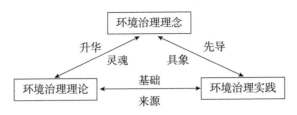

图 2-2 环境治理理念、理论与实践的关系

如图 2-2 所示，理念是理论的灵魂，理论是理念的升华。理念在理论中居于首位，既是理论精气神的集中体现，又是理论的标志，成为一座理论大厦的招牌、一个理论体系的品牌。① 理念作为理论的灵魂，决定着理论的观念体系和结构框架，甚至决定了理论的整体面貌，只有理念正确、先进，理论才会正确、先进。反之，理念通过不断总结、归纳、升华、系统化，发展成熟起来成为理论，如"我们既要绿水青山，也要金山银山。宁要绿水青山，不要金山银山，而且绿水青山就是金山银山"等理念，在辩证认识中逐步发展成为"两山"理论。②

理念是实践的先导，实践是理念的具象化。一方面，没有理念指导的实践是盲目的，在理念的指导下才能开展治理实践。理念作为"指挥棒""红绿灯"，不能只停留在口头上、止步于思想环节，而要体现在治理实践中。另一方面，没有实践支撑的理念是虚空的。治理实践使治理理念得以具象化和延展化，并助推理念进一步升华为理论。

理论是实践的基础，实践是理论的来源。环境治理理论与环境治理实践也是相辅相成、缺一不可的。科学的理论对实践具有积极的指导作用，错误的理论则有阻碍作用。实践对理论具有决定作用，理论必须接受实践的检验，为实践服务，并随着实践的发展而发展，换言之，实践既是理论的出发

---

① 张首映：《理念是理论的"头"》，《人民日报》2015 年 12 月 17 日。

② 中共中央宣传部编：《习近平总书记系列重要讲话读本》，学习出版社、人民出版社 2016 年版，第 230 页。

点，也是理论的归宿点。

（2）转化的核心：环境治理制度

早在党的十八届三中全会上，我国就明确提出"用制度保护生态环境"。没有规矩就不成方圆，没有制度就没有约束，制度的优势要想转化为治理的效能，必须建立在科学的制度之上。因此，理顺环境治理的制度逻辑，对制度进行科学制定、精准实施，依靠并充分发挥制度的力量，在制度优势转化为治理效能的过程中至关重要。

"制度"是指一系列规范主体行为的规则，既包括正式文本界定的法律、政策等正式制度，也包括人们实际遵循的一些习俗、惯例、规则等非正式制度。[1]在我国环境治理中，正式制度发挥主要作用，相较于西方国家，我国环境治理的正式制度也更为丰富，同时涵盖法律、规划、政策三种类型。它们相互结合，互为补充，法律的底线与稳定性、规划的前瞻性与周期性，再加上政策的"点对点"与灵活性，共同保证了环境治理的正常运转。

其中，法律手段具有强制性，是国家治理的主要形式，也是环境治理的基石与底线。目前，我国涉及环境治理的法律体系主要包括《中华人民共和国宪法》、综合法（《中华人民共和国环境保护法》）、单行法、环境治理条例和部门规章、环境标准等。其中，单行法包括污染防治类法律（如《中华人民共和国水污染防治法》《中华人民共和国大气污染防治法》《中华人民共和国固体废物污染环境防治法》等）、资源保护类法律（如《中华人民共和国森林法》《中华人民共和国草原法》《中华人民共和国水法》等）及其他类法律（如《中华人民共和国环境影响评价法》《中华人民共和国循环经济促进法》《中华人民共和国清洁生产促进法》等）。环境治理条例和部门规章主要

---

① 李敏、姚顺波：《治理制度、村干部素质与村级治理能力》，《华南农业大学学报》（社会科学版）2021 年第 5 期。

由国务院和国务院各部门制定。

规划以目标为导向，是为了达到一定的环境发展目标，对未来设计的整体性、长期性的行动方案，它对于作为发展中国家、成长中的经济体的中国尤为重要。我国环境规划既包括以五年为周期的生态环境保护综合规划，也包括生态环境要素领域的专项规划，还包括三大污染防治行动计划和三大重点区域专项规划（京津冀协同发展生态环境保护规划、长江经济带生态环境保护规划、"一带一路"生态环境保护规划）。① 作为环境治理体系现代化建设不可或缺的一部分，我国环境长期规划的传统和战略规划的定力，确保了环境治理的稳定性和连贯性。反之，环境治理能力与治理体系的建设与提升也需要通过环境规划来确保实现。

此外，由于我国幅员辽阔，南北差异、东西差异、城乡差异巨大，生态环境问题较为复杂，法律及规划无法保证环境治理的灵活性，为防止"一刀切"的现象发生，需要差异化的环境政策。差异化的环境政策以问题为导向，根据不同区域的生态环境特征、环境承载力及面临的特定环境问题，实行分类指导、精准管控，具有敏锐性和响应性，能够充分发挥约束激励作用，引导资源优化配置，保障环境基本公共服务。

（3）转化的条件：环境治理能力和环境治理行为

治理能力与治理行为是"隐形的"，所能看到且能测度的只是其拥有者产生的作用和结果即治理效能。毫无疑问，治理能力越强，制度执行越有力，治理效能越高。提升环境治理能力，规范环境治理行为，是促进治理现代化与"制度优势转化为治理效能"的条件与关键所在。

治理能力是行为主体在管理公共事务、处理公共问题、发展公共利益

---

① 王金南、秦昌波、万军、熊善高、苏洁琼、肖旸：《国家生态环境保护规划发展历程及展望》，《中国环境管理》2021 年第 5 期。

的过程中，做出或履行承诺以承担成本和获得收益的条件和力量。治理能力和治理体系是一个国家、地区或城市治理的制度制定和执行能力的集中体现，是一个相辅相成的有机整体："治理体系"是"治理能力"的前提和基础；"治理能力"是"治理体系"运行的目的和结果。治理体系与治理能力的现代化就是一个通过制度创新发挥制度优势，实现治理体系尤其是组织功能的不断完善，进而不断提升治理能力，促进治理的"制度优势转化为治理效能"的动态过程。

在我国，环境治理能力是通过各种手段动员、协调各社会有关主体参与环境保护、解决环境问题的能力，[①] 包含政府、企业、社会三方主体。具体来说，政府环境治理能力包括政府环境决策能力、政府环境执行能力、政府内部协作沟通能力、政府监管企业能力及政府动员社会能力。企业环境治理能力包括企业配合政府监管能力、企业主动承担环境责任能力和企业响应公众诉求能力。社会环境治理能力包括社会监督政府与企业能力、社会自我管理自我服务能力。理想状态下，"政府—企业—社会"互为前提、相互制约，形成良好的职能分工体系，发挥各自能力与独特的作用。

与环境治理能力主体相同，环境治理行为也同时包括政府、企业与社会三大主体。作为环境治理的核心主体，政府的环境治理行为既包括与环境关系密切、可能带来显著环境影响的行政决策行为以及制度执行行为，也包括政府部门间或地方政府部门间的协作治理行为，又包括政府对污染者进行监管、审批的行为和对社会的宣传、引导行为。企业的环境治理行为既包括遵守政府的环境规制以及第三方监督的要求，也包括主动承担环境社会责任、实现可持续发展的行为。社会的环境治理行为包括社会监督政府与企业的行

---

① 卢青、郭鑫鑫、郑石明：《政府环境治理能力：影响因素及其评价体系》，《湖南师范大学社会科学学报》2020 年第 2 期。

为、社会自我管理自我服务的行为（如遵守环境制度、绿色消费）等。无论是政府、企业还是社会环境治理行为，其存在与实施都需要在法律的基本框架内，符合法律要求、秉承法治思维、彰显法治精神、坚守法治底线。

（4）转化的表现：环境治理效能

在治理能力和治理体系现代化的背景下，治理效能是制度建设逐步完善、治理能力不断提升和治理体系持续优化带来的整体性结果；[1]作为治理行为中所表现出来的效用和能力的综合反映，治理效能也是制度优势是否转化为有效治理的最终表现。在现代治理中，治理效能还是治理理念的正确与否、治理制度的实现程度、治理能力的强弱大小以及治理行为的合规程度（对行为本质与规律把握的程度）等多维度治理过程的反馈。

环境治理效能是环境治理理念落在环境治理实践上的产物，它是显性的，可以显示出隐性的环境治理能力和环境治理行为，显示出环境治理制度体系指向的治理目标的实现程度，[2]体现为治理体系及各个要素的协调性和整体性，彰显行为主体的某项任务是否顺利完成。

从实践中来看，环境治理效能属性一般情况下是正面和积极的，有利于环境治理的进一步进行，但由于同时受到区域内外部因素的影响，往往是波动的。从区域外部因素来看，由于环境本身公共物品的属性，跨区域（跨流域）的环境问题呈现频发状态，因此，毗邻区域（流域）如存在较高的环境风险，将会影响到本区域（流域）环境治理效能的发挥。从内部因素来看，环境治理理念是否先进、环境治理制度是否科学、环境治理能力是否足够、环境治理行为是否有力均可影响到环境治理效能的高低。

---

① 吕普生：《我国制度优势转化为国家治理效能的理论逻辑与有效路径分析》，《新疆师范大学学报》（哲学社会科学版）2020年第3期。

② 杜楠、刘俊杰：《化制度优势为治理效能：探究"中国之治"的有效路径》，《广西社会科学》2021年第4期。

环境治理效能具有结果导向和责任导向性。结果导向追求环境治理效果的最优化，要求环境治理行为取得预期目标和效果，表现为提供公众最需要的环境公共服务，有预见性地解决环境问题；责任导向通过严格的评估体系来考核不同治理主体的治理效能，根据效能决定其经费使用、晋升机会和奖惩，并将效能评估与问责机制有机联系，形成严格的责任文化和追责制度。

在结果导向和责任导向下，可以说，环境治理效能是环境治理制度实施的最终体现，好的制度要通过行之有效的治理来实现，环境治理效能的充分发挥可以为环境治理制度优势提供说服力和公信力，即在保持一定的治理效能情况下，环境治理制度优势才可以得到不断巩固和发展。环境治理效能的提升并非关注短期目标，而是以实现现代化为目标，放眼未来，制止治理的短期行为及非理性行为，逐步形成长效治理机制。

（二）构建现代环境治理体系与生态文明制度建设的协同性

生态文明制度建设，是生态文明建设的根本保障和必不可少的制度支持，也是中国特色社会主义制度建设的有机组成部分。[①] 生态文明制度是指全体公民应该共同遵守的促进生态文明建设之规章与准则的总和，其表现形式有原则、条例、规章和法律等正式的"硬"制度，以及习俗、惯例、道德和伦理等非正式的"软"制度，并在相应实施机制体制下制定、执行。[②] 生态文明正式制度、非正式制度和实施机制体制之间相互匹配、相互磨合、相互适应，正式制度成为制度的内核，并适应非正式制度；非正式制度代表时代前进方向，并为正式制度引领方向；实施机制体制为正式制度和非正式制度提供保障。

---

① 肖贵清、武传鹏：《国家治理视域中的生态文明制度建设——论十八大以来习近平生态文明制度建设思想》，《东岳论丛》2017年第7期。

② 陈文斌、袁承蔚：《以民为本：加快生态文明制度建设的根本》，《生态经济》2018年第5期。

　　构建现代环境治理体系，关键也在于制度。既注重科学、民主地研究和制定制度，又要注重有效地实施或执行制度；既要注重单个制度，又要注重制度与制度之间的协同，还应注意单个制度融入整个制度体系，彰显制度的力量；既要注重好的制度的继续，又要注意制度创新；既要注重上级制度落地或外来制度的本土化，又要注重本地制度的尝试、创制；既要避免制度制定中的"蛮干"甚至造成重大生态环境损失，又要能为鼓励基层创新、保护基层积极性而"容错"。通过制度，协调政府、企业、公众各方，以及中央和地方、不同地区之间、不同部门之间以形成环境治理的合力：一方面，应推动环境管理相关制度如环评、排污许可、排污收费、限期治理、目标责任制、城市综合考核等协作与互动，形成环保制度合力；另一方面，应统筹协调整个环境管理制度与社会经济制度如城镇化、工业化、产业发展、空间管控等制度的关系，坚定走生产发展、生活富裕、生态良好的文明发展道路，让环境管理制度助力优化社会经济的高质量发展、绿色发展，为守好生态环境安全底线、打赢打好污染防治攻坚战提供有力的制度保障。①

1. 现代环境治理体系与生态文明的制度交叉性

　　现代环境治理体系与生态文明在制度建设上呈现交织错杂和"你中有我、我中有你"的关系与状态。《生态文明体制改革总体方案》的"四梁八柱"中，完善资源总量管理和全面节约制度、资源有偿使用和生态补偿制度，建立健全环境治理体系、健全环境治理和生态保护市场体系、完善生态文明绩效评价考核和责任追究制度等，都是与现代环境治理体系构建直接相关的内容。其中，污染物排污许可制度、环境信息公开制度、生态保护补偿

---

　　① 参见徐可、包存宽：《促使环评回归本质就要追责精准》，载光明网，https://m.gmw.cn/baijia/2020-07/10/33981823.html，2020 年 7 月 10 日。

机制、生态环境损害赔偿制度、排污权交易制度等具体制度，既是生态文明制度建设的重要内容，也是现代环境治理体系的重要构成，并体现在了《关于构建现代环境治理体系的指导意见》中。

除了正式制度外，现代环境治理体系也与生态文明的非正式制度建设交叉。生态文明的非正式制度包括生态文明意识、生态文明观念、生态文明风俗、生态文明习惯、生态文明伦理、生态文明文化等。[1] 现代环境治理体系中，健全环境治理企业责任体系、健全环境治理全民行动体系都有助于生态文明非正式制度建设。特别是健全环境治理全民行动体系，通过强化社会监督，发挥各类社会团体作用在行业自律、环境志愿活动和环境治理中的作用，以及通过教育宣传提高公民环保素养、引导公民自觉履行环境保护责任，都是促进环境治理和生态文明的非正式制度形成的重要推力。

2. 现代环境治理体系建设与生态文明体制机制改革的同向性

现代环境治理体系建设与生态文明的体制机制改革具有同向性。

其一，无论现代环境治理体系建设还是生态文明的体制机制改革，都强调党的领导，都坚持以党的集中统一领导为统领，通过党的领导理顺并畅通体制机制。习近平生态文明思想体现了党对生态文明建设的全面领导。党的十八大报告中提出加强生态文明制度建设，党的十八届三中全会提出推进生态文明体制改革，2015 年，中共中央和国务院印发《生态文明体制改革总体方案》，党的十九大报告重点论述"加快生态文明体制改革，建设美丽中国"。另一方面，党的十八大之前，我国环境治理体系存在明显不足和短板，主要是政府、企业、社会、公众等主体责任落实方面存在体制机制不畅通、

---

[1] 沈满洪：《生态文明制度建设：一个研究框架》，《中共浙江省委党校学报》2016 年第 1 期。

政策制度不协同。党的十八大以来，特别是十八届三中全会以来，环境治理的制度和法律建设在不断地丰富完善，[①] 通过贯彻党中央关于生态环境保护的总体要求，落实生态环境保护"党政同责"、"一岗双责"，党的领导为构建环境治理的新格局奠定了基础。

其二，生态文明体制机制改革与构建现代环境治理体系，都强调明晰政府、市场、社会主体在开发、利用和保护生态环境方面的权责，强调要健全市场机制，更好发挥政府的主导和监管作用，发挥企业的积极性和自我约束作用，发挥社会组织和公众的参与和监督作用，畅通参与渠道，形成全社会共同推进生态环境保护的良好格局。

其三，"完善体制机制"是构建现代环境治理体系的总体要求之一，形成中央统筹、省负总责、市县抓落实的工作机制不仅是生态文明建设的要求，也是构建现代环境治理体系的目标。

3. 现代环境治理体系是生态文明建设的集中体现

生态文明，作为一种高级的文明形态，其源于对工业文明中人与自然关系的反思与批判，其指向人们生产方式和生活方式系统性变革，形成人与自然和谐共生的文明形态。因此，践行生态文明思想的核心导向，就是推动生产和生活方式的绿色化，降低现代生产和生活方式对资源的过度消耗、污染的过度排放和对生态的破坏等等，这与现代环境治理体系的建设目标和思路具有高度一致性。建立完善的现代环境治理体系，是生态文明建设实践的集中体现。

作为生态文明建设实践的集中体现，现代环境治理体系"从生态文明实践中来，到生态文明实践中去"，根植于生态文明体制改革的发展脉络，并

---

① 参见李宏伟：《建设面向美丽中国的现代环境治理体系》，载光明网，https://m.gmw.cn/baijia/2022-12/03/36205722.html，2022 年 12 月 3 日。

随着生态文明实践不断完善和深化。党的十八大以来，一系列生态文明建设举措，如从大气、水、土壤污染防治三大行动计划到生态文明体制改革方案的发布，均为构建现代环境治理体系奠定了坚实基础。健全现代环境治理体系，在党的领导下，理顺政府、企业和公众关系，合理准确定位三者的角色、职责和功能，落实各类主体责任，充分发挥市场机制、政府机制、社会机制的作用，尤其是提高市场主体和公众参与的积极性，加强彼此之间的协同与合作，最终形成多元主体共建共治共享的环境治理格局，也是生态文明不断发展、创新的重要保障。

（三）以生态文明树立环境治理现代化"四个自信"

党的十九大报告提出："全党要更加自觉地增强道路自信、理论自信、制度自信、文化自信，既不走封闭僵化的老路，也不走改旗易帜的邪路，保持政治定力，坚持实干兴邦，始终坚持和发展中国特色社会主义。""四个自信"是国家现代化建设的政治密码，提升"四个自信"，可以激发建设社会主义现代化强国的内生动力。

作为现代化强国建设的重要组成部分，环境治理现代化建设也以"四个自信"为强大内生动力。同属习近平新时代中国特色社会主义思想基本内涵的重要内容和组成部分，"四个自信"为环境治理现代化建设提供了强大的动力支撑：道路自信可为环境治理现代化建设指明正确方向，进而使环境管理走向党领导下的多元环境治理；理论自信可为环境治理现代化建设筑牢思想根基，进而在马克思主义人与自然观的引导下，巩固完善习近平生态文明思想；制度自信可为环境治理现代化建设提供制度保障，进而通过制度安排和内在机制的建立，保证环境治理的连续性和稳定性；文化自信可为环境治理现代化建设提供精神力量，进而在广大民众中树立环境保护的思想观念、行为方式。

因此，在充满机遇与挑战的"十四五"时期，面对"坚决打好污染防治攻坚战""建设美丽中国"的宏伟目标，面对进一步加快环境治理能力与治理体系现代化建设、贯彻落实《关于构建现代环境治理体系的指导意见》的要求，应以习近平生态文明思想为引领，牢固树立中国环境治理的四个自信——道路自信、理论自信、制度自信、文化自信。[①]

1. 坚定环境治理现代化的道路自信

道路自信，是过去和现在、历史和现实、理论和实践的和谐统一，是对发展方向和未来命运的信心，是对所走道路客观和清醒的自我认识，也是对国家治理实践逻辑的经验总结。在"四个自信"中，道路自信来源于文化自信，根植于理论自信，从属并直接服务于制度自信，是其他三个自信的表征，其实质和核心是过程自信、手段自信，体现了方向自信。我国的环境治理道路，是既有别于西方"先污染后治理""边污染边治理"的老路，又超越中国传统环保模式是绝不容许"吃祖宗饭、断子孙路"的绿色、低碳、可持续发展之路。

中国环境治理的道路自信，须以生态文明价值理念为指导，以建设美丽中国、实现中华民族永续发展为目标，以影响群众健康的突出问题、人民群众强烈的环境关切与诉求、制约中国发展的资源环境与生态短板、亟须应对的全球性环境问题为着力点，促进环境质量持续性与整体性改善，增强人民群众对美好环境的获得感，开创人类生态文明新时代、引领全球生态文明建设，进而为全世界破解保护与发展难题，在环境治理过程中走出中国道路、贡献中国智慧、提供中国方案，以环境治理的信心定力，应对不确定的未来。[②]

---

① 包存宽、王丽萍：《以生态文明为引领牢固树立环保四个自信》，《中国环境报》2017年10月19日。

② 包存宽：《生态兴则文明兴：党的生态文明思想探源与逻辑》，上海人民出版社2021年版，第259页。

2. 坚定环境治理现代化的理论自信

在我国，理论自信，是对马克思主义理论特别是中国特色社会主义理论体系的科学性、真理性的自信，根植于国家治理的理论逻辑中。在"四个自信"中，理论自信是制度自信、道路自信、文化自信的灵魂，体现了真理自信、价值自信和逻辑自信，同时也是其他三个自信的理性基石与价值支撑。习近平生态文明思想是对人类文明发展规律、自然规律、经济社会发展规律的最新认识。它的科学性和完整性，为新时代环境治理拟定了基本原则，为我们坚定不移走生产发展、生活富裕、生态良好的文明发展道路指明了方向。

新时期新形势下，我们应坚持习近平生态文明思想不动摇，在环境治理现代化的建设中，逐步丰富其内涵。同时，应始终坚持三对关系：一是国家治理与环境治理的关系，即环境治理的改进与完善，必须牢牢跟进国家治理体系改革的大方向。二是环境治理和人民群众的关系，即环境治理无论怎样完善，都始终要符合最广大人民群众的利益。三是环境治理和经济发展的关系，即不能因为环境治理停滞经济的发展，环境治理也必须适应经济社会发展的需要。

3. 坚定环境治理现代化的制度自信

制度自信，简单地说，就是对自己国家社会制度的认同、坚守和捍卫，对国家治理实践逻辑中的制度运转可以起到支撑作用。在"四个自信"中，制度自信更具体、更显现、更刚性，可以说，制度自信是"四个自信"的根本，是增强"四个自信"的强大底气和有力支撑，其实质和核心是客体自信，体现了实践自信、创新自信和审美自信。制度优势是制度自信的基本依据，坚定制度自信必须鲜明认识到制度本身所内蕴的独特优势和鲜明特色。

具体到环境治理中，应正确认识我国在环境制度建设方面的优势，围绕《生态文明体制改革总体方案》，基于时代特征和对未来发展趋势的科学判断，积极主动应对与谋划，推进环境制度改革与创新。树立高度的制度自信，既要靠实践经验的不断巩固，即依靠实践来检验，在实践中不断完善，也要靠理论阐释的不断强化，即以理论奠定制度制定的基础，以理论指导和支撑制度研究，并通过理论阐释制度。如此，坚定"用制度保护生态环境"的信心与决心，才能坚定人们对于以生态文明制度建设支撑中国生态环境治理的制度自信。

4. 坚定环境治理现代化的文化自信

文化自信，是民族自信之源，是一切自信的根基，厚植并传承于国家治理的历史逻辑中。在"四个自信"中，文化自信是制度自信、理论自信、道路自信的基础和源泉，也是它们的精神支撑与心理基石。环境治理体系是在我国环境保护历史传承、文化传统、经济社会发展的基础上长期发展、渐进改进、内生性演化的结果。从"天人合一"到"保护山林，严禁砍伐"，从"植树造林、绿化中国"到"提倡工业综合开发，重视优化能源结构"，从"可持续发展"到"两型社会"，环境治理的文化自信，根植于中华优秀文化，并为建设美丽中国、实现中华民族伟大复兴提供了强大而持久的动力。作为中国环境治理的核心和根基，文化自信要求加快建立人与自然和谐共生的生态文化体系，依靠全民生态环境意识和绿色发展意识的觉醒，依靠公众参与生态文明建设以及环境治理的共同行动，形成绿色低碳、文明健康的生活方式和消费观念，推动全社会形成绿色低碳的新风尚。

第三章　生态文明实践探索

一、"双碳"目标引领下的发展转型

2020 年 9 月 22 日，习近平在第七十五届联合国大会一般性辩论上的讲话，宣布中国将提高国家自主贡献力度，采取更加有力的政策和措施，二氧化碳排放力争于 2030 年前达到峰值，努力争取 2060 年前实现碳中和。[①]"双碳"目标的提出，是以习近平同志为核心的党中央经过深思熟虑作出的重大战略决策，这既是我国应对气候变化、展现负责任大国担当的客观需要，也是我国促进经济社会发展转型和生态文明建设的战略需要。习近平在第十九届中共中央政治局第二十九次集体学习时指出，"十四五"时期，我国生态文明建设进入了以降碳为重点战略方向、推动减污降碳协同增效、促进经济社会发展全面绿色转型、实现生态环境质量改善由量变到质变的关键时期。[②]碳达峰、碳中和对推动经济高质量发展、建设人与自然和谐共生的现代化具有重大战略意义。而实现碳达峰、碳中和是一场广泛而深刻的经济社会系统

---

① 习近平：《在第七十五届联合国大会一般性辩论上的讲话》，载中国政府网，http://www.gov.cn/gongbao/content/2020/content_5549875.htm，2020 年 9 月 22 日。

② 《习近平主持中央政治局第二十九次集体学习并讲话》，载中国政府网，http://www.gov.cn/xinwen/2021-05/01/content_5604364.htm，2021 年 5 月 1 日。

性变革，"双碳"目标将引领我国经济社会发展的全面绿色转型，成为我国未来几十年内社会经济发展的主基调之一。

（一）低碳发展引导下的能源结构转型

1."节能减排"目标下的我国能源结构转型

中国温室气体排放量约占全球总量的四分之一，其中大部分来自化石燃料燃烧。2020年，中国的排放总量约为130亿吨二氧化碳当量，相当于人均9吨二氧化碳，已经高于世界人均水平。其中，来自燃料燃烧和工业过程的二氧化碳排放超过110亿吨，占比接近85%，而这一比例在世界其他地区低于60%，这源于我国以煤为主的能源结构和重工业部门的较大规模。2020年，中国与能源有关的排放约有70%来自煤炭，12%来自石油，6%来自天然气，约11%来自过程排放。[①]

因此，能源结构转型成为实现"双碳"目标的主要途径。我国"富煤、贫油、少气"的资源禀赋，决定了我国以煤炭为主的能源结构，长期以来，以煤为主的能源结构为我国经济发展提供了低价能源的供应保障，同时也成为我国大气污染和温室气体排放的主要来源。随着经济发展和居民生活水平的提高，对能源结构清洁化的转型需求增大。但21世纪以来，由于我国经济的快速发展，能源需求也快速增长，使得能源结构的转型难度增大，能源结构转型较慢，煤炭在能源结构中的比重在2005年之前始终保持着增长的态势，直到"十一五"时期，我国大力推进"节能减排"工作，煤炭在能源结构中的比重才趋于稳定，并开始逐步下降（见图3-1）。

"节能减排"是我国应对气候变化、促进经济社会低碳发展的重要措施。1997年12月，《联合国气候变化框架公约》第三次缔约方大会在日本京都举

---

① 国际能源署：《中国能源体系碳中和路线图》，https://energy.pku.edu.cn/docs/2021-09/672c
844b46044815afd9e0b69a060fa9.pdf，2021年9月。

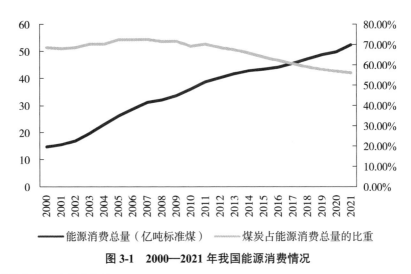

图 3-1　2000—2021 年我国能源消费情况

资料来源：国家统计局。

行。会议通过了旨在限制温室气体排放量以抑制全球变暖的《京都议定书》。
我国于 1998 年 5 月 29 日签署了《京都议定书》，其于 2005 年 2 月 16 日正
式生效。与此同时，由于我国经济高速发展带动了碳排放的快速增长，使得
我国在国际上面临巨大的碳减排压力。因此，在"十一五"时期，我国第一
次在"国民经济和社会发展五年规划纲要"中提出了单位 GDP 能耗降低和
污染物减排的约束性指标，其后又发布了《节能减排综合性工作方案》，落
实"节能减排"的总体部署和实施方案，同时将国家"节能减排"目标分
解到地方政府，各级地方政府又将指标层层分解，以保障目标的实现。自
"十一五"之后，"节能减排"目标开始被常态化纳入国民经济和社会发展
五年规划纲要（见表 3-1），同时，作为"节能减排"目标落实的保障，又
陆续发布了《"十二五"节能减排综合性工作方案》《"十三五"节能减综
合工作方案》《"十四五"节能减排综合工作方案》，持续推进"节能减排"
工作。

　　"节能减排"是我国应对气候变化，自上而下的全面系统推进低碳发展
的重要举措，也是我国能源结构加速转型的重要依托。从我国不同时期设定

表 3-1　我国不同时期节能减排目标和要求

指标类型	"十一五"时期①	"十二五"时期②	"十三五"时期③	"十四五"时期④
单位 GDP 能耗	比 2005 年降低 20% 左右	比 2010 年下降 16%	比 2015 年下降 15%	比 2020 年下降 13.5%
全国化学需氧量排放总量	比 2005 年降低 10%	比 2010 年下降 8%	比 2015 年下降 10%	比 2020 年下降 8%
二氧化硫排放总量	比 2005 年降低 10%	比 2010 年下降 8%	比 2015 年下降 15%	
非化石能源占能源消费总量比重		达到 11.4%	达到 15%	达到 20% 左右
全国氨氮和氮氧化物排放总量		比 2010 年分别下降 10% 和 10%	比 2015 年分别下降 10% 和 15%	比 2020 年分别下降 8% 和 10% 以上
全国挥发性有机物排放总量			比 2015 年下降 10% 以上	比 2020 年下降 10% 以上

的"节能减排"目标来看，我国从"十一五"时期开始关注并考核经济发展过程中的能源利用效率（单位 GDP 能耗），"十二五"时期开始重视能源结构优化，设定非化石能源占比的考核指标，大力促进风能、太阳能等新能源的发展，同时，淘汰小火电等效率较低的发电设施。在"节能减排"的刚性目标要求之下，我国的能源结构转型逐渐加速，并取得了巨大的成效。2021 年，

①《国务院关于印发节能减排综合性工作方案的通知》，载中国政府网，http://www.gov.cn/zhengce/content/2008-03/28/content_5007.htm，2008 年 3 月 28 日。

②《国务院关于印发"十二五"节能减排综合性工作方案的通知》，载中国政府网，http://www.gov.cn/zwgk/2011-09/07/content_1941731.htm，2011 年 9 月 7 日。

③《国务院关于印发"十三五"节能减排综合工作方案的通知》，载中国政府网，http://www.gov.cn/zhengce/content/2017-01/05/content_5156789.htm，2017 年 1 月 5 日。

④《国务院关于印发"十四五"节能减排综合工作方案的通知》，载中国政府网，http://www.gov.cn/zhengce/content/2022-01/24/content_5670202.htm，2022 年 1 月 24 日。

我国煤炭消费量占能源消费总量的比重下降到 56%，^① 虽然在能源结构中仍然占主力地位，但相比 2005 年的煤炭消费占比 72.4% 已经有了大幅下降，而太阳能、风能等新能源占能源消费的比重从 2005 年的 7.4% 上升到 2021 年的 15.9%。值得注意的是，煤炭消费占比的大幅下降是在我国能源消费总量依然保持着较快增速的情况下实现的，这意味着在这十几年间，我国新能源获得了长足的发展。

2. 新能源的快速发展为"双碳"目标实现提供支撑

人类文明的发展，一直伴随着对能源利用范围的扩大和利用效率的提升。而人类文明的巨大进步，必然伴随着能源革命，比如农业文明时期以薪柴为主体能源，工业文明时期以化石能源为主体能源，到了生态文明时期，以太阳能、风能为代表的可再生能源将占据主导地位。虽然在农业文明时期，人类就开始利用太阳能、风能，但是利用效率比较低下。在工业文明时期，太阳能光伏发电和风能发电技术都取得了很大的突破，但是由于化石能源的价格优势以及化石能源的技术锁定效应，新能源的开发利用并没有受到重视。直到 20 世纪 70 年代石油危机，世界上许多国家重新加强了对新能源和可再生能源技术发展的支持。我国也开始重视新能源和可再生能源的开发利用。

1990 年之前，是我国新能源的早期发展阶段，这一阶段以技术初级研发和非商业化的新能源开发利用为特点。国家"六五""七五"和"八五"科技攻关中都安排了新能源和可再生能源项目。

1990—2010 年这一时期，是我国新能源产业快速发展的阶段。在各类政策推动下，我国新能源产业发展迅速。1992 年联合国全球环境与发展大会

---

① 国家统计局：《能源转型持续推进　节能降耗成效显著——党的十八大以来经济社会发展成就系列报告之十四》，载国家统计局信息公开网，http://www.stats.gov.cn/xxgk/jd/sjjd2020/202210/t20221008_1888971.html，2022 年 10 月 8 日。

后，国务院提出了我国对环境与发展采取的 10 条对策和措施，明确要"因地制宜地开发和推广太阳能、风能、地热能、潮汐能、生物质能等清洁能源"。[①]1995 年，原国家计委、国家科委、国家经贸委制订的《1996—2010 年新能源和可再生能源发展纲要》则进一步明确，要按照社会主义市场经济的要求，加快新能源和可再生能源的发展和产业建设步伐。20 世纪 90 年代，我国新能源和可再生能源的开发利用还主要是为了解决偏远地区无电人口用电问题和农村生活燃料短缺问题。这一时期，除了水电和太阳能热水器有能力参与市场竞争外，其他大多数可再生能源技术水平较低，缺乏技术研发能力和核心竞争力，技术和设备生产较多依靠进口。[②]而 90 年代我国引进技术生产的太阳能电池板，也由于国内市场较小，一度 90% 用于出口。[③]进入 21 世纪，我国加大了对新能源和可再生能源发展的政策支持和补贴力度。2005 年以来，随着"节能减排"的持续推进，"提高能源利用效率"成为我国重点发展战略。2006 年，国家出台了《可再生能源法》，这是我国可再生能源发展历程中的标志性事件。该法案通过"设立可再生能源发展基金"与"全额保障收购"两项规定，极大促进了我国可再生能源的发展，特别是大规模风电和太阳能光伏项目的投资，并带动前端产业链的发展。2007 年，国家发改委发布《可再生能源中长期发展规划》，提出了 2020 年期间我国可再生能源发展的指导思想、主要任务、发展目标、重点领域和保障措施，以指导我国可再生能源发展和项目建设。这一时期我国的新能源利用从农村扩展到城镇，设备从小型向大中型发展，从研究开发走向市场化和产业化，从着眼于

①　《中国新能源和可再生能源发展纲要》，载中国气候变化信息网，https://www.ccchina.org.cn/Detail.aspx?newsId=27989&TId=60，2002 年 12 月 26 日。

②　《国家发展改革委关于印发可再生能源中长期发展规划的通知》，载国家发改委官方网站，https://www.ndrc.gov.cn/xxgk/zcfb/ghwb/200709/t20070904_962079.html?code=&state=123，2007 年 9 月 4 日。

③　参见晁晖：《中国新能源发展战略研究》，武汉大学博士学位论文，2015 年。

增加能源供应转向把改善环境作为主要目标。[①]

2010 年以来，是我国新能源产业的大规模发展阶段。2009 年，我国在哥本哈根气候大会上承诺"争取到 2020 年非化石能源占一次性能源消费比重达到 15% 左右"，这一承诺被写入国民经济和社会发展"十二五"规划，成为"节能减排"的约束性指标。与此同时，在"十一五"末期，我国风光等新能源已经有了较强的产业基础，成为世界最大整机制造、光伏组件制造国家，且在技术领域取得较大进步。在市场环境、政策环境以及国际气候政策环境驱动下，我国新能源产业进入大规模发展阶段。这一阶段，我国形成了支持新能源快速发展的政策体系；新能源装备制造能力位居世界前列，关键技术取得了突破；新能源的投资成本和发电成本都大幅下降。根据国际可再生能源署（IRENA）发布的《2021 年可再生能源发电成本》报告，2010 年至 2021 年，大规模太阳能光伏发电项目的全球加权平均平准化度电成本下降了 88%，陆上风电下降了 68%，聚光太阳能发电下降了 68%，海上风电则下降了 60%。[②]而我国在部署新能源技术方面在世界上发挥着主导作用，是太阳能光伏和风能、电动车、太阳能热力等技术应用最大的市场（图 3-3），虽然一度因发展过快忽略消纳，出现弃风弃光以及装备制造业产能过剩等现象，但也在产业政策作用下，逐步有所改善。[③]2019 年，我国提前完成了"非化石能源占一次性能源消费比重达到 15%"的目标。

新能源的快速发展为我国提高应对气候变化的国家自主贡献力度，提出二氧化碳排放力争 2030 年前达到峰值，努力争取 2060 年前实现碳中和的目标奠定了现实基础，也是我国应对气候变化从被动到主动的重要支撑。

---

① 参见周凤起、王庆一主编：《中国能源五十年》，中国电力出版社 2002 年版。

② IRENA: Renewable power generation costs in 2021, https://www.irena.org/publications/2022/Jul/Renewable-Power-Generation-Costs-in-2021, July, 2022.

③ 参见王蕾：《新能源产业发展回顾与展望》，《中国发展观察》2019 年第 16 期。

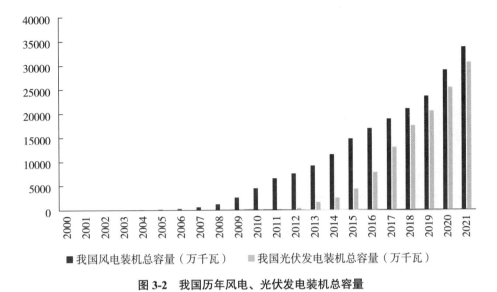

图 3-2　我国历年风电、光伏发电装机总容量

资料来源：国家能源局网站等。

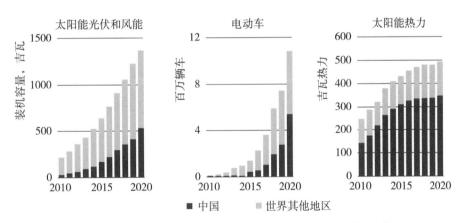

图 3-3　中国部分清洁能源技术应用与世界其他地区的情况比较

资料来源：国际能源署。

　　未来中国要实现碳达峰、碳中和的目标，能源结构向新能源和可再生能源的转型也将加速。根据国际能源署预测，中国要实现"双碳"目标，到2030 年中国的一次能源需求增长速度要远远低于整体经济的增长速度。到2045 年左右，太阳能将成为最主要的一次能源。同时，中国的电力部门将在2050 年前实现二氧化碳净零排放。到 2060 年，煤炭需求将下降 80% 以上，石油需求将下降约 60%，天然气下降 45% 以上，到 2060 年，近五分之一的电力将被用来制氢。到 2060 年，工业二氧化碳排放量将下降近 95%，未采用减排技术的煤炭使用量将降低 90%，剩余排放量将被电力和燃料转化行业的负排放所抵消。电气化是交通和建筑部门去碳化的关键。能效提高和电气化在短期内推动了大部分工业减排，而新兴的创新技术，如氢能和碳捕获与封存，将在 2030 年后取而代之。①

3. 能源结构转型的系统性要求

新能源的快速发展虽然可以为"双碳"目标实现提供支撑，但是能源结构的转型是一项系统工程，也是一场系统革命，它包含了能源供给和消费结构的根本性改变，并对经济、社会和环境发展乃至全球地缘政治格局产生深刻影响。因此，"双碳"目标下，必须精准把握推进低碳转型的节奏力度，深刻把握能源转型的系统性要求。

坚持能源技术革命与体制机制改革的协同。化石能源的锁定效应，不仅体现在技术锁定上，还体现在制度效应上。当对化石能源系统高度依赖的技术成为全球范围的主导技术，这些技术和技术系统与其相适应的社会组织和制度一起，形成一种共生关系，称为"技术—制度综合体"，这一综合体会形成一种系统内在的惯性，导致技术锁定和路径依赖，形成"碳锁定"，阻碍节能低碳或零碳技术的发展。② 因此，需要积极推动体制创新，适应并促进能源技术革命。推进适应能源转型的电力市场体系建设，扎实推进油气管网改革；积极推进储能、氢能、能源互联网等新技术的突破，建立健全多能源品种协同互济、源网荷储集成优化的体制机制；建立健全可再生能源电力消纳保障机制；强化财税、金融、环保、国土等政策

---

① 国际能源署：《中国能源体系碳中和路线图》，https://energy.pku.edu.cn/docs/2021-09/672c844b46044815afd9e0b69a060fa9.pdf，2021 年 9 月。

② Gregory C. Unruh, "Understanding carbon lock-in", *Energy Policy*, Vol.28, No.12, Otc.2000.

协同。①

坚持能源结构转型与能源供应安全保障的统一。能源供应安全保障是底线。以"双碳"目标引导能源结构转型，必须把保障能源安全供应摆在首要位置。推动能耗"双控"向碳排放总量和强度"双控"转变，不能脱离实际、急于求成，避免"一刀切"和运动式"降碳"；立足以煤为主的基本国情，协同传统能源和清洁能源的灵活配置和调度，在新能源安全可靠的替代基础上，逐步提高新能源在能源结构中的比重。

坚持能源结构转型和消费优化升级协同。能源是经济发展的引擎，能源结构的转型需要依赖经济运行效率的提升，以消纳能源转型升级的成本。因此，能源结构转型，必须引导供给侧和消费侧双向发力。在供给侧，立足以煤为主的基本国情，发挥煤炭煤电对新能源发展的支撑调节和兜底保障作用，通过源网荷储的集成优化，打造柔性电网，降低新能源稳定安全供应的系统成本。在消费侧，提高各行业的生产效率和用能效率，努力提高产品附加值，推动企业提升绿色能源使用比例和电气化水平；推动钢铁、有色、建材等行业减煤限煤，探索形成适应能源转型的技术革新，打破基于化石燃料的生产技术锁定，严控"两高一低"项目的盲目发展；推动新能源汽车的进一步发展，促进交通领域的技术革新和能效提升。

总的来说，按照习近平总书记提出的"四个革命、一个合作"的能源安全新战略，推动能源消费革命、能源供给革命、能源技术革命、能源体制革命，全方位加强能源国际合作，保障能源转型。能源系统终将实现低碳、零碳转型，新的能源系统将更具有柔性、开放性和兼容性，而这种转型也必然带来的人类生产力和生产方式的巨大进步，以及人与自然关系的根本改变。

---

① 章建华：《完整准确全面贯彻能源安全新战略　科学有序推进能源绿色低碳高质量发展》，载国家能源局，http://www.nea.gov.cn/2022-05/13/c_1310592131.htm，2022 年 5 月 13 日。

（二）"双碳"目标下的产业结构转型升级

1."双碳"目标是我国产业结构转型升级的重大战略机遇

产业结构转型升级是我国从经济高速增长阶段转向高质量发展阶段的必然选择。碳达峰、碳中和的目标，是促进我国产业结构调整的强大推动力，"双碳"目标不仅对产业结构调整提出了更加紧迫的要求，也为产业结构优化升级提供了明确导向，是我国产业结构转型升级的重大战略机遇。

一是以"双碳"目标为基础，全社会形成了绿色低碳发展的广泛共识。政府、企业、社会对实现碳达峰、碳中和目标的共识将形成强大合力，促进产业升级。二是产业结构转型升级要求与"双碳"目标实现具有同向性。能源是产业发展的血液，也是碳排放的主要来源，以"双碳"为抓手，就是抓住了产业发展的命脉，产业结构转型升级的核心表征是资源生产率提升，即单位 GDP 能耗／碳排放的降低，因此，以"双碳"为导向，可以为产业结构转型升级提供明确的方向。三是"双碳"目标引领下的技术变革和产业化发展，有助于促进产业结构转型升级。具体来说，"双碳"目标下，新能源产业、节能低碳产业的发展，低碳、零碳技术的突破和产业化发展，绿色金融等的发展，都为产业结构转型升级提供了巨大的支撑。

2. 产业结构转型是"双碳"目标实现的重要保障

从消费侧来看，产业碳排放是我国碳排放的主要来源。我国单位 GDP 能耗仍然较高，为世界平均水平的 1.5 倍、发达国家的 2—3 倍，这与我国作为制造业第一大国的地位和一定程度上的产业结构不合理是分不开的。因此，产业升级和产业结构的优化是"双碳"目标实现的重要保障，实现碳达峰、碳中和的要求，对我国产业结构优化升级也提出了更紧迫的要求。

首先，促进第三产业发展，是"双碳"目标引领下优化产业结构的重要内容。工业领域长期以来是我国能源消费和二氧化碳排放的第一大户，第二产业的单位产值能耗是第一产业、第三产业的 4 倍以上。因此，产业结构调整的重点是逐步降低第二产业比重，提高第三产业比重，而这与我国产业发展的现代化战略也相一致。事实上，自改革开放以来，在加快推进工业化城镇化的进程中，我国产业结构也发生了重大变化，第一产业比重逐渐下降、第三产业比重逐渐上升。我国作为制造业大国，第二产业占国内生产总值的比重长期稳定在40%以上，2012年服务业比重首次超过第二产业，成为国民经济第一大产业，2015年后第三产业占比首次超过50%，2020年提升到54.5%。

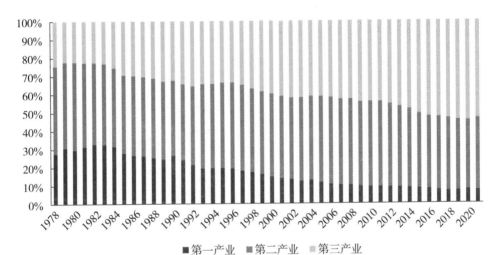

图 3-4 改革开放以来中国产业结构变化

资料来源：国家统计局。

其次，加快战略新兴产业发展，推动第二产业内部的结构转型。我国制造业总体上处在价值链中低端，钢铁、有色金属、建材、石化化工等高能耗产业比重偏高，占制造业总能耗的85%，增大了节能降碳的压力。因此，必须加快发展壮大新一代信息技术、生物技术、高端装备、新材料、新能源、新能源汽车、绿色环保以及航空航天、海洋装备等战略性新兴产业；推动互联网、大数据、人工智能、第五代移动通信（5G）等新兴技术与绿色低碳产业深度融合，推动数字经济、平台经济的发展；推动新领域、新技术、新产品、新业态、新模式蓬勃发展，支持技术装备和服务模式创新。

最后，促进传统产业自身的转型升级。我国已经拥有全世界最完整的工业产业链，但是传统产业的竞争力依然不强，从产品能效看，产品能耗物耗高，增加值率低，与国际先进水平还有较大差距。因此，传统产业的转型升级主要包括几个方面：一是淘汰落后产能，推进"散、乱、污"企业的整治，对重点行业中，环保、能耗、安全等不达标或生产、使用淘汰类产品的企业和产能，进行依法依规有序退出，加大力度处置"僵尸企业"，畅通企业退出机制；二是严格行业规范、准入管理和节能环保审查，遏制高耗能高排放项目的盲目发展，严禁产能严重过剩的行业增加产能项目；三是深化制造业与互联网等的融合发展，促进制造业高端化、智能化、绿色化、服务化；四是支持钢铁、石化等重点行业改造升级，鼓励企业全面提高产品技术、工艺装备、能效环保等水平，鼓励企业构建绿色制造体系，推进产品全生命周期绿色管理，不断优化工业产品结构。

中共中央、国务院发布的《关于完整准确全面贯彻新发展理念做好碳达峰碳中和工作的意见》提出了"深度调整产业结构"，在产业结构调整的常规路径下，进一步要求制定能源、钢铁、石化、交通等重点行业的碳达峰实施方案，开展碳达峰试点园区建设，同时大力发展绿色低碳产业。

3."低碳"导向下我国产业结构转型的挑战

在"双碳"目标引导下，产业结构的转型将是一个以能效提升和碳排放强度降低为导向的持续优化过程。而随着产业结构调整的持续推进，产业结构转型也面临着越来越多的挑战。

首先，发展不平衡带来的地方产业结构转型风险。发展的不平衡，人力资本的分布不均，导致不同地区在产业结构转型中的面临的机遇和风险有很大差别。人力资本充裕、经济发达的地区，产业结构转型的难度较低，且可以在产业结构转型中获得较大红利；而人力资本积累不足、经济欠发达的地区，"双碳"目标下产业结构转型的风险可能更大。旧的产能在"双碳"约束下转移或退出，而新兴产业短期内发展不起来，这将对地区就业和发展造成较大影响。而资源型城市的产业结构转型难度可能更大。对高碳产业依赖程度较高的地区，"双碳"战略的实施将不可避免对相关区域的主导产业产能造成巨大冲击，进而导致经济效益下降，给当地财政和可持续发展造成相当的冲击。①

其次，人力资本配置的结构性问题对产业结构转型升级的制约。我国产业总体上还处于国际产业链、价值链中低端，高端供给短板明显，创新能力还不适应高质量发展要求。而人力资本对于技术创新和高端生产能力的发展十分重要。但人力资本配置的结构性问题对我国产业结构转型升级形成了一定的制约，具体来说，人力资本供给失衡，创新型人才稀缺，高尖端核心技术人才、领军型人才缺乏，无法有效释放人才红利；科技成果转化效率较低，产学研各环节上人力资本结构性错配，导致创新投入产出效率低，阻碍了经济增长向质量提升转型；产业间人力资本配置不合理，限制产业结构优化，生产性服务业人力资本的稀缺使其不能很好地支撑制造业的高质量发展。②

最后，产业结构转型带来的利益重置和分配公平问题。随着我国产业结构转型升级的不断深入，需要高素质人力资本不断推动各类技术的消化吸收与应用并诱发创新，从而推动产业层面的技术创新和技术结构升级，最终实现产业转型升级。③而对高素质人力资本创新的高回报，以及传统产业转型可能带来的失业风险，将导致不同群体之间、不同地区之间的收入差距扩大。因此，产业结构转型的受益群体和受损群体，产业结构转型的受益地区

---

① 参见王一鸣：《抢抓碳达峰碳中和重大战略机遇　推动产业结构优化升级》，《经济日报》2021年10月29日。

② 孟辉、陈少君：《优化人力资本结构，激活高质量发展新动能》，《光明日报》2021年8月23日。

③ 何小钢、罗奇、陈锦玲：《高质量人力资本与中国城市产业结构升级——来自"高校扩招"的证据》，《经济评论》2020年第4期。

和受损地区将出现较大的分化，贫富差距可能会进一步扩大。

因此，在"双碳"目标引领下，我国产业结构的转型升级还必须与我国的区域协调发展战略、人力资本提升战略以及第三次分配的制度完善相配套。

（三）数字化转型助力"双碳"目标

1. 数字化转型的内涵与演变历程

随着数字技术的不断发展，以智能化、数字化为核心的大数据、云计算、人工智能、区块链物联网包括互联网等信息通信技术和智能技术促使人类社会快速、全面地进入数字时代。[①]

整体而言，我国数字化转型始终处于变化发展的状态，大致可分为信息数字化（1956—2005）、业务数字化（2006—2015）和智慧数字化转型（2016年至今）三个阶段。[②] 信息化阶段主要以政府政策引领信息技术促进产业创新发展；业务数字化阶段则是主动通过信息技术进行业务数字化发展，从而推动行业数字化转型；智慧数字化转型阶段是信息技术高度发展奠定数字化转型的阶段，大数据、人工智能、"互联网+"等新型信息技术高度发展，智能化处理各种突发状况，满足人类不同需求属性的数字化转型发展过程。

数字化转型是在信息技术应用不断创新和数据资源持续增加的双重叠加作用下，经济、社会和政府的变革和重塑过程。[③] 近几十年来，数字化技术的发展在对人类的生产、生活、思维方式带来重大变革的同时，也蕴藏着无

---

① 翁士洪：《城市治理数字化转型的发展与创新》，《中州学刊》2022年第5期。

② 陈堂、陈光、陈鹏羽：《中国数字化转型：发展历程、运行机制与展望》，《中国科技论坛》2022年第1期。

③ 《二十国集团数字经济发展与合作倡议》，载G20官网，http://www.g20chn.org/hywj/dncgwj/201609/t20160920_3474.html，2016年9月20日。

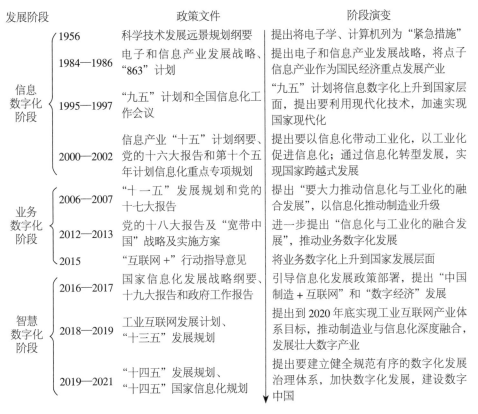

图 3-5 数字化转型的发展阶段及演变趋势

限的发展机会和应用的可能，推动着整个经济、社会和政府的转型。

2016 年习近平总书记提出"做大做强数字经济，拓展经济发展新空间"以来，① 我国的数字经济实现了迅猛发展，数字经济规模从 2016 年的 22.6 万亿元扩展至 2020 年的 39.2 万亿元，增长了 73.45%，年均增速为 14.76%，GDP 占比提升至 8.3%，数字化逐渐成为国民经济和社会发展的重要组成部分。②

―――――――

① 《中共中央总书记习近平在中共中央政治局第三十六次集体学习上的讲话》，载中国政府网，http://www.gov.cn/xinwen/2022-01/25/content_5670359.htm，2016 年 10 月。

② 中国信息通信研究院：《中国数字经济发展白皮书》，http://www.caict.ac.cn/kxyj/qwfb/bps/index_14.htm，2017 年 7 月、2021 年 4 月。

2. 数字化转型赋能生态文明建设的主要路径及机制

生态文明深度发展阶段，数字化发展从能力建设的"数字化转换"到价值再造的"数字化智能"，强调以数据支撑政府决策、分析经济发展、对接民众需求、优化产品和公共服务，进而推动生态文明建设。[①]

数字化转型主要分为经济数字化、治理数字化、生活数字化三个方面，其主要通过技术驱动、平台治理和数据要素推动生态文明建设，其转型路径及驱动机制如图 3-6 所示。

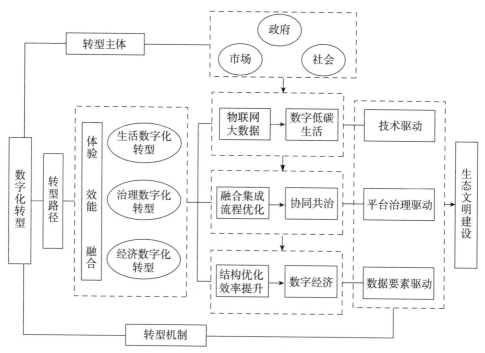

图 3-6　数字化转型赋能生态文明建设的路径及机制

（1）经济数字化转型

随着数字技术的不断发展，各种传统产业纷纷利用数字技术进行全方位改造，极大地推进了数字化消费革命的进程。数字经济也呈现持续快速增长

---

① 邬晓燕：《数字化赋能生态文明转型的难题与路径》，《人民论坛》2022 年第 6 期。

的态势，我国数字经济总量已跃居世界第二，[1] 成为推动我国高质量发展的重要力量。相较于传统的经济发展模式，数字经济具有更强的创新包容性和更广的创新空间。数字经济促进生态文明发展，主要体现在其进一步提高了生产效率和资源配置效率，优化产业结构等方面。

首先，由于数据要素具有可复制共享，传输快捷，边际成本近乎为零等特征，因此数据要素的使用能够带动生产要素升级，使数据可以直接融入产品生产过程中，进而提高生产效率。同时，数字平台拥有交易记录、生产商消费者等海量数据，可通过大数据运算、网络化协同实现生产者和消费者之间的交流互动，并进行精准推算，帮助企业明晰消费者需求，对产品生产实施精准规划，优化资源配置效率，减少资源浪费，助力低碳发展。

此外，信息交互技术的广泛应用促进了数字经济与实体经济的深度融合，推动了数字产业的发展。而数字化技术能够通过产业关联、区域关联和产业融合，带动产业优化升级。同时，从产业数字化来看，数字技术能够促进产业内部结构优化，如数字技术能够利用互联网平台和网络协同平台实现人、机、物的有效融合，加强若干产业门类之间的协调联动，推动信息共享，实现产业升级。同时，互联网技术在农业、制造业、现代服务业之间的协同应用，能够加强产业之间的前向关联、后向关联、旁侧关联、区域关联，增加产业链条之间的一体化衔接和信息共享，[2] 推动三大产业之间相互融合，促进传统产业转型升级，赋能其向高端化、数字化、网络化、智能化和绿色化转型，推动产业结构的合理化和高级化，为绿色技术创新提供核心驱动力，全面促进生态文明高质量发展。

---

[1] 国家互联网信息办公室：《数字中国发展报告（2020年）》，载中国政府网，http://www.gov.cn/xinwen/2021-07/03/content_5622668.htm，2021年7月3日。

[2] 李娟、刘爱峰：《数字经济驱动中国经济高质量发展的逻辑机理与实现路径》，《新疆社会科学》2022年第3期。

（2）治理数字化转型

随着数字化转型的不断推进，数字技术也迅速发展，物联网、云计算和大数据等技术的涌现，极大地提升了我国的治理水平，数字化转型成为国家治理体系和治理能力现代化的主要动力。

一方面，数字化转型过程中，大数据、人工智能等技术的发展与应用有利于推动数字化治理平台和数据库的建立。通过将相关部门与其他关联主体的数据资源、政务服务、生态治理等相关信息数字化并存储于云端，使整个治理系统转变成可用数据代码来描述和分析的数据海洋，高效整合存储数字资源。同时结合数字技术便捷、实时、共享等特性，有助于解决社会治理中存在的信息不对称、数据孤岛等难题，提升平台服务能力。同时，在大数据平台和数据库搭建的基础上，进一步整合平台数据资源，并运用数字化技术提升信息流动沟通的双向交互性，推动社会治理大数据相关平台的协同合作，从而赋能数字化治理创新，形成系统、高效、智能的新型社会治理机制和模式。因此，数字化转型能够助力数字平台搭建、资源整合和多平台协同共治，进而提升治理水平和治理效率，以更好地处理政府、市场、社会之间的关系，[1] 促进社会经济高质量发展，推动生态文明建设。

另一方面，数字技术的引入为治理主体从"一元"转向"多元"提供了契机，技术赋能可以增加公众参与社会治理的可及性和便捷性，降低多元主体间的互动成本，助力社会治理科学化决策。[2] 此外，数字化技术能够帮助政府创新"多通融合"模式，建立跨部门联合监管机制；并通过物联网、视联网等非接触式监管方式提升监管效率；协同风险监测预警与执法监管，完

---

[1] 徐梦周、吕铁：《赋能数字经济发展的数字政府建设：内在逻辑与创新路径》，《学习与探索》2020 年第 3 期。

[2] 郁建兴、樊靓：《数字技术赋能社会治理及其限度——以杭州城市大脑为分析对象》，《经济社会体制比较》2022 年第 1 期。

善风险监测预警清单；同时推动信用监管体系建设，构建公共信用指标体系、公共信用评价体系及信用综合监管责任体系、信用联合奖惩体系，进而建立健全"政府承诺＋社会监督＋失信问责"的数字化监管机制。通过引入多元主体和构建风险预警及信用体系，推动治理过程中的多方协同参与，优化和完善数字化治理体系，促进绿色技术创新发展，① 进而推动低碳发展和生态文明建设。

（3）生活数字化转型

根据中国互联网络信息中心（CNNIC）发布的第 48 次《中国互联网络发展状况统计报告》数据显示，截至 2021 年 6 月，我国的网民规模已达10.11 亿，历史上首次突破 10 亿，互联网普及率已达到 71.6%，网民使用手机上网的比例高达 99.6%，总体来看，目前我国已经形成了全球最为庞大的数字社会。②

而随着互联网、大数据、人工智能等新数字技术在日常生活中的推广日益加速，其应用场景日益增多，在线教育、数字出行、线上办公、网络购物、无接触配送等迅速融入人们的日常生活之中，有力推动了日常生活数字化转型的步伐，形成了新的生活方式和价值观念。

例如，以"互联网＋教育"、知识分享平台和产品为代表的"数字学习"；以网约车、实时公交、地铁扫码和数字地图等为主的"数字出行"；以互联网医院平台、"互联网＋"健康咨询以及智慧健康养老应用等为主的"数字健康"；以数字图书馆、文化馆和景区数字化、智能化为主的"数字文旅"；以"网上菜场""网上超市"和社交、直播电商等新业态新模式为主

---

① 赵晓梦、陈璐瑶、刘传江：《非正式环境规制能够诱发绿色创新吗？——基于 ENGOs 视角的验证》，《中国人口·资源与环境》2021 年第 3 期。

② 《CNNIC：2021 年第 48 次中国互联网络发展状况统计报告》，载中文互联网数据资讯网，http://www.199it.com/archives/1302411.html，2021 年 8 月 27 日。

的"网络购物"；以数字出版、数字音视频、动漫游戏、网络文学等为主的"在线内容消费"等。① 这些数字化技术与生活场景的结合与应用促进了数字技术与经济社会的深度融合，深刻改变了大众的生活习惯与生活观念，使数字化生活成为一种生活新常态。数字技术的发展也使得资源得到了更有效的配置，减少了资源浪费的情况；同时运用数字媒体以及结合日常数字生活场景，打造绿色消费平台，进一步宣传推广低碳生活理念，引领大众绿色消费，助力居民绿色生活，促进生态文明建设。

3. 数字化转型发展的前景展望

（1）加强网络安全建设，推动数字经济、社会稳定发展

在数字化不断发展的同时，不可忽视的是数字化转型过程中的信息安全风险。近年来，数据信息泄露现象层出不穷，从某快递员工泄露40万条公民个人信息到某平台工作人员盗取个人信息50亿条在网络黑市售卖等一系列事件，严重威胁着公民的信息安全。② 同时，网络高危漏洞、网络诈骗等网络违法犯罪行为也严重威胁着公众的安全，不利于经济、社会的稳定发展。

因此，在数字化转型过程中，要进一步加大对网络的监管力度，强化网络安全保障体系和能力建设。如通过完善网络安全建设的法律法规，大力发展信息网络防御技术，切实提高网络安全性。在数字化发展中，提升人民群众的安全感，推动数字经济、社会健康稳定发展。

（2）消弭数字鸿沟，建设包容的数字社会

当"数字化"遇上"老龄化"，老年人成为数字弱势群体或者是成为"信息贫困者"。网购、叫车、外卖、挂号，甚至使用"健康码"等对于年轻人来说是"数字便利"，而对于老年人来说则是难以逾越的"数字鸿沟"。老

---

① 林晓珊：《新型消费与数字化生活：消费革命的视角》，《社会科学辑刊》2022年第1期。
② 任保平、张陈璇：《中国数字经济发展的安全风险预警与防范机制构建》，《贵州财经大学学报》2022年第2期。

年人、残障人士等一些社会弱势群体因数字技能缺失而被边缘化，成为"技术难民"或"技术弃民"。[①] 在不断加速运转的数字化进程中，弱势群体面临被数字社会抛离的风险，不仅没有提升获得感、幸福感，反而给他们带来了不便，甚至带来了"被剥夺感"。

因此，在推进数字化转型发展的同时，需要关注老年群体和特殊群体的数字化需要，进一步贯彻落实国务院办公厅印发的《关于切实解决老年人运用智能技术困难实施方案的通知》，[②] 注重数字化服务的适老化改造，坚持传统服务方式与智能化服务创新并行的举措。在推广线上便捷服务的同时，保留线下服务渠道和服务方式，保证线上线下无缝衔接，促进二者融合发展、互为补充，为社会上所有群体提供跨领域、"以人为本"的使用数字技术的权利，建立更具包容性的数字社会。

二、绿色低碳生活方式的引领

（一）绿色低碳生活方式是生态文明建设的重要内容

人是文明的主体。生态文明建设要实现人与自然的和谐共生，最终必须落实到每个人的行为上。而人的行为包括生产行为，也包括生活行为。2020年12月12日，习近平主席在气候雄心峰会上的讲话中指出："要大力倡导绿色低碳的生产生活方式，从绿色发展中寻找发展的机遇和动力。"中共中央、国务院印发的《新时代公民道德建设实施纲要》指出："倡导简约适度、绿色低碳的生活方式，拒绝奢华和浪费，引导人们做生态环境的保护者、建设者。"[③] 因此，居民生活方式向绿色低碳的转型，是生态文明实践探索的重

---

① 郑磊：《数字治理的效度、温度和尺度》，《治理研究》2021 年第 2 期。

② 《国务院办公厅印发关于切实解决老年人运用智能技术困难实施方案的通知》，载中国政府网，http://www.gov.cn/zhengce/content/2020-11-24/content_5563804.htm，2020 年 11 月 24 日。

③ 《中共中央国务院印发〈新时代公民道德建设实施纲要〉》，《人民日报》2019 年 10 月 28 日。

要内容。

1. 绿色低碳生活方式是一场消费方式的革命

生活方式，广义来讲是指人的现实生活过程，也可以理解为人的存在方式。"人们的存在就是他们的现实生活过程"。①从这个意义上来看，物质资料的生产方式也可以被纳入生活方式之中。②事实上，在人类社会早期，也没有明显的生产生活边界。在自然经济统治下的"生产型社会"，一切向生产看齐，生产即生活，生产方式就是人们的普遍的生活方式。到了工业文明时代，西方国家率先由"生产主导型社会"向"消费型社会"过渡，生产方式和生活方式相分离、独立。③因此，狭义的生活方式则是指人们消费物质生活资料的方式，是人们对"吃喝住穿以及其他一些东西"的需要。④生活方式既影响消费行为的各个方面，其本身也常常反映在社会群体的消费模式中，⑤而且消费的结果会强化或维持一种生活方式。在现代社会中，消费方式已经成为人们生活方式的主要内容。在一定程度上，消费不再成为满足生活必需的手段，而成为生活本身。消费已经成为一种主义，这就是消费主义。

消费主义以及它所表现出来的社会文化现象，萌芽和兴起于 19 世纪末 20 世纪初的美国，并在两次世界大战后在发达国家中广为传播。为了摆脱战后经济发展的困境，制定了一系列刺激国民消费的经济政策以促进经济的增长。为消费而生产成为经济学家、工商业经理、政治家们的经济策略，由此

①《马克思恩格斯文集》，人民出版社 2009 年版，第 525 页。

② 张三元：《绿色发展与绿色生活方式的构建》，《山东社会科学》2018 年第 3 期。

③ 王雅林：《"生活型社会"的构建——中国为什么不能选择西方"消费社会"的发展模式》，《哈尔滨工业大学学报》(社会科学版) 2012 年第 1 期。

④ 张三元：《绿色发展与绿色生活方式的构建》，《山东社会科学》2018 年第 3 期。

⑤ Huddleston P. T., Ford I. M., Mahoney M. A., "The relationship between important of retail store attributes and lifestyle of mature female consumer", *Journal of Consumer Studies and Home Economies*, Vol.14, Mar.1990.

消费成了推动经济增长的决定性因素。[①] 此后，随着全球化趋势的加快，各国、各地区间政治、经济和文化交流的日益频繁，"消费主义"逐渐成为一种全球性的大众消费模式和生活方式。

消费主义的广为传播源于其背后内含着的经济增长逻辑，这一逻辑就是通过大力刺激人们多赚钱、多消费来促进资本的快速周转，加速从生产到消费的周期循环，推动扩大再生产，从而形成一种通过大量生产、大量消费、大量废弃来促进经济增长的机制。[②] 畸形的消费主义，它将生命的全部意义等同于对物质财富的占有和无限追求，以"利益至上"为准绳，认为是人的消费决定了人的存在和价值。[③] 而大量生产、大量消费、大量废弃的生活方式是造成人与自然之间矛盾和冲突的主要因素。

因此，要实现人与自然的和谐共生，必须要变革人的生活方式，生活方式变革的根本要求在于推动形成绿色低碳生活方式。绿色低碳生活方式是将人与自然的和谐共生作为人类现实生活的内容，同时以最小的资源环境损耗来满足人类需要的人的现实生活过程或人的活动过程。这意味着人们在消费过程中，基于人与自然的和谐共生的价值导向进行科学的、合理的、适度的、绿色的消费，并通过这种消费方式引导和促进生产方式的变革。就此而言，构建绿色低碳生活方式实质上是一场消费方式的革命。[④]

2. 绿色低碳生活方式是居民美好生活需要的内在要求

党的十八大以来，习近平总书记在讲述"中国梦"时多次提出"美好生活向往"。党的十九大报告作出了我国社会主要矛盾已经转化为人民日益增

① 黄谦明：《论消费主义思潮、经济增长方式与国民幸福》，《中国市场》2009 年第 1 期。
② 童星、严新明：《制度、文化与社会时空——中国消费社会问题研究》，《江西社会科学》2006 年第 10 期。
③ 王治河：《后现代生态文明与现代生活方式的转变》，《岭南学刊》2010 年第 3 期。
④ 张三元：《绿色发展与绿色生活方式的构建》，《山东社会科学》2018 年第 3 期。

长的美好生活需要和不平衡不充分的发展之间的矛盾的重要论断，"美好生活需要"是其中的重要概念。"美好生活需要"强调"美""好"，这意味着不再仅仅追求物质上、数量上的满足，更追求审美、品质，追求精神上的需要和满足，而绿色低碳生活方式是居民美好生活需要的内在要求。

（1）绿色低碳生活是高品质的生活

绿色低碳生活方式要求人们适度消费，减少浪费，在为自己的身体肩负的同时，也为地球减负。这不是要求居民降低生活品质或减少消费来合乎绿色低碳要求，而是要让居民减少不必要的消费以提高消费的品质，消费自己真正需要的产品和服务，消费更多健康、绿色的产品和服务。而绿色产品充分考虑到品质、安全、健康环保等指标，为消费者追求高品质生活提供了更多的选择。让居民可以获得更安全的食物和居住空间、更清洁的水和能源、更洁净的空气和更优美的环境，是高品质的生活内容，也是绿色低碳生活的应有之义。

研究者在对社会福利与人均能源消耗之间的相关性的研究中，发现在能源消耗水平较低时，能源消耗与良好的"生活"呈线性关系，但在能源消耗水平较高时，是边际效益急剧递减的非线性关系。这一基本函数关系已在后续多项关于社会福利指数与人均能源消耗或人均碳排放相关性的研究中得到验证。[1] 这意味着当发展达到一定水平，可以在提高生活品质的情况下降低

---

① Steinberger J. K. & Roberts J. T., "From constraint to sufficiency: The decoupling of energy and carbon from human needs, 1975–2005," *Ecological Economics*, Vol.70, No.2, Dec.2010; Andersson D., Nässén J. & Larsson J. et al., "Greenhouse gas emissions and subjective well-being: An analysis of Swedish households," *Ecological Economics*, Vol.102, Jun.2014; Wilson J., Tyedmers P. & Spinney J. E., "An exploration of the relationship between socioeconomic and well-being variables and household greenhouse gas emissions," *Journal of Industrial Ecology*, Vol.17, No.6, Sep.2013; Jorgenson A. K., Alekseyko A. & Giedraitis V., "Energy consumption, human well-being and economic development in central and eastern European nations: A cautionary tale of sustainability," *Energy Policy*, Vol.66, Mar.2014.

生活的碳排放。因此，绿色低碳生活并不影响生活品质的提高。

但需要指出的是，发展的不平衡在社会群体间也存在，具体表现为消费不足和过度消费并存。如果考虑到排放向某些群体的倾斜，且高排放群体的生活方式往往对其他社会群体的生活方式还具有巨大的引领性影响，因此，绿色低碳生活方式的转型需要率先在高排放群体中推进。

（2）绿色低碳生活是更自由的生活

消费主义在给人们带来物质丰富的满足感时，也给人们带来了极大的束缚。在消费主义影响下，通过对社会经济资源的占有性消费的多少来凸显社会地位，建构社会等级体系，并通过符号性消费，来建构自我的群体性认同，也因此，社会个体往往被困在占有更多消费资源的社会比较和建构群体性认同的焦虑中。[1] 而一个被物欲所役使的人、一个视金钱为人生唯一价值的人，显然不是也不可能是一个自由而全面发展的人。而绿色低碳生活方式则呵护了人的自由发展，它能够将人从消费异化的"奴役"状态中解放出来，使人的自由全面发展成为可能。[2] 当居民不再被符号性消费和资本驱动的过度消费需求所绑架，真正根据自身的需要来消费并生活，不仅可以获得更多的自由，也可以获得更多精神上的满足。人们可以不再沉沦于膨胀的物欲之中，盲目攀比，而是鼓励人的个性发展、创造力发展和身心健康发展。[3]

（3）绿色低碳生活方式是更和谐的生活方式

地球的资源是有限的，资本的增长逻辑所驱动的消费主义在不断诱导人们过度消费的同时，必然带来人与自然关系的紧张，而消费主义伴随的不同

---

[1] 李骏、邓国彬：《消费社会的社会机制——一项社会学的考察》，《改革与战略》2003 年第 6 期。

[2] 雒丽：《绿色发展理念下的生活方式变革》，《常州大学学报》（社会科学版）2017 年第 3 期。

[3] 廖维晓、胡桂瑜：《以绿色发展理念引领高质量发展的实践路径》，《中共山西省委党校学报》2021 年第 5 期。

群体在资源占有上的巨大差异，以及不同群体在环境污染及其治理中的损益差异，也必然带来人与人之间、人与社会之间的关系紧张。绿色低碳生活强调简约适度，这意味着平衡，平衡人与自然之间的物质交换，平衡人与人之间的资源占有；绿色低碳生活强调循环和更高的利用效率，这意味着更多的创新和协作，以让产品本身在人类社会获得最大范围和最大价值的利用，尽可能减少废弃和新资源开发对自然的压力；绿色低碳生活强调共享，这意味着人与人之间更好的协作、更平等的享用产品与服务，减少攀比性消费，从而减少人与人之间的社会比较，减少对自然的压力。因此，绿色低碳生活方式是人与自然、人与人、人与社会之间更和谐的生活方式。

3. 绿色低碳生活方式是实现绿色发展的基础

习近平总书记在第十九届中共中央政治局第四十一次集体学习时强调指出，"推动形成绿色发展方式和生活方式，是发展观的一场深刻变革"，"要充分认识形成绿色发展方式和生活方式的重要性、紧迫性、艰巨性，把推动形成绿色发展方式和生活方式摆在更加突出的位置"。① 由此可见，推动形成绿色生活方式对于绿色发展具有极为重要的意义。事实上，自循环经济、可持续发展、低碳经济等概念提出以来，在生产领域发展出生态设计、清洁生产等可操作的模式。但是在消费领域进展依然缓慢。虽然技术的发展可以解决一部分的环境问题，但它不能消弭人类不可持续的消费方式带来的影响，特别是考虑到反弹效应的存在，人类必须促进消费和生活方式的转变。

构建绿色低碳生活方式是实现绿色发展、建设生态文明的关键。没有绿色低碳生活方式的形成，就不可能有绿色发展。绿色低碳生活方式推动绿色发展主要表现在以下三个方面：

① 《推动形成绿色发展方式和生活方式　为人民群众创造良好生产生活环境》，《人民日报》2017 年 5 月 28 日。

一是居民消费内容的绿色化，是指消费者对资源环境友好的绿色产品和服务的偏好性消费，或者消费者更愿意为生态产品付费，促进生态产品的价值实现，从而有利于对自然生态的保护。随着人们生活水平和环境意识的提高，居民对健康、绿色产品的消费需求及对优美生态环境的需求越来越普遍，而需求决定了供给，绿色消费的兴起和发展是推动产品的绿色化生产和服务的绿色化供给的内在动力。

二是居民消费方式的绿色化，主要指居民的消费方式从占有性消费逐渐转向共享式消费，从而可以降低个人获取单位消费效用的资源投入和环境影响。这意味着"协作消费"或者说"共享经济"的发展。"协作消费"（collaborative consumption）是一种基于分享合作的消费业态，它是基于共享使用而非单独占有的消费模式。大量研究表明，"协作消费"在提供同等消费效用的情况下，资源消耗和环境影响更低。①

三是居民就业需求的绿色化。对绿色低碳生活方式的追求也会带来对绿色就业的偏好。每个人既是生产者又是消费者，当其作为消费者选择绿色低碳生活方式时，其作为生产者，劳动者也必然对自身的工作环境有更多要求，对自身工作的资源环境影响有更多关注。因此，居民就业需求的绿色化也会带来产业结构的优化和企业生产环境的改善。可以说，当一个地区的居民形成了普遍的绿色低碳生活方式，那么该地区的绿色发展必然达到了非常

---

① 李星洲、邵波、许兆霞：《居民消费结构变动的环境效应分析》，《商业时代》2010 年第 2 期；Binninger A. S., Ourahmoune N. & Robert I., "Collaborative Consumption and Sustainability: A Discursive Analysis of Consumer Representations and Collaborative Website Narratives". *Journal of Applied Business Research*, Vol.31, 2015；Toni M., Renzi M. F. & Mattia G., "Understanding the link between collaborative economy and sustainable behaviour: An empirical investigation". *Journal of Cleaner Production*, Vol.172, 2018；杨帅：《共享经济类型、要素与影响：文献研究的视角》，《产业经济评论》2016 年第 2 期；赵星、董晓松：《基于协作消费视角的共享经济传染机制实证研究》，《现代经济探讨》2017 年第 8 期。

高的水平。

（二）绿色低碳生活方式的实践探索

1. 以低碳社区创建为核心，推动绿色低碳生活方式实践

城市是减缓气候变化行动的主战场。城市的土地面积仅占地球表面的2%，但碳排放量占全球碳排放的 75%，[①]中国温室气体排放总量的 80% 来自城市的活动。[②]社区作为城市的"细胞单元"，是人们工作、生活、居住的主要场所，是城市践行绿色低碳理念、推动低碳社会建设的重要空间载体。近年来，绿色低碳生活方式综合实践的推进主要依托低碳社区建设。低碳社区是指通过构建气候友好的自然环境、房屋建筑、基础设施、生活方式和管理模式，降低能源资源消耗，实现低碳排放的城乡社区。[③]

国外低碳社区的发展主要源于社区自身践行绿色理念的需求，因而已经有多年发展历史。典型的低碳社区如英国的贝丁顿、德国的沃邦、澳大利亚哈利法克斯、丹麦小城贝泽的"太阳风"社区和瑞典的哈马碧社区等，[④]这些低碳社区建设有几个特点：

一是综合土地利用、建筑、设计等手段控制碳排放，从而达到降低成本、绿色低碳的效果。贝丁顿社区在建造过程中因"就近取材"和大量使用回收建材而大大降低了成本，同时用高密度的建筑布局以减少建筑物散热。

二是在能源规划方面，构建自给自足的可持续能源管理体系，并使用绿色能源作为主要能源。贝丁顿社区采用热电联产系统为社区居民提供生活用

① IPCC: "2006 IPCC guidelines for national greenhouse gas inventories", https://www.ipcc-nggip.iges.or.jp/public/2006gl/vol1.html, 2006.

② L. Zhu. China's Carbon Emissions Report 2016, https://www.belfercenter.org/publication/Chinas-carbon-emissions-report-2016, October, 2016.

③ 《国家发改委印发〈低碳社区试点建设指南〉》，《资源节约与环保》2015 年第 3 期。

④ 陈文宇：《国外低碳社区发展研究》，《建材与装饰》2018 年第 22 期。

电和热水，热电联产发电站使用木材废弃物发电。丹麦太阳风社区则以太阳能、风能作为主要能源形式；哈马碧社区附近的热电厂的部分原料就是利用小区居民排放的有机废物，其中社区 50% 的动力来源于处理废水和垃圾的转换，同时社区还利用太阳能和风能。①

三是低碳交通，所有社区几乎都把低碳的交通出行体系纳入社区设计重要的一环。贝丁顿社区通过就地就业和就地消费，有效减少了居民的出行需求，同时社区建有良好的公共交通网络；德国沃邦社区通过减少交通、社会整合及创造可持续邻里"无车社区"和"零容忍停车政策"来降低交通领域的碳排放。

四是注重社区建设及管理。社区居民所展现出的低碳生活理念是精神保障，社区居民的参与和配合是其动力，贝丁顿社区采取的具体措施包括社区成员居民结构控制、生活方式与社区凝聚、低碳宣传等措施。

国内低碳社区的发展始于 2010 年，国家发改委在广东、辽宁、天津、重庆等五省八市启动了首批国家低碳省区和低碳城市试点。2012 年国家发展改革委又确定在北京等 29 个省市开展第二批国家低碳省区和低碳城市试点。2014 年 9 月在国家发改委发布的《关于印发国家应对气候变化规划（2014—2020 年）的通知》中提出建成一批具有典型示范意义的低碳城区、低碳园区和低碳社区。在社区规划设计、建筑材料选择、供暖供冷供电供热水系统、社区照明、社区交通、建筑施工等方面，实现绿色低碳化。国家《"十三五"控制温室气体排放工作方案》提出推动开展 1000 个左右低碳社区试点，组织创建 100 个国家低碳示范社区。2014 年 3 月国家发展改革委下发《关于开展低碳社区试点工作的通知》，指出重点在地级以上城市开展低碳社区试点工作。2015 年 2 月国家发改委编制印发了《低碳社区试点建设指南》。2019

---

① 王朝红：《城市住区可持续发展的理论与评价》，天津大学博士学位论文，2010 年。

年9月，中央全面深化改革委员会第十次会议审议通过了《绿色生活创建行动总体方案》，要求通过开展节约型机关、绿色家庭、绿色学校、绿色社区、绿色出行、绿色商场、绿色建筑等创建行动，广泛宣传推广简约适度、绿色低碳、文明健康的生活理念和生活方式，建立完善绿色生活的相关政策和管理制度，推动绿色消费，促进绿色发展。

我国低碳社区建设具有典型的自上而下特点，在各级政府部门的推动下，在企业和社会组织等多方参与下，中国各地开展了一系列的绿色低碳社区的创建活动，这些低碳社区既包括以能源规划、绿色建筑为主要抓手的城市新建社区，也包括城市既有社区的低碳转型。而随着国家"双碳"战略的深入推进，我国"自下而上"的低碳社区建设也在与"自上而下"的机制结合中逐渐发展。

2. 以产品绿色标识为依托，引导居民绿色消费

绿色消费是绿色低碳生活方式的重要内容。引导居民进行绿色消费，需要充分的信息支持，产品的绿色标识给消费者提供了这一信息基础。建立统一的绿色产品认证与标识体系是引导绿色消费、提升绿色产品供给质量和效率、培育绿色市场的必然要求，也是加强供给侧结构性改革，引导产业转型升级、促进绿色发展的现实需要。

产品的绿色标识包括能效标识、绿色产品认证、产品碳标签等。能效标识是指附着在产品或产品最小包装上的一种信息标签，用于表示用能产品的能效等级等性能指标，为用户和消费者的购买决策提供必要的信息，以引导用户和消费者选择高效节能产品。能效标识是一种强制性标识制度，对于列入国家能源效率标识管理产品目录的用能产品，其强制性主要体现在销售应当标注而未标注能效标识的产品和伪造、冒用能效标识或者利用能效标识进行虚假宣传的法律效果上。能效标识按照国家标准相关规定，目前分为5个等级。

绿色产品认证是一种自愿性产品认证。过去市场上各种关于"绿色产品""环保产品""节能产品""节水产品"等标识过多，且评价体系不一，导致消费者难以有效辨识。因此，为贯彻落实《生态文明体制改革总体方案》提出的"建立统一的绿色产品体系"的部署，2016 年，国务院办公厅出台了《关于建立统一的绿色产品标准、认证、标识体系的意见》，要求将环保、节能、节水、循环、低碳、再生、有机等产品整合为绿色产品，到 2020 年，初步建立系统科学、开放融合、指标先进、统一的绿色产品标准、认证与标识体系。2019 年 5 月，国家市场监管总局制定了《绿色产品标识使用管理办法》，规范绿色产品标识使用。

产品碳标签是一种环境标识，是把商品在全生命周期（一般包括从原料、制造、储存、运输、废弃到回收处置全链条）中所排放的温室气体，在产品标签上用量化的指数标示出来，以标签的形式告知消费者产品的碳信息。这一方法可引导公众绿色低碳的消费偏好，从而反向激励企业的环保行为，推动企业改进生产工艺、优化新产品设计、选择供应商并自愿内化环境成本，减少产品碳排放量。按照标签表现形式，现行的产品碳标签可分为产品碳足迹标签、碳标识标签、碳等级标签等。其中，产品碳足迹标签公布了产品在整个生命周期内的碳排放量，便于消费者对不同产品碳足迹的比较，引导消费者选择更加低碳的产品；产品碳标识标签，不公布明确的碳排放数据，仅通过标识表明产品在整个生产周期内碳排放量低于设定的某一碳排放标准值；在碳标识标签中有一类特殊的碳中和标签，即通过标识表明产品碳足迹已通过碳中和的方式被完全抵消，以彰显生产企业的社会责任；产品碳等级标签，是将产品整个生命周期内的碳足迹与同行业平均水平比较，标识出其在行业中所处等级。不同于产品能效标识，产品碳标签还是一种自愿性标识。

各类产品绿色标识的应用，可以为消费者提供可参考比较的产品资源环境影响信息，帮助消费者选择符合自身需要的绿色产品，并通过这种绿色消费进一步促进生产的绿色化。

3. 以"协作消费"为基础，促进消费模式变革

传统的经济增长模式，以不断刺激和诱导人们的消费需求为起点，进而支撑起庞大的生产体系。在整个体系中，为了不断促进生产—消费体系的循环，低效使用和加速废弃成为常态，消费往往以扩张为导向，超出实用性，造成对资源环境系统的巨大压力，并形成所谓"节俭的悖论"。但是协作消费抛弃"拥有"而以"使用"为导向的消费逻辑，协作消费的消费者享有商品或服务的使用权而不是所有权，从而使消费回归实用的逻辑。协作消费被认为是通过使用线上市场和社交网络技术，以促进供应商与消费者之间或消费者与消费者之间资源分享的活动。[1]

在这里，个体既是协作消费的生产者，也是消费者。[2] 随着分享、合作的商业模式进一步发展，除了"协作消费"之外，学术界还出现了许多概念交叉的专业词汇，比如共享经济。二者的关系在于，共享经济的实现需要通过协作消费的行为模式来完成，协作消费可视为共享经济的消费侧解读。[3] 协作消费的消费过程强调资源的获取和重新分配[4]，降低了消费门槛而以消费者效用为考量点，在这种逻辑下，可以促使协作消费的生产者和平台营运者真正转向为消费者提供高效率的服务；而基于互联网的传播以及互联网平台

---

[1] Barnes S. J. & Mattsson J., "Understanding current and future issues in collaborative consumption: A four-stage Delphi study," *Technological Forecasting and Social Change*, Vol.104, Mar.2016.

[2] Mont O. K., "Clarifying the concept of product-service system," *Journal of cleaner production*, Vol.10, No.3, Jun. 2002.

[3] 赵星、董晓松：《基于协作消费视角的共享经济传染机制实证研究》，《现代经济探讨》2017 年第 8 期。

[4] 牟焕森、赵添乘、肖雪：《循环经济原则的新发展——基于协同消费研究的 4R 新原则》，《消费导刊》2013 年第 6 期。

在协作消费形式的广泛应用，能够帮助消费模式和习惯的变革发展得更为迅速和深刻。

事实上，协作消费，作为一种能践行绿色发展理念的全新实践模式，其主要特点是从消费端引发变革，由消费者需求的转型升级从而倒逼企业生产模式和理念的革新，企业的行为将更受市场的引导而非简单直接接受环境规制的要求，这样可使得在完成环境可持续目标的同时更加具备经济形式运作的持续动力。比如共享自行车的发展模式，直接改变了传统自行车生产—消费—废弃模式，从企业提供自行车变成平台直接提供自行车出行服务，消费者不拥有自行车但可以使用自行车，而在合理的规制引导下，运营平台具有对自行车进行全生命周期管理的需求，这种消费模式的变革也改变了自行车的生产过程，包括产品的设计以耐用、兼容、可回收等为导向。全新的实践形式，使得协作消费在系统内化绿色发展的理念方面更加具备可塑性。因此，"协作消费"具有引导消费模式变革乃至生产变革的巨大潜力。

根据国家信息中心发布的《中国共享经济发展报告（2022）》，2021年中国共享经济市场交易规模约 36881 亿元，同比增长约 9.2%，增速较上年明显提升，继续呈现出巨大的发展韧性和潜力。共享型服务和消费正在发挥着稳增长的重要作用。[1] 在共享经济发展初期，主要是耐用品如汽车、房产使用权的分享，因而共享出行、共享住宿等领域增长很快。而共享经济在经历早期"野蛮生长"之后，正逐渐回归理性。经过这些年的高速增长，共享经济在生活服务业中的渗透率已经很高。近年来，共享经济正从消费侧向生产端延伸，办公空间、生产能力和知识技能领域的共享经济发展较快。

---

[1]　国家信息中心：《中国共享经济发展报告（2022）》，载网经社，http://www.100ec.cn/index/detail--6607724.html，2022 年 2 月 23 日。

4. 以宣传引导为基础，推动居民绿色低碳行为转变

为了推动公民积极行动，向绿色低碳生活方式转型，许多地区推出了各种"绿色低碳生活手册"，倡导居民在生活中践行各种绿色低碳行为，如重庆市编制了"重庆市市民生活方式绿色化指南和行为准则"，生态环境部等五部门发布了《公民生态环境行为规范（试行）》。而为了量化公民的绿色低碳行为，激发全社会共同参与碳减排的积极性，中华环保联合会等机构发布了《公民绿色低碳行为温室气体减排量化导则》，《导则》明确了涉及衣、食、住、行、用、办公、数字金融等七大类别的40项绿色低碳行为，并具体量化这些绿色低碳行为的碳减排量，《导则》填补了公民绿色行为碳减排量化评估标准的空白，是引导公民转向绿色低碳生活方式的有益尝试，对于推动全民建立绿色低碳生活消费方式意义重大。

此外，随着我国碳市场的不断发展，以"碳普惠"为激励机制的绿色低碳行为引导模式也在逐渐推进。碳普惠，这一概念最早由广东省发改委（2015）提出，指对小微企业、社区家庭和个人的节能减碳行为进行具体量化和赋予一定价值，并建立起以商业激励、政策鼓励和核证减排量交易相结合的正向引导机制。碳普惠的核心在于运用市场机制和经济手段，对公众绿色低碳行为进行普惠性质奖励，以最大程度激发起全社会参与节能减碳的积极性。目前，北京、湖北、深圳、成都、上海等地都依托地方碳排放权交易试点的经验与优势，尝试开展碳普惠体系建设。

（三）走向未来的绿色低碳生活方式

1. 以基础设施和公共服务构建绿色低碳生活方式基底

居民生活方式的绿色低碳转型具有系统性，它并不仅仅依赖于居民在生活中的选择本身，更重要的还是和大量的软硬件系统支撑有关，包括城市规划、基础设施、公共服务、商品供应体系等等。城市的硬件支撑系统和对应的服务系统决定了居民生活方式的基底，并对居民的生活方式产生"碳锁定"效应。因此，绿色低碳生活方式的形成离不开基础设施和公共服务。低碳社区的建设离不开低碳的建筑、绿色能源以及配套公共交通的建设，绿色消费需要依托绿色产品和生态产品的供给，而产品绿色标识本身就是一种公共服务。居民生活方式的绿色转型必须要从其基底上切入，才能有真正可作为的空间。

这意味着在城市规划、基础设施建设和公共服务的配置过程中，就要考虑对居民生活方式绿色低碳转型的影响，从绿色低碳生活方式的系统建构视角去规划城市空间功能、去配置基础设施和公共服务。特别是在居住和出行领域，结合建筑和交通领域的减排措施，形成符合居民消费需求的联动减排模式，比如在城市规划和旧城区更新改造中促进"职住教娱"的空间平衡，改善交通系统以利于低碳出行；通过公共服务和市场服务的结合，鼓励和保障定制班车、定制校车的发展以降低私家车出行的需求；在社区规划中，增加社区公共空间的配置和运营管理，并将其作为建构居民生活方式绿色低碳转型的重要组成部分；在居住区的设计和建造环节更多考虑对本地气候的适应性以利于居民生活中可以更好地利用自然力；优化住房租赁市场管理，增加租赁住房供应，强化长租公寓的管理，保障租售同权等，以使住房回归其使用价值，促进居民居住选择与其实际需求的匹配。

值得注意的是，随着"互联网＋"的发展和"协作消费"的兴起，需要认识到基于互联网的平台经济对传统生产—消费模式的整合改造能力，对平台经济、协作消费等新经济形式带来的新型生产组织方式和生产关系进行界定，对平台作为基础设施和公共服务的一部分的价值属性进行重新评估，以使其能够更好地促进绿色低碳生活方式的形成，促进生态文明的建设。

总的来说，通过城市规划、基础设施和公共服务的优化供给，使得绿色低碳成为对居民来说更优的选择，才能真正促进居民生活方式转向绿色低碳。

2. 以绿色消费建构绿色低碳生活方式主流

消费是居民生活方式的主要内容，因此推动绿色消费成为绿色低碳生活方式的主流，是生态文明建设的重要内容。2022 年 1 月，国家发改委等七个部门联合发布了《促进绿色消费实施方案》（以下简称《方案》），强调了促进绿色消费是消费领域的一场深刻变革，必须在消费各领域全周期全链条全体系深度融入绿色理念，全面促进消费绿色低碳转型升级。《方案》要求全面推动吃、穿、住、行、用、游等各领域消费绿色转型，统筹兼顾消费与生产、流通、回收、再利用各环节顺畅衔接，强化科技、服务、制度、政策等全方位支撑，实现系统化节约减损和节能降碳。

此外，协作消费作为绿色消费的重要形式，有必要促进和完善协作消费的制度建设，将绿色低碳原则作为协作消费发展的重要导向，进一步推动基于共享的消费模式的创新、规范和普及，使其成为居民绿色消费、绿色低碳生活方式的重要组成部分。同时，通过协作消费促进生产方式和生产关系的变革，实现绿色低碳转型。

根据《方案》目标，到 2030 年，绿色消费方式将成为公众自觉选择，绿色低碳产品成为市场主流，重点领域消费绿色低碳发展模式基本形成，绿色消费制度政策体系和体制机制基本健全。

3. 以文化自信构建绿色低碳生活方式底蕴

"文化是一种整体的生活方式"，① 是生活方式的内核，而生活方式是文化的外在表现。生活方式是在漫长的历史过程中逐步形成，并体现出不同地区的文化特性。随着资本生产方式的全球化传播，伴随消费主义的渗透，消费文化成为居民生活方式的核心。不同地区居民的生活方式也都趋于同质

---

① ［英］雷蒙·威廉斯：《文化与社会》，高晓玲译，吉林出版集团有限责任公司 2011 年版，第 4 页。

化，文化也趋于商品化。工业社会形成了都市的、物质的、机械化的现代生活，以自由主义为基础的市场竞争形成了一个个孤立的原子化个人，① 这也使得人与人之间、人与自然之间的和谐关系难以真正建构。

近代以来，在全球文化交融背景下，国人在文化心态上表现出"以洋为尊""以洋为美""唯洋是从"的倾向，这实质上是对自身文化缺乏自信。② 但资源环境的现实约束告诉我们，我们不能陷入发达国家居民的高碳生活方式。因此，我们必须建构中国人的绿色低碳生活方式，并在这个过程中，向世界发出中国声音，为世界贡献中国智慧。

为了打破消费主义对居民生活方式的无形枷锁，打破日益孤立的、原子化的个人生活方式，建立人与人之间、人与自然之间更为有机的、和谐的绿色低碳生活方式，必须通过文化自信来建构中国绿色低碳生活方式的底蕴。

党的十八大以来，习近平总书记将"文化自信"提升到前所未有的历史高度加以阐释。文化自信可以被理解为身处时代潮流的中国人民在对社会主义本质的把握之中，对中国文化"先进性"的确认与坚信。③ 习近平总书记指出，"在 5000 多年文明发展中孕育的中华优秀传统文化，在党和人民伟大斗争中孕育的革命文化和社会主义先进文化，积淀着中华民族最深层的精神追求，代表着中华民族独特的精神标识"。④ 将中华民族独特的精神标识与现代生活结合起来，是建构中国绿色低碳生活方式的重要基础。比如中国传统文化中"天人合一"的精神追求，以及实践中"以和为贵"的行为准则，

① 张劲松、唐筱霞：《文化是一种整体的生活方式——解读雷蒙德·威廉斯的〈文化与社会〉》，《内蒙古社会科学》2013 年第 4 期。

② 刘旺旺：《全球文化交融背景下提升文化自信的意蕴、挑战及对策——学习习近平关于文化自信的重要论述》，《社会主义研究》2018 年第 1 期。

③ 曾麒玥：《文化自信的实现路径——习近平的文化自信观探究》，《社会主义研究》2017 年第 4 期。

④ 习近平：《在庆祝中国共产党成立 95 周年大会上的讲话》，《人民日报》2016 年 7 月 2 日。

革命文化中"艰苦奋斗、勤俭节约"的价值取向，以及社会主义核心价值观等，为构建人与人之间、人与自然之间和谐的生态文明奠定了基础，也是中国绿色低碳生活方式的底色。

以文化自信为基础，通过文化建设，丰富人民的精神文化生活，是构建绿色生活方式的重要保障。相比物质生活，精神文化生活更为绿色低碳。而随着人民生活水平的提高，物质生活能够给居民带来的满足感在下降，居民精神生活的需求越来越大。因此，文化建设不仅能够满足居民日益增长的精神文化需求，而且有助于绿色低碳生活方式的建构。

社区是建构绿色低碳生活方式，打破个人生活方式原子化，重构人与人、人与自然和谐关系的主要场所。值得一提的是，新冠疫情影响下，社会化大服务的不畅通，为社区熟人社会和亲缘邻里网络的重构打下了基础。如何重构社区的邻里机制，是低碳社区建设以及绿色低碳生活方式建构的重要内容。此外，考虑到数字经济的发展，以及远程办公、共享办公等的未来发展趋势，可以认为，未来社区将成为更为综合的居民工作、生活场景。因此，以社区有机综合体和文化建设为基础，建构居民绿色低碳生活方式，有望成为我国对外输出绿色低碳生活方式的主要方向。

三、生态产品的价值实现

"两山"理论是习近平生态文明思想的重要内容，科学把握"宁要绿水青山不要金山银山""既要绿水青山又要金山银山""绿水青山就是金山银山"的理念，正确认识生态产品的价值，积极探索生态产品价值实现的不同方式和机制，是我国生态文明建设的重要内容。

（一）生态产品的价值认识

1. 生态产品的内涵与特点

生态产品作为"两山"理论在实际工作中的可视抓手，可以说是绿水青山在实践中的代名词。国外对生态产品概念的探究始于"生态系统服务"这一定义，主要是指维系生态安全、保障生态调节功能、提供良好人居环境的自然要素，有少量学者将生态系统服务中有形的物质产品定义为生态系统服务产品，以区别于无形的生态系统服务。[1] 在国内，生态产品概念最初是2010年《全国主体功能区规划》中提出的，认为"人类需求既包括对农产品、工业品和服务产品的需求，也包括对清新空气、清洁水源、宜人气候等生态产品的需求"，[2] 彼时对其理解与认识与生态系统服务的含义基本相近。随着我国生态文明建设的逐步深化，针对生态产品的研究逐渐增多，各文件中对其概念的阐述与相关要求也越来越具体。国内学者逐步用"生态产品"的概念代替"生态系统服务"概念。[3][4]

对生态产品内涵的理解主要分为狭义和广义两种。狭义上的生态产品，即为前文所述类似"生态系统服务"的概念，此时其具有公共产品的特征；而广义上的生态产品除狭义概念外，还包括通过清洁生产、循环利用、降耗减排等途径，减少对生态资源的消耗生产出来的生态农产品、生态工业品等有形物质产品，[5] 此定义突出强调了此类物质产品具有的环境友好特质。

根据生态产品的消费属性，可将其分为生态公共产品、生态私人产品及生态准公共产品等，[6] 这是目前学术界生态产品相关研究认可度和采用度较高

---

[1]　Farley J., Costanza R. "Payments for ecosystem services: from local to global", *Ecological Economics,* Vol.69, No.11, Sep.2010.

[2]　《国务院关于印发全国主体功能区规划的通知》，载中国政府网，http://www.gov.cn/zwgk/2011-06/08/content_1879180.htm，2011年6月8日。

[3]　欧阳志云：《生态系统服务功能价值评价》，《科学新闻》1999年第15期。

[4]　李文华、张彪、谢高地：《中国生态系统服务研究的回顾与展望》，《自然资源学报》2009年第1期。

[5]　马建堂：《生态产品价值实现路径、机制与模式》，中国发展出版社2019年版。

[6]　张林波、虞慧怡、郝超志：《国内外生态产品价值实现的实践模式与路径》，《环境科学研究》2021年第6期。

的分类方法。生态公共产品是从狭义角度理解的生态产品，其基础为生态系统自身功能所提供的公共服务，起到支持生命的作用。除去公共产品具有的非竞争性、非排他性的特点外，此类生态产品往往还具有不可分割性、多重伴生性①、自然流转性②等特点，其产权难以界定，边际效用较低，不能以产品的形式直接交易。生态私人产品是较为广义角度的生态产品，其基础以生态系统服务中的供给和文化服务为主，包括农林产品如瓜果蔬菜、精神文化产品如生态旅游、休憩休养等。此类生态产品是人类社会充当生产者比例最高的生态产品，在经济学属性上与传统农工业产品、旅游服务等没有区别，均具有竞争性和排他性。生态准公共产品是介于市场性和公共性生态产品二者之间的，在一定程度上具有竞争性或排他性，但需要一定政策制度规定才能进入市场进行交易的生态产品，例如依托制度建构的排污权交易、碳汇交易等。

2. 生态产品的价值

生态产品的类型多样、涵盖范围广，其价值体系也因此而具有多层次、多维度的特点，兼具使用价值与非使用价值。学术界一致认为生态产品是具有经济价值的。生态经济理论中的财富论（自然界是人类社会发展的基础，是一切财富的源泉）、功效论（客体能够满足主体需要的某种功能）和稀缺论（稀缺且有用即具有价值）均认可自然资源与生态系统的价值。③

劳动价值论、效用价值论和环境价值论都认为生态产品是有价值的，并揭示了生态产品价值的不同层面。劳动价值论揭示了人类经济系统可以通过人力、物力、财力和智力的投入，增加生态资源的存量。效用价值论则强调

---

① 杨筠：《生态公共产品价格构成及其实现机制》，《经济体制改革》2003 年第 3 期。

② 范小杉、高吉喜、温文：《生态资产空间流转及价值评估模型初探》，《环境科学研究》2007 年第 20 期。

③ 沈满洪：《生态经济学》第 2 版，中国环境出版社 2016 年版，第 295—296 页。

生态产品满足人的需要的价值，同时揭示了在不同阶段生态产品对于人的效用的变化，即随着人们生活水平的提高，生态系统提供的物质产品的效用相对降低，而服务产品的效用会不断提高。环境价值论认为环境资源具有内在价值，与人类是否使用无关。[①] 因此，价值论为我们认识生态产品的价值提供了坚实的理论基础。

在整体把握生态环境和经济活动的基础之上，生态产品价值的体现方式包括以下几类：生态产品原生价值——由山水林田湖草等自然因素呈现的价值状态，能够提供清洁水源、优良空气，促进水土涵养和生物多样性发展，维护生态系统平衡等。一般说，自然生态越好，自然资本越丰厚，生态产品价值也就越高。生态产品衍生价值——以山水林田湖草为直接材料和条件形成的价值状态。如山中的蘑菇、水中的游鱼、园中的花朵等，还有在修复整理基础上形成的矿山公园、工业遗址公园、特色古旧村落等。生态产品融合价值——以自然生态环境为基础，与相关生产生活融合形成的价值状态。如生态旅游、园林养生、休闲娱乐、自然康养等。生态产品转化价值——运用科技创新等手段去污、减排、节能形成的生态型产业价值状态，包括绿色制造业、生态农业等众多方面。

在人类发展的历史长河中，人们对于自然的认识经历了从"敬畏"到"征服"，再从"征服"到"和谐"的转变过程。近年来，人们更加关注生态产品"经济价值"之外的"环境价值"和"服务价值"。如何实现生态产品价值也一度成为政策界和理论界研究和关注的重点。"两山"理念明确地指出，"绿水青山"是具有市场交换价值的，是可以转化成"金山银山"的。当我们在践行"两山"论的时候，不仅要秉承山青、水绿的理念，还要通过

[①] 金铂皓、冯建美、黄锐等:《生态产品价值实现：内涵、路径和现实困境》,《中国国土资源经济》2021 年第 3 期。

生态产品价值实现机制将生态效益转化成经济效益，真正实现经济价值和生态价值的统一。

3. 生态产品的价值核算

对生态产品的价值认识必然要求对生态产品的价值核算。对生态产品的价值核算，最初是从对生态系统服务价值核算开始的。Gretchen Daily 教授和 Robert Costanza 教授于 1997 年相继提出了"生态系统服务价值核算"概念，用生态系统的服务价值将生态系统给人类提供的各类福祉进行量化评估，引起了人们对此的热烈讨论和广泛关注。2001 年，联合国启动了千年生态系统评估（MA）计划[①]，在全球范围内开展对生态系统服务的评价；欧盟的生态系统和生物多样性经济学项目（TEEB）和世界银行统筹的财富账户与生态系统价值核算项目（WAVES）分别在 2007 年和 2010 年拉开序幕，从不同角度对生态系统服务价值核算做出了一系列研究，为建立不同生态系统、不同服务价值核算的理论框架和测算方法奠定了基础。2014 年，联合国统计署发布了基于环境经济核算体系（SEEA）的《实验性生态系统核算》（EEA），提出，将生态系统服务划分为产品供给、调节服务和文化服务三大类，依次对应生态产品的物质产品价值、调节服务价值和文化服务价值，目前被学术界广泛认可并采用。

我国学术界在 20 世纪 90 年代也意识到生态系统服务对于人类社会生存发展的重要作用，并逐步开展起生态价值核算的相关研究。生态环境部环境规划院核算了 2008 年至 2018 年十年间全国 31 个省（区、市）由环境污染和生态破坏带来的损失。[②] 伴随着"两山"理论的提出与逐步完善，国内与

[①] Millennium Ecosystem Assessment: *Ecosystems and Human Well Being: Synthesis*, Washington DC: Island Press, 2005.

[②] Ma G. X., Peng F., Yang W. S., Yan G., Gao S., Zhou X., Qi J., Cao D., Zhao Y., Pan W., Jiang H., Jing H., Dong G., Gao M., Zhou J., Yu F., Wang J., "The valuation of China's environmental degradation from 2004 to 2017". *Environmental Science and Ecotechnology*, Vol.1, Jan. 2020.

生态价值核算相关的研究重点也从"衡量损失"转变到"价值实现"上来。自然资源核算及其资产负债表的编制研究对评估经济活动—资源利用—环境退化之间的互动关系具有重要作用。中国遵循先实物量再价值量、先存量再流量、先分类再综合的基本思路开展自然资源核算实践工作。2003年，国家统计局试编了包括土地、矿产、森林、水4种自然资源的《全国自然资源实物量表》；2004年，我国开展环境与经济绿色GDP核算研究，并于2006年发布《中国绿色国民经济核算研究报告2004》；原国家林业局在理论研究和技术规范方面展开了大量的实践探索，先后发布、修订了针对森林、荒漠、戈壁、湿地、岩溶石漠等多项自然资源资产服务功能的评估规范；2013年，国家统计局和原国家林业局对全国林木资源价值和森林生态服务功能价值进行了核算，并于2014年10月发布了中国森林资源核算研究成果。2015年11月，国务院办公厅印发了《编制自然资源资产负债表试点方案》并开展自然资源资产负债表试点工作；国家统计局会同国家发展改革委等部门制定了《自然资源资产负债表试编制度（编制指南）》[①]。

2013年，欧阳志云提出了生态系统生产总值（Gross Ecosystem Product，GEP）的概念，指出GEP反映的是生态系统为人类提供的产品和服务价值的总和，其测算应独立于国民经济核算体系。[②]这一思想得到世界自然保护联盟（International Union for Conservation of Nature，IUCN）的认可与倡导，也在实践中得到推广。2014年，深圳盐田区在国内率先开展城市GEP核算；2019年，深圳GEP核算工作被纳入中央、国务院关于支持深圳建设社会主义先行示范区《意见》及先行示范区《综合改革试点实施方案》；此后，《深

---

① 封志明、杨艳昭、李鹏：《从自然资源核算到自然资源资产负债表编制》，《中国科学院院刊》2014年第4期。

② 欧阳志云、朱春全、杨广斌等：《生态系统生产总值核算：概念、核算方法与案例研究》，《生态学报》2013年第21期。

圳市生态产品价值（GEP）核算统计报表制度》、《深圳市生态系统生产总值（GEP）核算技术规范》先后发布，深圳市生态产品价值（GEP）核算统计进入常态化实施阶段。与此同时，深圳市大鹏新区率先将 GEP 纳入生态文明建设考核。2020 年，生态环境部环境规划院和中科院生态环境研究中心联合发布了《陆地生态系统生产总值核算技术指南》(试用)，指南规定了陆地生态系统生产总值实物量与价值量核算的技术流程、指标体系与核算方法等内容，将为生态效益纳入经济社会发展评价体系、完善发展成果考核评价体系提供重要支撑，也为建立生态产品价值实现机制、区域生态补偿等制度的实施提供科学依据。

（二）生态产品价值实现的模式

在推动生态文明发展的过程中，不仅要正确认识到生态产品的价值，更重要的是，促进生态产品的价值实现。生态产品价值实现是指通过一定的机制设计，使得生态产品价值在市场上得到显现和认可。[①] 早在 2005 年，习近平同志就在《浙江日报》发文指出，将生态环境优势转化为生态农业、生态工业、生态旅游等生态经济的优势。党的十九届五中全会在《中共中央关于制定国民经济和社会发展第十四个五年规划和二〇三五年远景目标的建议》中也要求，建立生态产品价值实现机制，完善市场化、多元化生态补偿。我国各地在"两山"理论指导下，也都开始探索生态产品的价值实现路径。为推进生态产品价值实现机制的理论和实践探索，发挥典型案例的示范作用和指导意义，自然资源部自 2020 年开始，已经先后发布了三批生态产品价值实现典型案例，包括福建省南平市"森林生态银行"、重庆市森林覆盖率指标交易、山东省威海市华夏城矿坑生态修复及价值实现、湖北省鄂州市生态价值核算和生态补偿、江苏省苏州市金庭镇发展"生态农文旅"、湖南省常

---

① 石敏俊：《生态产品价值如何实现？》，《中国环境报》2020 年 9 月 24 日。

德市穿紫河生态治理与综合开发、广东省广州市花都区公益林碳普惠项目等等典型工作，并总结出了几种生态产品价值实现的模式。

1. 生态产业化模式

生态产业化是对兼有自然属性和经济属性的生态资源进行资产化和资本化经营的产业组织形式。在国内，私人主体对自然资源只有使用权和经营权，因此生态产业化经营的实质是在产权明晰的基础上，政府以合同外包或特许经营的方式赋予生态投资者一定期限的生态资产经营权，生态投资者通过经营生态资产，促使生态产品使用者付费，从而获得收益，并持续投入于生态资产经营的过程。

目前，国内生态产业化主要有生态农业、生态工业和生态旅游业三种典型的模式。生态农业是利用自然生态系统中的水源、优质土壤等发展环境友好的特色农业的模式。例如云南腾冲注重发挥当地生态和特色农产品、药材、林产品、海产品、畜牧产品优势，形成品牌效应和规模效应，打造出全国最优质的中草药种植（养殖）区。[①]生态工业是在生态农业、生态养殖等优势基础上，形成集种养、加工制造、销售于一体的工业，或者利用地区生态优势，发展对环境要求比较高的制造业产业。比如贵州赤水从实际出发，利用自身的生态资源与优势，实现了竹浆纸制品从优到强，竹木家具从无到有，绿色食品加工从小到大，全域旅游多点开花，打造了五百亿元的生态工业集群。生态旅游业，是指基于"生态要素"所蕴含的美学价值、文化价值，结合人力资本、人造资本（交通、通信、酒店等基础设施）等发展的文化旅游业。[②]如江西井冈山利用自身优势，发挥红色文化、历史文化、民

---

① 《中共云南省委云南省人民政府印发〈云南省生态文明建设排头兵规划（2021—2025年）〉》，载云南省人民政府网，https://www.yn.gov.cn/zwgk/zcwj/swwj/202205/t20220521_242388.html，2022年5月21日。

② 申云帆：《贵州绿色经济快速增长》，《贵州日报》2022年6月13日。

俗文化的吸引力，推动文化产业发展，配套基础设施、开发精品民宿，打造精品旅游产品，打造全域旅游格局，其红色旅游业占 GDP 的比重超过 50%，是国家全域旅游示范市。[①] 此外，三次产业融合发展模式也已经成为很多地区实现生态农业、生态工业以及生态文旅产业融合发展的现实选择[②]，浙江的"丽水山耕"，是其中的典型代表。

生态产业化模式的核心特点是以生态环境资源为本底，依靠自然资本与人力资本、人造资本的有机结合，将生态价值注入生态产品中，使得消费者为环境保护也进行一部分支出，同时将生态环境资源优势高效转化为产业优势和竞争优势，实现生态、经济和社会效益的共赢，促进生态产品的经济价值实现，同时，保障生态环境本身受到保护。

2. 生态产权交易与生态资源资本化模式

如前所述，生态公共产品、生态私人产品以及生态准公共产品等不同类型的生态产品，价值实现的路径和模式各异。其中，生态准公共品具有典型的生态资源属性，如流域水资源、碳排放、牧区、森林以及灌溉渠道等，但其消费存在着市场竞争行为以及"拥挤效应"。因此，对于生态准公共产品的价值实现，可以在明晰产权的基础上引入市场化交易机制，实现其价值。[③]此外，生态俱乐部物品是指所有权明确，但其他用益物权，包括生态产品的收益权、使用权及处置权等需要进一步界定的产品，常见的有土地承包经营权、建设用地使用权、宅基地使用权、集体林权以及自然资源使用权等。[④] 对以上两类具有有限的竞争性及排他性的生态产品，其价值可以通过生态产权

---

① 吴海：《江西发展旅游业的思考》，《科技创新导报》2016 年第 13 期。

② 董战峰、张哲予、杜艳春、何理、葛察忠：《"绿水青山就是金山银山"理念实践模式与路径探析》，《中国环境管理》2020 年第 5 期。

③ 刘薇：《市场化生态补偿机制的基本框架与运行模式》，《经济纵横》2014 年第 12 期。

④ 马永欢：《科学划定生态产权边界》，《中国自然资源报》2020 年第 7 期。

交易和生态资源资产资本化模式来实现。

生态产权交易是将相关生态环境容量作为一种稀缺资源，利用不同市场主体之间的供需差异，在专业市场上进行交易的经济行为。例如耕地占补平衡和森林覆盖率等指标交易，以及用能权、水权、排污权、碳排放权等生态产权市场交易模式。其中，水权交易主要包括农业灌溉区内农业用水者之间的非正式交易和不同水区内农业用水者与非农用水者之间的正式交易，如中国山西省绛县槐泉灌区与中设华晋铸造有限公司行业间取水权交易、美国加利福尼亚州水银行及水权转让、澳大利亚维多利亚州北部水权拍卖制度等。碳排放权交易是将碳排放权作为一种稀缺性资源开展的产权交易，包括基于碳吸收的碳汇交易和基于碳排放的碳排放权交易。

生态资源资本化 ① 指的是生态资源资产通过金融方式融入社会资本，盘活生态资源，实现存量资本经济收益的模式，遵循从资源到资产再到资本的演化路径。以村社集体经济组织为核心，构建促进农村生态产品价值实现的"三级市场"制度体系，有利于促进生态产品价值实现，该模式可以划分为绿色金融扶持、资源产权融资和补偿收益融资 3 类。

3. 财政转移支付模式

财政转移支付是政府间通过纵向转移、横向转移或混合转移来调节区际权益关系的重要政策手段。这种模式适用于关系全球性、全国性和地域性生态安全的纯生态公共产品。纯生态公共产品往往存在产权界定不清、主体不明确，交易成本较高等问题，因此，难以形成有效的市场来促进生态产品的价值实现。政府作为土地所有者，能够充分发挥资金、规模优势，尤其体现在土地休耕、天然林保护、自然保护地划定等对国家生态安全具有重大影响的领域。

---

① 张文明、张孝德：《生态资源资本化：一个框架性阐述》，《改革》2019 年第 1 期。

政府主导下的生态补偿方式可分为保护性（纵向）补偿、跨区域（横向）协调补偿以及激励性补偿模式等。纵向补偿通常由中央财政出资，通过转移支付的方式给予生态保护主体资金支持，是当前生态补偿的主要模式，此外横向补偿是指跨区域（流域）补偿模式，由区域（流域）受益方为保护方提供资金补偿，由于存在区域行政壁垒，这一补偿模式往往涉及多个政府主体，是当前生态补偿工作的难点。最后则是政府主导下的激励性补偿模式，政府可通过政策性补贴、企业税收减免的方式给予生态保护主体一定的激励性补偿。①

许多生态产品具有显著的跨区域性，根据受益空间尺度，全球性生态产品的价值实现应由生态受益方向生态保护方转移财政资金，如德国—捷克易北河流域生态补偿、美国—加拿大哥伦比亚河流域生态补偿等；全国性生态产品的价值实现应由中央向地方转移财政资金，如中国重点生态功能区转移支付和退耕还林还草工程、美国土地休耕保护项目、英国环境敏感区域保护项目；地域性生态产品的价值实现应在生态保护区和受益区之间建立横向转移支付制度，如中国流域上下游横向生态补偿、德国州际财政平衡基金、澳大利亚均等化转移支付制度等。②

（三）生态产品价值实现的制度保障

1. 完善生态产品价值评价制度

完善生态产品价值核算制度是保障生态产品价值实现的重要基础。一方面，需要构建科学的生态产品价值核算评价体系；另一方面，需要建立统一的生态产品价值核算方法。当前，生态产品价值核算方法包括市场价值法、

---

① 张林波、虞慧怡、郝超志、王昊：《国内外生态产品价值实现的实践模式与路径》，《环境科学研究》2021 年第 6 期。

② 张林波、虞慧怡、郝超志：《国内外生态产品价值实现的实践模式与路径》，《环境科学研究》2021 年第 6 期。

费用支出法、收益现值法等直接市场法，以及替代成本法、机会成本法、影子价格法以及旅行费用法等替代市场法，此外还有意愿调查法。核算方法的不同导致核算结果的可信度受到质疑，因此，形成生态产品价值核算的标准体系非常重要。

加快完善自然资源基础数据监测体系，加快制定自然资源资产负债表统一编制方法和标准，兼顾实物量评估和价值量核算，及时反映生态产品流量和生态资产存量类型、数量和质量的变化，为开展资源资产定价、审计、监管等提供依据。

2. 完善生态私人产品溢价的要素保障制度

提升生态私人产品溢价空间，需要充分发挥配套基础设施、互联网信息技术以及人力资本等要素的促进作用，建立完善生态私人产品价值提升要素保障制度。

首先，加强交通通信基础设施建设。尤其要加强生态优势突出、经济欠发达地区交通通信基础设施建设力度，提高地方生态产品交易市场可达性，以及降低生态旅游服务交易成本，有助于吸引更多的生态产品经营者以及生态产品消费者，提高生态物质产品、生态服务产品的溢价空间。

其次，促进数字化技术赋能提高生态产品溢价。充分利用互联网、融媒体等现代信息技术工具，不断创新"电商＋品牌"和"电商＋直播"等模式，通过销售平台的升级、终端消费客户的拓展及产品销售即时性的提升，发掘差异化农产品的特色，促进生态产品的品牌塑造和营销推广。

再次，建立和提高生态产品品牌影响力。建立生态产品品牌，找准细分市场，定向营销，形成稳定的品牌消费群体，深入挖掘生态产品的多元价值，稳固品牌客户群体。

最后，培养优秀专业人才。充分发挥人的主观能动性，吸引更多优秀人才参与生态产品的整体规划和品牌营销、生态资源利用的统筹协调和规制管理、生态产品经营能力提升等方面，不断提升生态产品经营管理水平。

3. 创新生态补偿制度

基于财政转移支付的生态补偿机制是生态产品价值实现的主要机制，在这个过程中，要充分发挥中央在跨行政区生态补偿中的协调作用，在利用中央财政资金纵向转移支付的基础上，完善跨行政区生态补偿法律法规，明确区域（流域）之间横向生态补偿的适应范围及工作机制等。与此同时，创新生态补偿的市场化手段。新时代生态补偿理论要对来自西方的生态补偿理论结合中国开展生态补偿的实践进行本土化整合、创新和突破，不断拓展政府主导型与市场主导型生态补偿理论边界，解决效率与公平问题。比如，有必要精心设计"精准补偿"制度，重视政府主导型生态补偿模式中的财政支出、转移支付的资金使用效率问题；除了效率问题，中国特色社会主义的生态补偿理论还应当关注福利分配功能，强化对生态补偿促进区域均衡、区域协调发展理论机制的分析。①

4. 完善生态产权制度

明确生态产权是生态产品得以交易的前提和基础。自然资源资产产权是生态产权的重要组成部分。根据中共中央办公厅、国务院办公厅印发的《关于统筹推进自然资源资产产权制度改革的指导意见》，2020年基本建立归属清晰、权责明确、保护严格、流转顺畅、监管有效的自然资源资产产权制度。

生态资产产权制度是促进生态资产产权交易的基础，应结合当前的新发展理念要求，加快完善中国生态产权制度。

一是要完善生态产品市场化交易法律体系。明确生态要素的产权归属、

---

① 徐丽媛：《生态补偿中政府与市场有效融合的理论与法制架构》，《江西财经大学学报》2018年第4期。

生态产品供给主体的权利与义务，建立生态私人产品以及生态准公共产品的市场交易体系和完善生态产品市场交易监管制度。结合生态资源资产化成果，针对当前生态产权交易存在的问题，加快完善生态产权交易机制。

二是完善产权交易平台。根据各地区生态产权交易量、交易需求等情况，对已设立的生态产权交易机构进行整合，提高生态产权交易效率，降低交易成本。同时重点围绕信息披露、资产评估、法律咨询、融资保险等生态产权交易相关内容，培育相关中介服务机构。在此基础上通过高效、真实的信息披露提高信息对称性，提高交易主体决策的科学性。[①]

三是积极探索生态产权交易的多样化，使各地都有机会、有条件探索生态产权交易。例如非货币化的生态产权交易，允许交易主体以资源项目、专业生态技术、生态资产收益及给予相应的生态产权股份等非货币形式完成生态产权交易[②]，通过对生态产权交易多样化的探索，使其更加契合不同地区的实际需求。

5. 建立多元绿色金融制度

生态产品的价值实现需要金融支持。鼓励各类金融机构根据生态产品开发项目的发展需求和风险等级，创新金融产品，引入证券化、股权投资、抵质押贷款、保险等金融创新，活跃生态产品市场交易，推动自然资本转化为金融资本，进一步促进自然资本产业化运作。对于一些公共性较强的生态保护与生态修复工程而言，应当建立政府主导下的多元投融资体系，由于其资金需求大、周期较长，需要联合政府财政投入、绿色 PPP、生态保护与修复基金、中长期绿色债券等渠道，保障资金的科学分配；对于投资周期较

---

① 白洁：《以"平台＋生态"开展大经济区域全要素交易的战略研究》，《产权导刊》2020年第 11 期。

② 李璞、欧阳志云：《金融创新生态产品价值实现路径研究》，《开发性金融研究》2021年第 3 期。

短、市场回报率较高的生态私人产品而言，应当充分发挥生态信贷、生态产业投资基金、短期绿色债券的作用，促进生态私人产品价值实现和生态产业发展。同时，也要加强生态基金运作的法律保障，规范基金的整体运作，明确中央与地方政府、企业及各利益相关方的权责，明确补偿权利和付费任务等，严格保护产权。

四、生态文明建设示范区与试验区

（一）生态文明：理论探索到试点示范建设

1. 理论与实践探索的早期发展脉络

中国生态文明理念的形成和发展，是中国共产党领导全国人民不断探索可持续发展的现代化过程。从生态文明理论与实践探索的早期发展历程来看，有"一主一次"两条脉络[①]。

主要脉络按以下三个历史时期：一是从建党到新中国成立的 28 年间，包括中国共产党分别在井冈山、延安、西柏坡三个时期的地方执政，探源了"红色政党"的"绿色基因"；二是新中国成立最初约 30 年社会主义革命和建设时期，实现了从大规模开展的植树造林、兴修水利、勤俭节约、抗击自然灾害和瘟疫到"文革"期间开启现代意义上的生态环境保护这一重大转变；这个时候国际上也开始了一系列生态环境保护运动。三是改革开放以来约 30 余年，经济快速增长同时，也带来了人口剧增、生态环境受损严重。资源生态与环境问题开始成为制约经济持续健康发展的重要矛盾。1973 年，中国第一次全国环境保护会议召开，成为环境保护的第一个里程碑。1978 年，宪法首次对环境保护作出明确规定："国家保护环境和自然资源，防治

---

① 包存宽：《生态兴则文明兴：党的生态文明思想探源与逻辑》，上海人民出版社 2021 年版，第 7 页。

污染和其他公害。"1979 年，《环境保护法（试行）》确定提出"全面规划，合理布局，综合利用，化害为利，依靠群众，大家动手，保护环境，造福人民"的 32 字方针。1983 年，第二次全国环境保护会议宣布环境保护是中国的一项基本国策。这个时期，从利用现代科技开展污染防治拓展到自然保护和生态修复，到实施可持续发展战略、在科学发展观指导下建设资源节约型环境友好型社会。

次要脉络是从习近平 20 世纪 80 年代初以来先后在河北、福建、浙江、上海等地工作时的生态文明实践探索和相关论述。1974 年，陕西省第一口沼气池，引发了"沼气革命"，彰显了朴素的生态情怀。20 世纪 80 年代初主政河北正定，设计生态立体农业，在兼顾生态平衡的同时多门类产业共同发展，打造"开放式的农业生态—经济系统"。1985 年负责制定《正定县经济技术、社会发展总体规划》提出了"宁肯不要钱，也不要污染"，发展经济不能以污染环境为代价，响应了 1983 年第二次全国环境保护会议确立的环境保护基本国策。在福建时期，生态文明思想在实践中逐步成型。习近平 1985—2002 年在福建的 17 年，进行了深入的生态文明建设的理论思考和实践探索，习近平在党的十八大之后提出的很多治国理政思想都能从福建找到源头。在浙沪时期，从地方层次全面推动生态文明建设实践，特别是诞生了"绿水青山就是金山银山""生态兴则文明兴，生态衰则文明衰"等科学论断和理念。从"八八战略"中提出打造"绿色浙江"，"千村示范、万村整治"工程等。这两条脉络在 2007 年党的十七大之后开始融合，并在 2012 年党的十八大起完全并入主要脉络、实现"合二为一"，以普遍践行绿色低碳发展理念和广泛形成绿色生产生活方式为抓手，以生态系统保护、打赢污染防治攻坚战、推进资源能源优化配置和提高资源利用效率、山水林田湖草沙系统治理为重点，以美丽中国为目标，开启了中国生态文明建设新时代。

2. 围绕生态文明建设主要任务推进试点示范建设

习近平总书记指出，试点是改革的重要任务，更是改革的重要方法。[①]生态文明建设涉及的范围广、层次深，是一项系统性、长期性工程，需要在实践中不断探索。国家生态文明示范建设就是把习近平生态文明思想的深刻内涵转化为具有区域特色的地方实践。

（1）早期以示范建设为抓手推进生态文明建设

1994年，原国家环境保护局组织制定了"全国生态示范区建设规划"，1995年发布了《全国生态示范区建设规划纲要（1996—2050年）》，明确了20世纪末至21世纪初生态示范区建设的任务，主要以乡、县、市域为基本单位组织实施。1995年，生态示范区建设正式启动。1999年，原国家环境保护总局在生态示范区建设的基础上适时提出了生态省建设，将建设范围从乡、县、市域扩大到省域。早期，生态示范区建设是从源头防治环境污染和生态破坏的有效途径，但生态示范区建设存在侧重于农村和农业生态环境保护，标准目标偏低，且缺少系统性顶层设计等短板及问题。[②]

（2）多部门联合推动生态文明先行示范区建设

"十二五"期间，国家多部门联合推动了两批生态文明建设国家试点。2013年12月，国家发展改革委联合财政部等六部门，发布《关于印发国家生态文明先行示范区建设方案（试行）的通知》，进入第一批先行示范区的省、市、县有55家。要求通过试点探索"基本形成符合主体功能定位的开发格局，资源循环利用体系初步建立，最严格的耕地保护制度、水资源管理制度、环境保护制度得到有效落实，生态文明制度建设取得重大突破，形成

---

① 《树立改革全局观积极探索实践　发挥改革试点示范突破带动作用》，《人民日报》2015年6月6日。

② 李庆旭、刘志媛、刘青松、石婷、班远冲：《我国生态文明示范建设实践与成效》，《环境保护》2021年第13期。

可复制、可推广的生态文明建设典型模式"。①2014 年 3 月，国务院印发《关于支持福建省深入实施生态省战略加快生态文明先行示范区建设的若干意见》。2015 年 12 月，国家发展改革委联合科技部等九部门，发出《关于开展第二批生态文明先行示范区建设的通知》，②同意北京怀柔区等 45 个地区开展生态文明先行示范区建设工作。

2013 年 5 月，原环境保护部印发《国家生态文明建设试点示范区指标（试行）》通知。2017 年 9 月，原环境保护部在浙江安吉县召开全国生态文明建设现场会，为第一批 13 个"绿水青山就是金山银山"实践创新基地、46 个示范市县授牌。第二批生态文明建设示范市县于 2018 年贵阳生态文明论坛期间发布，45 个示范市县获得授牌。相对于国家发展改革委牵头、多部门联合推动的生态文明示范区建设，生态环境部推动的生态文明建设试点，重点是生态环境保护，而且主要在市县层面。③生态文明建设示范市县创建重点在"面"，在市县域范围内，探索统筹推进"五位一体"总体布局，将生态文明建设融入经济建设、政治建设、社会建设和文化建设各方面、全过程的示范样板。"绿水青山就是金山银山"实践创新基地重点在"点"，以县、乡、村为单元，也可以流域为单元，重点探索"绿水青山就是金山银山"的转化模式。④

---

① 《关于印发国家生态文明先行示范区建设方案（试行）的通知》，《再生资源与循环经济》2013 年第 12 期。

② 《关于开展第二批生态文明先行示范区建设的通知》，载国家发改委网站，https://www.ndrc.gov.cn/fggz/hjyzy/stwmjs/201601/t20160112_1161166.html，2016 年 1 月 12 日。

③ 周宏春、江晓军：《中国生态文明：从理论探索到试点示范建设》，《鄱阳湖学刊》2020年第 3 期。

④ 《关于印发〈国家生态文明建设示范市县建设指标〉〈国家生态文明建设示范市县管理规程〉和〈"绿水青山就是金山银山"实践创新基地建设管理规程（试行）〉的通知》，载生态环境部网站，http://www.mee.gov.cn/xxgk2018/xxgk/xxgk03/201909/t20190919_734509.html，2022 年 6 月 20 日。

此外，水利部开展了国家水生态文明城市建设，国家海洋局开展了国家级海洋生态文明示范区建设。由中央多部门推进的生态文明试点建设重在制度建设。"十二五"期间主要是先行示范，多部门推进的原因在于部门职能分工所致。

截至 2020 年 12 月，生态环境部分四批命名了 262 个国家生态文明建设示范市县和 87 个"绿水青山就是金山银山"实践创新基地。[①] 四批示范市县中有 38 个地市、224 个县区，创新基地中有 11 个地市、61 个县区、4 个乡镇、2 个村及 9 个其他创建主体，多层次示范体系，提供了一批生态文明建设的先进典型，为全国生态文明建设提供了更加形式多样、更为鲜活生动、更有针对价值的参考和借鉴。

3. 生态文明试点示范建设的局限性

虽然我国生态试点示范区在模式探索[②]、制度创新等方面取得了一定成效，但依旧存在重复、交叉甚至混乱等乱象。第一，"部门化""碎片化"管理。各部委在生态创建上各自为政、各抓重点、职责界定不清，职能交叉或相互推卸责任等，例如存在各类缺少相互协调的基于部门授权或环境要素的生态示范、试点、基地、工程或项目，"碎片化""分段化"导致的综而不合、合而不实等问题，难以打破多头管理的利益格局和实现资源整合。第二，排斥市场主体。当前的各类试点、示范，通常是以政策洼地（优惠）、大量资源堆积等"制造出来"，地方政府参与示范试点的目标，也多是出于享受特殊或优惠政策、项目或资金支持，效率低下，市场在资源配置中的决定性作用不显。主管部门对地方约束性不足、鼓励性为主，或出于"不伤及"地方示范的积极性为原则而对示范的成效评估倾向于表面文章，示范与试点的过

---

① 《关于命名第四批"绿水青山就是金山银山"实践创新基地的公告》，载生态环境部网站，http://www.mee.gov.cn/xxgk2018/xxgk/xxgk01/202010/t20201012_802766.html，2022 年 6 月 10 日。

② 刘青松：《生态文明示范创建的几种典型模式》，《环境与可持续发展》2020 年第 6 期。

程更是上级主管部门与下级政府之间内部循环，没有市场主体的参与。第三，不够重视全民获得感。拿牌子树立地方及领导的形象或政绩，而过于迎合主管部门的要求，忽视本辖区基层政府尤其是人民群众的感受，做了很多人民群众不知情、不参与、无感受或获得感的事，甚至以运动式的推进方式造成"好心办坏事"，人民满意程度不高且环境公信力受到质疑。第四，缺乏长效机制。评比授牌、政策洼地和数量众多等使基层难以持续、灵活、扎实作为，考核持续激励性不强，实践经验与建设路径难以经受现实考验、复制与推广；部分地区以生态文明建设为名，功利性较强，大搞形象工程、运动式、走验收和摆花架子，最后往往达不到预期效果。

（二）国家生态文明试验区：从示范到试验的转变

1. 国家生态文明试验区的探索及其目标

"十三五"期间，我国生态文明建设水平仍滞后于经济社会发展水平，特别是制度体系不健全，体制机制瓶颈亟待突破，迫切需要加强顶层设计，与地方实践相结合开展改革创新试验，探索适合我国国情和各地发展阶段的生态文明建设模式。为此，党的十八届五中全会和"十三五"规划纲要明确提出设立统一规范的国家生态文明试验区。在此期间，国家级生态文明建设试点主要是省级。2016 年 8 月，中共中央办公厅、国务院办公厅联合印发《关于设立统一规范的国家生态文明试验区的意见》，选择生态基础较好、资源环境承载能力较强的福建、贵州和江西三省为第一批国家生态文明试验区，共同肩负探索并完善生态文明制度体系发展路径的责任。

中央决策设立国家生态文明试验区，就是要把中央关于生态文明体制改革的决策部署落地，选择部分有代表性的地区先行先试、大胆探索，开展重大改革举措的创新试验，是为了探索可复制、可推广的制度成果和有效模式，引领带动全国生态文明体制改革，加快推进我国生态文明建设进程。基于此目标，2017 年 10 月，《国家生态文明试验区（江西）实施方案》和《国家生态文明试验区（贵州）实施方案》印发，分别对两省生态文明建设提出了要求。2018 年 4 月，《中共中央、国务院关于支持海南全面深化改革开放的指导意见》发布，明确提出了海南省作为国家生态文明试验区的要求。2020 年是国家生态文明试验区建设完成阶段性任务、形成阶段性成果之年，各个试验省份对本省的做法和经验进行了总结，以形成可复制、可推广的生态文明建设模式，为其他省份生态优先、绿色发展提供了借鉴。

国家生态文明试验区建设是一项系统工程，任务重大、责任重大，不可能做到面面俱到，需要统筹规划、突出重点、分步实施。从国家公布的福建、贵州、江西、海南 4 个国家生态文明试验区的《实施方案》来看，对各试验区的战略定位、主要目标和重点任务等做出了明确的规定（表 3-2）。既根据我国生态文明建设整体布局提出了共性的建设目标和任务，也综合考虑上述 4 个地区现有生态文明建设的实践基础、区域差异性、资源禀赋和经济社会发展水平等因素，提出了有区别的战略定位和重点任务，有利于探索不同发展阶段生态文明建设的制度模式。

2. 从生态文明试点示范到试验的升级

从生态文明试点示范到国家试验区，不是简单的概念转变，也未必是现行各类相关生态文明创建的一刀切的"终结"，而是有效归纳、总结、升级与整合，[①] 主要有以下几点：首先强调统一规范。生态文明建设须讲求整体性、协同性和系统性，资源要素分散难以产生规模效应和集中力量办大事，统一规范各类试点示范可弥补该缺陷。试验区强调了顶层设计与地方实践，统筹推进，集中改革资源，凝聚改革合力的顶层设计，干中学、试验性、经验归纳与教训总结和首创精神的地方实践。其次突出市场主体。各类试点示

---

① 包存宽：《生态兴则文明兴：党的生态文明思想探源与逻辑》，上海人民出版社 2021 年版，第 9 页。

表 3-2　国家生态文明试验区开展制度创新试验的重点任务比较 ①

试验区	战略定位	制度创新试验的重点任务	实施方案
贵州	长江、珠江上游重要生态屏障，西部地区，贫困发生率较高，具有生态环境和生态文明体制机制创新成果优势	绿色屏障建设制度创新试验 促进绿色发展制度创新试验 生态脱贫制度创新试验 生态文明大数据建设制度创新试验 生态旅游发展制度创新试验 生态文明法治建设创新试验 生态文明对外交流合作示范试验 开展绿色绩效评价考核创新试验	《国家生态文明试验区（贵州）实施方案》
江西	南方地区重要的生态安全屏障，中部地区、革命老区，面临发展经济和保护环境的双重压力	构建山水林田湖草系统保护与综合治理制度体系 构建严格的生态环境保护与监管体系 构建促进绿色产业发展的制度体系 构建环境治理和生态保护市场体系 构建绿色共治共享制度体系 构建全过程的生态文明绩效考核和责任追究制度体系	《国家生态文明试验区（江西）实施方案》
福建	南方地区重要的生态屏障，东部沿海地区，经济基础好，生态文明建设基础较好	建立健全国土空间规划和用途管制制度 健全环境治理和生态保护市场体系 建立多元化的生态保护补偿机制 健全环境治理体系 建立健全自然资源资产产权制度 开展探索建立绿色发展绩效评价考核制度体系	《国家生态文明试验区（福建）实施方案》
海南	东部沿海地区，海洋大省，国家重大战略服务保障区，有独特海洋生态环境，海洋资源丰富	构建国土空间开发保护制度 推动形成陆海统筹保护发展新格局 建立完善生态环境质量巩固提升机制 建立健全生态环境和资源保护现代监管体系 创新探索生态产品价值实现机制 推动形成绿色生产生活方式	《国家生态文明试验区（海南）实施方案》

① 《国家生态文明试验区（江西）实施方案》,《人民日报》2017 年 10 月 3 日；《中办国办印发〈关于设立统一规范的国家生态文明试验区的意见〉及〈国家生态文明试验区（福建）实施方案〉》,《中华人民共和国国务院公报》2016 年第 26 期。

范有效整合不仅是单一的事项融合，更多涉及背后政府、市场与社会等复杂关系。试验区着重突出环境治理和生态保护市场体系，厘清政府和市场边界，探索建立不同发展阶段环境外部成本内部化的绿色发展机制。再者强调了全民的获得感。人民群众满意不满意，是衡量生态文明建设成效的标准或准则。试验区以"抬头看蓝天，小河见清水、开窗闻花香"等环境质量改善为目标，重点解决社会关注度高、涉及人民群众切身利益的资源环境问题，将增强人民群众对生态文明建设成效的获得感。最后强调了长效机制。生态文明建设需要"一揽子"的持续机制，而不是"小打小闹"的局部的改良和部门的优化。统一规范制度安排、市场主体有效介入和依靠百姓集体发力等多方推拉力构建长效机制，势必有利于体制创新、制度供给和模式探索，从而形成生态"建得起、管得到和治得净"的良性局面。

从示范到试验，是贯彻落实国家生态文明建设体制改革要求，也是推进生态文明建设的"升级版"。无论是生态领域的试验或示范，还是其他经济、政治、文化、社会领域，都不能忽视地方首创精神、社会公众参与和区域鲶鱼效应，通过地方试验和典型示范把中央和地方积极性有机结合在一起，通过加强与试验区（示范区）的沟通交流，积极学习借鉴好的经验做法，从而凝聚合力共跨改革"深水区"。

3. 试验实践与研究的不足

尽管国家生态文明试验区建设已取得初步成效，但也应认识到，生态保护是一个长期的过程，在经历新冠疫情冲击后经济急需恢复的背景下，如何更有效地兼顾二者的平衡，并在面对环境治理和生态修复投入大、成本高、难度大的问题时，如何创新思路，实现保护和发展的平衡，是必须持续推动、久久为功的重大命题。虽然既有试验区能总结出一些可复制、可推广的经验，但也面临不同时间不同地域单元的绿色发展不平衡、整体性协同性还不强、"碎片化"等问题，难以用一种模式加以推进。生态文明建设之路既阻且长，需要创新做、扎实做、持续做，形成不同特色的生态文明建设模式。

（三）生态文明示范试验实践的经验和启示

我国生态文明建设，是在解决不同时期生态环境问题而采取不同的政策措施，并对保护与发展规律的认识不断升华的过程。生态文明建设示范区建设阶段，重点通过国家生态文明建设示范市县建设，从生态制度、生态经济、生态空间、生态安全、生态生活、生态文化方面，统筹推进"五位一体"总体布局，鼓励和推动各地区积极探索生态文明建设的不同路径和形态。示范意味着好的、成功的、成熟的、可推广的，是推介性的实践。试验是难度大、不确定性强、风险大，是探索性的实践。

总体上，生态文明示范试验为全国提供了一批生态文明建设的先进典型。从重视环境保护到生态建设再到生态文明试点示范试验，生态文明理念和制度体系在不断丰富和完善，也探索出了一批生态优势转化为经济优势的新路径。但是，我们也必须意识到，我国改革尤其是涉及生态环境保护领域改革深水区：生态文明建设涉及多维度、多主体、多环节和多要素，从近些年的地方实践看，制度缺失既是最大短板，又制约着生态文明建设的持续推进；生态产品需求具有动态性及全民性，是考量全面建成小康社会的关键。自上的制度缺失及自下的动态需求加剧改革难度，再加上以生态与环境保护倒逼或促进传统发展模式转型风险大，建设过程中重、大、难等问题多。生态文明建设还需进一步深化思想认识，总结经验教训，进一步深化生态文明体制改革创新，为完善国家生态文明制度体系探索路径。

首先，新时代生态文明建设必须强化顶层设计，构建长效机制。生态文明建设要把制度建设作为重中之重，着力提高生态文明建设的系统化、科学化、法治化、精细化、信息化水平。相关部门在推进生态文明建设的过程中，要进一步督促各地区强化顶层设计，深化体制机制改革，明确坚持和完善生态文明制度体系的总体思路、总体目标、实施途径和重大举措，构建权责清晰、集中统一、多元参与、激励约束并重、系统完整的生态治理长效机制。①

其次，新时代生态文明建设必须结合资源禀赋，体现因地制宜。我国地域辽阔、国情复杂，各地在资源禀赋、发展阶段、区位条件、功能定位等方面存在巨大差异。当前，部分地区在具体实践及政策执行过程中存在泛化现象，产业发展趋同和同质化，特色性挖掘不足。因此，新时代生态文明建设需要充分结合自身优势，因地制宜探索符合自身条件的发展路径。这成为各地取得生态文明建设成效的关键。

最后，新时代生态文明建设必须交流互动，推进实践成果应用。目前，我国各地生态文明建设取得了一些宝贵的经验和成果，形成了一系列可复制、可推广的生态文明建设示范模式典型，但仍存在区域间生态文明建设经验交流偏少，建设经验总结及宣传、推广应用不足等问题。借助专业力量进一步加强现有成功经验和有效模式的总结和提炼，集成一批面向客观决策需要和实战创新需求的关键技术，为具有类似自然条件、社会经济发展阶段的区域提供借鉴。

五、生态文明建设的绩效：考核与评估

考核制度是关乎生态文明建设的"标尺"，绩效的考核与评估在生态文明建设中起到促进、激励作用。生态文明绩效考核经历了不同时期的发展演变，现有生态文明绩效评价的研究与实践中存在结果导向、数据导向等缺陷，对生态文明建设的激励作用有限。新时期生态文明绩效考核体系需要完

---

① 王硕、周夏、张月：《"十四五"时期坚持和完善生态文明制度体系研究》，《测绘与空间地理信息》2021 年第 3 期。

成评价目的、评价主体、评价内容、评价方法四个方面的优化，以水平—差距—进步指数绩效考核评价体系、橄榄型生态文明建设指标体系推进生态文明制度建设。

（一）不同时期生态文明绩效考核的侧重点

1. 新时代生态文明绩效的内涵

"绩效"一词来源于管理学，是成绩和成效的综合，是在一定时期内的工作行为、方式、结果及其产生的客观影响，是指组织为实现其目标而开展的活动在不同层面上的有效输出，具有多因性、多维性、动态性特征，既需要综合考量多个因素、多个层面对绩效做出全面评估，又需要考虑在一段时期内绩效的发展变化情况。关于绩效的内涵大致有四类观点：绩效是在特定的时间内，由特定的工作职能或活动形成的产出记录；绩效是员工所做的与组织目标相关的、可观测的行为；绩效是完成工作的能力；绩效是工作行为和工作结果的综合体。[①]

绩效评价目的主要包括两个方面：一是发展和激励性目的，即通过绩效评价发现和纠正行为偏误，促进更好目标的实现；二是评价和决策性目的，即将评价结果作为实施奖惩的依据。[②]

人们对于绩效本质的认识经历了从单维、双维再到多维的演变，一开始简单的认为绩效是工作行为和结果的效能与价值，发展到关系绩效—任务绩效的二维模式，将社会关系和任务的完成情况纳入绩效考量范围，再到坎贝尔（Campbell）等人提出的工作绩效理论，认为绩效包含了行为、能力、努力等八个维度，因此，绩效呈现多维性，对组织和个人进行绩效评估时，必

[①]　参见张光进、邵东杰：《绩效内涵新解与考评方法选择》，《商业研究》2013年第3期。

[②]　参见杨杰、方俐洛、凌文铨：《关于绩效评价若干基本问题的思考》，《自然辩证法通讯》2001年第2期。

须综合考虑时间、方式、结果三个方面。①

在绩效的评估中，单一的从工作结果角度评估绩效可能存在一些工作成果难以外显、易受外在条件影响、事后控制难以纠偏等问题，单一的从工作过程角度评估绩效可能存在难以量化、监督成本高昂等问题，因此需要综合工作结果和过程对绩效进行评估。②绩效评估的导向包含了结果绩效观、行为绩效观和能力绩效观：结果绩效观以结果为导向，遵循目标管理，其优点是能够清楚地了解预期目标、定量考核标准，缺点是重结果轻过程、注重显性绩效而轻视隐性绩效，忽视了产生结果的其他因素的影响；行为绩效观包含维持行为、顺从行为和主动行为，其优点是能够客观反映进步率，不足之处是容易变成做表面文章；能力绩效观是基于评价对象的能力，评估建设主体是否尽力，缺点是难以衡量。从绩效的学理层面可知，其内涵不仅要兼具主观原因和客观原因，诊断、激励评价对象，也要强调对预期目标完成度、进步程度及能力基础的评估。③

生态文明绩效评价在目的上需要评价性和激励性并重，不能将"排名"作为唯一目的，而是应当对生态文明建设起到促进、激励作用，能够激发开展生态环境保护的自觉性、主动性。在生态文明绩效考核中，需要考虑时间、方式、结果三个维度，综合工作结果和过程对绩效进行评估，既要兼顾多种因素、多个方面，综合运用多种考核类型做出全面评估，又需要动态性和考虑地区差异性，评估生态文明建设在一段时期内的动态发展状况，激励地区之间良性竞争。

---

① 参见张光进、邵东杰：《绩效内涵新解与考评方法选择》，《商业研究》2013 年第 3 期。

② 参见杨杰、方俐洛、凌文铨：《关于绩效评价若干基本问题的思考》，《自然辩证法通讯》2001 年第 2 期。

③ 包存宽、汪涛、王娟：《生态文明建设绩效评价方法的构建及应用——基于"水平、进步、差距"的视角》，《复旦学报》（社会科学版）2017 年第 6 期。

2. 生态文明绩效考核指标发展演变

2016 年之前，多部门分别发布生态文明绩效考核指标。如 2012 年国家海洋局印发了《海洋生态文明示范区建设管理暂行办法》和《海洋生态文明示范区建设指标体系（试行）》，其中海洋生态文明示范区建设指标体系包含了海洋经济发展、海洋资源利用、海洋生态保护、海洋文化建设、海洋管理保障五个方面的 33 个指标，并赋予了指标不同的分值。2013 年原环境保护部印发的《国家生态文明建设试点示范区指标（试行）》中，生态文明试点示范市建设指标包含了生态经济、生态环境、生态人居、生态制度、生态文化的 5 方面共 30 个指标，文明试点示范县指标包含了生态经济、生态环境、生态人居、生态制度、生态文化的 5 方面共 29 个指标，指标属性涵盖了参考性、约束性，涉及资源产出利用与消耗、碳排放、污染物排放、植被覆盖率、公众满意度、环境信息公开、环境教育等多个方面。

2016 年后，国家对考核指标进行统筹，各部门不再单独发布指标体系。2016 年 1 月，原环境保护部印发了《国家生态文明建设示范区管理规程（试行）》，明确了生态文明示范区创建的规划实施、技术评估和考核验收办法。《国家生态文明建设示范县、市指标（试行）》从生态空间、生态经济、生态环境、生态生活、生态制度、生态文化六个方面，分别设置了 38 项（示范县）和 35 项（示范市）建设指标，对考核指标进行了统筹和阐释。2016 年 8 月，国务院办公厅印发了《关于设立统一规范的国家生态文明试验区的意见》，提出集中开展生态文明体制改革综合试验，统一规范各类试点示范。2019 年 9 月，生态环境部印发了《国家生态文明建设示范市县建设指标》《国家生态文明建设示范市县管理规程》和《"绿水青山就是金山银山"实践创新基地建设管理规程（试行）》。《国家生态文明建设示范市县建设指标》调整为生态制度、生态安全、生态空间、生态经济、生态生活、生态文化共 6 方面 40 项指标，同时包含了参考性与约束性指标。

3. 生态文明绩效考核中存在的问题

党的十八大报告将把资源消耗、环境损害、生态效益纳入经济社会发展评价体系，生态文明建设考核在全国范围内迅速展开，其中，考核制度是关乎生态文明建设的"标尺"，不恰当的考核制度会导致盲目追求考核目标或考核结果，使得评价结论背离"初衷"。

国内生态文明绩效评价方法主要有两方面：一方面是基于各部门主导的相关生态文明示范创建的评价，如 2013 年原环保部印发的《国家生态文明建设试点示范区指标（试行）》等，大多采用现状指标值与生态文明建设目标指标值之间的差距作为评价原则；另一方面是各机构（研究机构、高校）发布的生态文明报告中采用的方法，如北京林业大学生态文明研究中心通过与同类地区平均水平相比的先进程度作为评价原则。[①]

在理论层面，现有研究中生态文明绩效评估的指标体系涉及人口、社会、资源、环境等多个领域，大多使用层次分析法、德尔菲法进行指标的选取，也有一些研究建立主体框架法[②]，压力—状态—响应模型（PSR）、驱动力—状态—响应模型（DSR）、压力—状态—影响—响应模型（PISR）等模型构建生态文明评价指标，并通过熵权法、主成分分析法、结构方程模型等方法评估指标权重。[③]

在实践层面，对地方环境治理成效的考核评估已经有很多，但各类考核普遍具有依靠"自上而下行政力层层下达指标和分解任务"及"划线打分"的一刀切做法。在前些年所谓"绿色 GDP 考核"和"环境政绩考核"的制

---

① 包存宽、汪涛、王娟：《生态文明建设绩效评价方法的构建及应用——基于"水平、进步、差距"的视角》，《复旦学报》（社会科学版）2017 年第 6 期。

② 参见晋王强、吴明艳、妙旭华、董战峰：《甘肃省生态文明建设绩效评价研究》，《生态经济》2021 年第 9 期。

③ 参见廖冰、张智光：《生态文明指标优化和权重计量的实证研究——基于 PSIR 与 SEM 相结合方法》，《长江流域资源与环境》2018 年第 4 期。

度框架下，被考核者追求结果导向、数据导向，严重扭曲了考核的本质，与考核的初衷大相径庭。①

总而言之，现有生态文明绩效评价的研究与实践中，多采用指标现状值与目标值的差距作为生态文明建设绩效评价的唯一判据，只注重结果，不重视过程；只比绝对值，忽视相对值。②这种静态的考核体系忽视了地区间生态环境的原本差异，不能够很好的评估一段时间内的动态变化情况，即与自身相比的进步程度，对地方政府开展环境治理的激励作用极为有限。

（二）新时期生态文明考核的转变

新时期要实现生态文明绩效考核体系的转型升级，需要在四个方面着力：第一，在评价目的上，要导向与约束并重，通过政府、企业和公众的沟通、协商和互动，达成生态文明价值共识，并最终实现生态文明建设共同目标；第二，在评价主体上，生态文明建设及其考核要同等重视"顶层设计"与"基层参与"，同时发挥自上而下的行政推动力和引导力，以及来自民间基层、自下而上的需求与驱动力；第三，在评价内容上，内容应该是确定的、多元化的，考核方法应该是多样化的，既要考核对象的静态表现或绩效，还应考核考评对象的动态变化过程，本期相对前一时期的进步和相对未来发展目标的差距；第四，在评价方法上，生态文明建设考核应注意因地制宜，分区、分类、分行政层次地实施。③

中共中央组织部《关于改进地方党政领导班子和领导干部政绩考核工作的通知》（以下简称《通知》），是各地区各部门完善考核评价制度，包括调

---

① 参见包存宽、徐曼：《生态考核应避免"测不准"》，《环球时报》2013 年 8 月 9 日。

② 汪涛、杜焱强、包存宽：《生态文明绩效评价，如何设定才能激励"后进"》，载上观新闻，https://web.shobserver.com/news/detail?id=30132，2016 年 9 月 9 日。

③ 包存宽：《把握生态文明下政绩考核"四要素"》，载中国社会科学网，http://m.cssn.cn/bwsf/bwsf_tpxw/201404/t20140411_1063519.htm，2014 年 4 月 11 日。

整考核内容、清理考核指标、改进考核方式、完善考核结果运用等，所应遵循的原则和依据。根据《通知》，基于生态文明要求，从指导思想、具体标准、实施办法和责任追究等方面，勾勒出考核评价的"四要素"：即为什么评（评价目的与功能）、谁来评和评谁（评价主体和评价客体）、评什么（评价内容）和如何评（评价方法），体现了政绩考核评价制度设计上的于法周延和制度实施上的于事简便。①

1. 评价目的

生态文明建设绩效评价的目的是为了摸清评价区域生态文明建设的优势及劣势，明确下一步建设重点，最终形成长效激励机制，而建立长效激励机制的前提条件在于必须建立一套全面、有效的绩效评价体系。② 考核评价的目的和考核评价功能是统一的，考核目的是出发点，考核评价的功能是落脚点。

考核目的在于，促进各级领导干部树立正确的政绩观，推动经济社会科学发展，《通知》中明确规定"政绩考核要突出科学发展导向"，同时也强调了对过去"过于注重 GDP 的政绩考核"进行纠偏。因此，科学发展观既是政绩考核评价的导向，又是对政绩考核评价的标准、依据和准则的价值重构。

考核评价的功能，即"如何应用考核评价结果"。考核评价结果应是选人用人，包括干部提拔任用、高配干部或者提高干部职级待遇甚至作为末位淘汰的依据。这样，考核评价的结果不仅关系到领导班子及领导干部的面子（形象、成绩、表现），还要触及领导班子和领导干部的"里子"（仕途、奖

---

① 包存宽：《把握生态文明下政绩考核"四要素"》，载中国社会科学网，http://m.cssn.cn/bwsf/bwsf_tpxw/201404/t20140411_1063519.htm，2014 年 4 月 11 日。

② 包存宽、汪涛、王娟：《生态文明建设绩效评价方法的构建及应用——基于"水平、进步、差距"的视角》，《复旦学报》(社会科学版) 2017 年第 6 期。

惩、命运）。对于造成群众健康问题、造成资源严重浪费、造成生态严重破坏等"拍脑袋决策、拍胸脯蛮干"的行为，视情节轻重，给予组织处理或党纪政纪处分，已经离任的也要追究责任。①

2. 评价主体

考核评价主体是上级党委组织部，考核客体则是下一级领导班子和领导干部。考核评价的层级应涵盖中央和国家机关各部委、省（自治区、直辖市）、地级市、县（含区、县级市）、乡镇，体现为上级对下级的考核评价。与传统的考核评价中将主体与客体相对立的情况不同，《通知》确定的政绩考核评价体现了由"管理"到"治理"的转变，即从考核评价主体与考核评价客体之间相对立的、自上而下的单向管理到自上而下与自下而上相结合的互动与协商、共治与自治。

《通知》中强调要"看解决自身发展中突出矛盾和问题的成效"，以及不同地区、不同层级要"设置各有侧重、各有特色的考核指标"。应先由考核评价主体设置考核的目的、功能、原则、要求等，然后由被考核者提出其应该着重解决的突出矛盾与问题和所应侧重的特色指标，再经被考核者与考核者沟通、协商予以确定。这样既体现了上级组织部门的顶层设计，又能发挥地方的主动性、参与性。同时，"群众公认"也应是考核评价的一项内容或形式，从这个意义上讲，群众也是考核评价的一类"主体"。

因此，生态文明政绩考核评价，不仅要同等重视主体的"顶层设计"与客体的"基层参与"，还应重视政府、企业和公众的沟通、协商和互动。除政府自上而下的行政推动力和引导力之外，来自民间和基层、自下而上的需求与驱动力，才是建设生态文明不竭、长久的动力之源。②

---

①② 包存宽：《把握生态文明下政绩考核"四要素"》，载中国社会科学网，http://m.cssn.cn/bwsf/bwsf_tpxw/201404/t20140411_1063519.htm，2014 年 4 月 11 日。

3. 评价内容

考核评价的内容主要体现在考核评价的指标上。根据不同地区、不同层级领导班子和领导干部的职责要求，设置各有侧重、各有特色的考核指标。这意味着中东西部不同地区、不同省区、不同主体功能区考核指标各不相同。明确了对以下三类生态功能区不再考核地区生产总值：一是限制开发的重点生态功能区，实行生态保护优先的绩效评价，不考核地区生产总值、工业等指标；二是对禁止开发的重点生态功能区，全面评价自然文化资源原真性和完整性保护情况；三是对生态脆弱的国家扶贫开发工作重点县取消地区生产总值考核，重点考核扶贫开发成效。

政绩考核评价指标"有增有减"、指标权重"有升有降"。考核内容与考核指标既强调了将"有质量、有效益、可持续的经济发展和民生改善、社会和谐进步、文化建设、生态文明建设、党的建设等作为考核评价的重要内容"，又明确"不能搞地区生产总值及增长率排名"，防止考核评价中GDP"一俊遮百丑"。考核评价指标权重有升有降。既"加大资源消耗、环境保护、消化产能过剩、安全生产等指标的权重"以强化这些指标对于经济类、开发类指标的约束性，又强调"不能仅仅把地区生产总值及增长率作为考核评价政绩的主要指标"。"成效"就是考核评价的依据，并体现为目标导向与问题约束并重。既要考核评价"经济、政治、文化、社会、生态文明建设和党的建设的实际成效"，充分体现了十八大报告中关于"把生态文明建设放在突出地位，融入经济建设、政治建设、文化建设、社会建设各方面和全过程"五位一体的总体布局，属目标导向；又强调了考核评价"解决自身发展中突出矛盾和问题的成效"，体现了对当前"GDP至上"倾向的纠偏和更加关注资源环境生态问题，属问题导向。①

---

① 包存宽：《把握生态文明下政绩考核"四要素"》，载中国社会科学网，http://m.cssn.cn/bwsf/bwsf_tpxw/201404/t20140411_1063519.htm，2014 年 4 月 11 日。

4. 评价方法

首先，应加强对政绩的综合分析和全面历史辩证地评价，辩证地看主观努力与客观条件、前任基础与现任业绩、个人贡献与集体作用，既看发展成果，又看发展成本与代价；既注重考核显绩，又注重考核打基础、利长远的潜绩；既考核尽力而为，又考核量力而行。

其次，实行分区、分级考核评价，而非传统的"一刀切"模式，防止传统考核评价中单一指标尤其是以 GDP 为主的考核，尤其防止和纠正以高投入、高排放、高污染换取经济增长速度和虚高的 GDP。

再次，考核评价既要涵盖年度考核、目标责任考核、绩效考核、任职考察、换届考察及其他考核考察等类型，又要规范和简化各类工作考核，切实解决多头考核、重复考核、烦琐考核等问题，简化考核程序、提高考核效率；既体现了于法周延，又体现了于事简便。

最后，生态文明政绩考核的时空尺度与行政边界、周期的衔接与协同问题。生态文明建设重点在人与自然之间的关系，遵从的是自然规律，具有其生态周期，这一周期要比政府和领导干部的行政周期长得多；生态系统具有其自然边界，不同的环境问题其空间尺度也各异，且不同区域之间相互影响，应注重行政边界与自然边界的协同。因此，在政绩考核上强调了要"更注重考核打基础、利长远的潜绩"，在责任追究上强化了离任责任审计和责任终身追究，以引导各级领导班子和领导干部牢固树立"功成不必在我"的发展观念，做出经得起实践、人民、历史检验的政绩。[①]

（三）生态文明建设绩效考核框架

1. 生态文明绩效考核评价体系的三个维度

基于新时期生态文明考核评价目的、评价内容的转变思路，提出生态文

---

① 包存宽：《把握生态文明下政绩考核"四要素"》，载中国社会科学网，http://m.cssn.cn/bwsf/bwsf_tpxw/201404/t20140411_1063519.htm，2014 年 4 月 11 日。

明绩效考核评价体系的三个指数。

生态文明绩效评价不仅要体现目标完成度，更要根据区域特点，体现其历史进步度以及与所属区域相比的先进程度，不能一味强调结果导向、数据导向，而应综合考虑结果与过程，开展一段时期内的动态考核，评价生态文明建设的进步程度，需要评价生态文明建设现状与其设置目标或选择标杆的差距，促进地区之间的互相学习和良性竞争，从而形成生态文明长效引导激励机制。

因此，需要从三个维度建立生态文明绩效考核评价体系：水平指数（与所属区域的整体水平相比）、进步指数（与历史水平相比）、差距指数（与标杆或目标水平相比）[1]，分别体现了生态文明绩效考核评价的诊断、激励、考核功能。

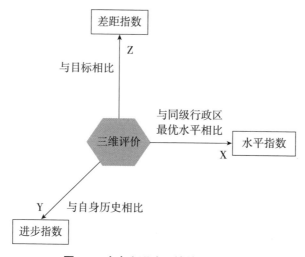

图 3-7　生态文明建设绩效评价模型

生态文明建设水平指数，表示某地区的各指标与所属的上级行政区平均水平或其他同级行政区相比的先进程度，更为客观、真实、综合地反映该地

---

① 汪涛、杜焱强、包存宽：《生态文明绩效评价，如何设定才能激励"后进"》，载上观新闻，https://web.shobserver.com/news/detail?id=30132，2016 年 9 月 9 日。

区生态文明建设的现状，体现该地区与平均水平或其他地区的差距，引导相对落后的地区更有针对性地开展生态文明建设。

生态文明建设进步指数，表示某地区各指标与自身历史水平相比的进步程度，在一定程度上反映了该地区过去一段时间生态文明建设的努力程度和所取得的成效，尤其应注重人民群众是否明显感受前后的积极变化，即要让人民群众在生态文明建设中有获得感。生态文明建设进步指数，对于先进地区能激励其"持续改进"和"好上加好"；对于相对落后地区，则是着重让该地区树立"虽然落后却不断在进步"的信心和看到可通过"小步快跑"实现"追赶先进"的希望，从而形成对于各类地区持续推进生态文明建设的长效激励机制。

生态文明建设差距指数，表示某地区与同类型标杆地区的差距。依据区域的经济、社会发展的阶段性及生态环境等自然条件进行分类。同类地区之间的可比性较强，差距指标不仅可促进同类型地区之间的相互学习和良性竞争，同时也增加了生态文明建设绩效评价的客观性与公正性，避免了将处于不同发展阶段或不同自然条件的地区进行比较甚至排名导致的"赢者通吃"，从而保护和提升欠发达地区生态文明建设的积极性。

2. 橄榄型生态文明建设指标体系

基于新时期生态文明考核评价主体、评价方法的转变思路，提出橄榄型生态文明建设指标体系。

当前，生态文明指标体系理论研究和实践缺乏从不同行政层级的整体开展生态文明建设指标体系框架的顶层设计和规范引导，大多针对具体的某一行政区域或某一行政层级，对于各行政层级的整体性缺乏考虑，尤其是不同层级生态文明建设指标体系之间的关系（如衔接性、协调性等）缺乏统筹性研究。未来生态文明指标体系的构建应强调国家顶层宏观引导作用（自上而下），突出市县级生态文明建设的基础性作用（自下而上），体现"国家—

省—市县—乡镇"之间的整体性、衔接性和协调性，尤其是"自上而下"和"自下而上"相结合和各级政府形成良性互动。

党的十八大、十八届三中全会通过的《中共中央关于全面深化改革若干重大问题的决定》和《关于加快推进生态文明建设指导意见》明确了生态文明的内涵、建设任务和要求，各级政府在生态文明建设中应理顺关系，行使好各自的行政职权，切实履行行政职责，发挥行政功能。2016 年 9 月，中共中央办公厅、国务院办公厅印发了《关于省以下环保机构监测监察执法垂直管理制度改革试点工作的指导意见》，对省、市、县三级环保部门的职责进行了划分，其中省级环保部门主要承担统一监督管理职责，并对市县两级环境执法机构给予指导，将环境执法重心向市县下移，市级环保部门主要负责统筹协调，而县级环保部门需要承担现场环境执法的具体执行工作。国家层面，中央政府从宏观上引导、规范生态文明建设的开展，形成正确的生态文明观，制定政策作为生态文明建设全面推行的保障。地方政府应层层往下，按其自身的职能特征以及生态文明建设的具体要求履行相应的职能。

构建橄榄型生态文明建设指标体系共同推动生态文明建设 ①，橄榄型的两端分别指代国家和乡镇，中间指代省和市县。在生态文明建设中，国家层面从宏观和全局指明生态文明建设的内涵和方向，作为整个生态文明建设的引导者，统筹做出制度安排，构建生态文明建设总体框架；省级和市县级层面是生态文明建设的主体，同时接受国家层面的规范，并指导乡镇层级生态文明建设的开展，是生态文明建设的关键环节，省市层面应当提升政策执行力和治理能力，而县一级需要提升执行力；乡镇层级主要贯彻市县级的指令，并将其落到实处，从职能和重要性而言相对弱于市县级以上行政层级。

---

① 周芳、包存宽、牛冬杰、王娟：《基于行政层级构建"橄榄型"生态文明建设指标框架》，《中国环境管理》2015 年第 4 期。

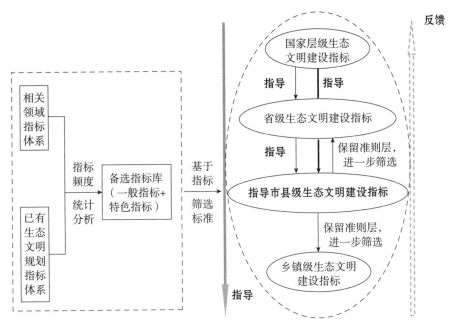

图 3-8　"橄榄型"各行政层级生态文明建设指标体系总体架构

以国家层级生态文明建设的总体目标为导向，按照科学性、可操作性、动态性、层次性、综合性和行为导向性原则，设置指标筛选的技术标准，构建市县级行政区生态文明建设指标体系框架；然后在市县级行政区生态文明建设指标体系的基础框架上，依据国家生态文明建设总体目标及重点任务，向上构建省级行政区生态文明建设指标；再考虑乡镇级行政区的功能与特征，向下构建乡镇级生态文明建设指标。最终，形成"自上而下、上下互动"式的"橄榄型"各级行政区生态文明指标体系框架结构图。

依据我国生态文明建设的总体目标和重点任务，确定生态文明建设指标体系总体框架，国家层级突出其宏观决策和顶层设计的职责，从整体和大局上确定生态文明建设的目标层和准则层。目标层即生态文明建设，准则层包括社会公平进步、经济优质高效、生态和谐安全三个方面，以此作为以下各层级指标构建的目标导向。在用于国家层面生态文明进展和评估时，一般涉及指标数量较少，重点选取关键性、宏观性指标。参考国家发布的《关于

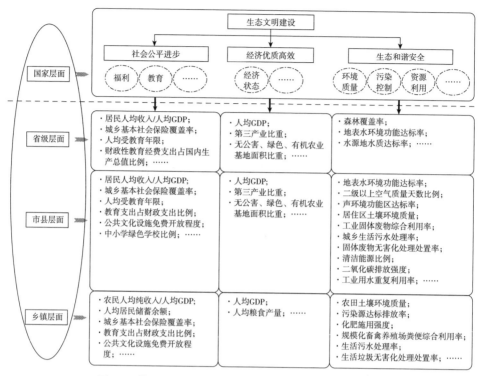

图 3-9 基于不同行政层级生态文明建设的指标体系框架

推进生态文明建设的指导意见》，国家和地方颁布的生态市、环保模范城市、城市环境综合定量考核、卫生城市、园林城市等指标体系，低碳经济、循环经济、可持续发展研究的相关指标，以及国内目前已经开展的生态文明建设规划中提出的指标体系，根据指标出现的频度分析进行初步筛选，形成备选指标库，基于指标库构建各行政层级生态文明建设指标体系。基于国家层级构建的指标体系框架，按指标构建流程，最先构建市县级生态文明建设指标体系，省—市县—乡镇生态文明指标体系的目标层、准则层与国家层面的完全相同，区别体现在具体指标层。

国家—省级—市县级—乡镇级"橄榄型"行政层级生态文明建设指标体系框架的构建，强调各级政府的职责与分工应有不同，国家更多体现在顶层设计、制度供给，而地方政府尤其是县这一级基层政府则把重点落在实施、操作和决策具体问题上，通过这一指标体系框架的构建，可以更好地为实现国家生态文明建设总体目标服务，为地方各级决策者制定有效的地方发展战略提供依据，以推进全国生态文明建设的持续开展和长效管理。

六、生态文明实践探索的集成：蓝天保卫战

生态环境保护和污染防治是生态文明实践的重要落脚点。以大气污染防治为核心的中国"蓝天保卫战"，正是在习近平生态文明思想指导下进行实践探索的集成。

（一）我国大气污染防治历程

1. 我国大气污染的累积和集中爆发

改革开放以来，中国经济高速增长，中国在取得经济社会发展巨大成就的同时，也累积了大量生态环境问题。大气环境污染就呈现典型的累积性和复杂性。早期我国的大气污染防治的重点是消除烟尘污染，主要针对的是煤烟型污染，着力降低大气中的悬浮颗粒物。随着经济社会的高速发展和人民生活水平的不断提高，我国煤炭消费量和机动车保有量快速上升，大量高硫煤的使用及燃煤设备脱硫措施的不足，致使二氧化硫排放量不断增加，加上汽车尾气排放带来的氮氧化物污染，造成我国酸雨污染面积不断扩大。因此，进入 20 世纪 90 年代，防治酸雨和二氧化硫污染成为大气污染防治的重点。进入 21 世纪，随着污染物总量控制、"两控区"[①]的持续管控、"十一五"节能减排等措施的推进，我国二氧化硫等污染物排放开始见顶并下降。[②]与此同时，大气污染出现新的趋势。

2013 年新年伊始，全国多地出现雾霾污染，污染由最严重的京津冀地区扩散至沿海和中部地区，影响面积超 140 万平方公里，影响人口约 8 亿，严

---

① 指酸雨控制区和二氧化硫污染控制区。
② 柴发合：《我国大气污染治理历程回顾与展望》，《环境与可持续发展》2020 年第 3 期。

重威胁了公众的生活和健康，对社会经济造成了诸多负面影响。此前，京津冀等地秋冬季节就常有雾霾污染，但主要是局部性污染为主。2013 年，雾霾由过去的局地性爆发到在全国大范围内的集中爆发，给国人敲响了生态环境保护的警钟，也给社会带来了巨大的冲击，公众对大气污染的忧虑不断扩大，不仅"雾霾"成为 2013 年的年度关键词，"空气末日""北京咳"等也成为当时的热门词。此后数年，雾霾污染成为国内许多地区秋冬季的"常客"。

雾霾是特定气候条件与大气中细颗粒物（$PM_{2.5}$）相互作用的结果。随着雾霾污染持续爆发，国内对雾霾相关的 $PM_{2.5}$ 的监测开始持续推进。中国早在 1997 年就开始发布空气污染指数 API（Air Pollution Index），当时 API 指数只有 SO_2、NO_x、TSP（总悬浮颗粒物）3 个指标构成；2000 年的 API 指数增加了 PM_{10} 指标以替代 TSP，同时 1 h 平均浓度限值增加了 CO、O_3 指标。但随着中国大气污染呈现复合污染特性，API 指数已逐渐不能反映居民对于空气污染的直观感受。2012 年，经过国务院常务会议审议，新修订的《环境空气质量标准（GB 3095-2012）》开始实施，新标准增加了 $PM_{2.5}$ 和 O_3 8 小时指标，全国开始分阶段有序推动 $PM_{2.5}$ 的监测和报告。同年，原环保部制定了《环境空气质量指数（AQI）技术规定（试行）》（HJ 633-2012），指数发布从 API 转变为 AQI，指标在原来的基础上进行了全面的扩充，24 h 平均浓度限值中增加了 CO 和 $PM_{2.5}$，1 h 平均浓度限值中增加了 SO_2 和 NO_2，8 h 平均浓度限值中增加了 O_3。[1] 全面扩充污染物指标后的 AQI 指标，能够更加客观地反映中国大气污染特征，贴近居民对空气质量的感受，成为中国环境空气质量管理和信息发布的主要方式，也成为居民和社会团队参与环保监督的重要信息基础和依据。

---

[1] 高庆先、刘俊蓉、李文涛、高文康：《中美空气质量指数（AQI）对比研究及启示》，《环境科学》2015 年第 4 期。

表 3-3　中国空气质量指数发展历程 [①]

指数	时期	污染物项目及取值时间		
		24 h 平均	1 h 平均	8 h 平均
API	1997—1999	SO_2、NO_x、TSP		
API	2000—2011	SO_2、NO_2、PM_{10}	CO、O_3	
AQI	2012 至今	SO_2、NO_2、CO、PM_{10}、$PM_{2.5}$	SO_2、NO_2、CO、O_3	O_3

2013 年，京津冀、长三角、珠三角等重点区域及直辖市、省会城市和计划单列市共 74 个城市率先按新标准开展空气质量监测。监测结果表明，74 个城市 $PM_{2.5}$ 年均浓度 72 μg/m³，达标城市比例仅为 4.1%；[②] 京津冀区域 13 个城市 $PM_{2.5}$ 平均浓度为 106 μg/m³，没有城市达标，北京市 $PM_{2.5}$ 年均浓度为 89.5 μg/m³；长三角区域 25 个城市 $PM_{2.5}$ 平均浓度为 67 μg/m³，仅舟山达标，上海市 $PM_{2.5}$ 年均浓度为 62 μg/m³；珠三角区域 9 个城市 $PM_{2.5}$ 平均浓度为 47 μg/m³，全部超标，广州市 $PM_{2.5}$ 年均浓度为 53 μg/m³。[③] 我国大气污染防治形势非常严峻。

2. 大气污染防治成效

为了应对日益突出的大气环境问题，2013 年秋季，中国政府颁布了《大气污染防治计划》，防治大气污染，蓝天保卫战打响。此后数年，政府相关配套政策陆续出台，保障蓝天保卫战接力攻坚，我国大气污染防治取得显著成效。

从统计数据可以看出，我国自 2014 年起主要大气污染物下降幅度增大，至 2021 年我国大气污染物排放总量较 2014 年下降 68.9%，虽然 2016 年扩大了统计范围，但 2017 年大气污染物依旧保持快速下降的态势。数据显示

---

① 高庆先、刘俊蓉、李文涛、高文康：《中美空气质量指数（AQI）对比研究及启示》，《环境科学》2015 年第 4 期。

② 根据《环境空气质量标准（GB 3095-2012）》，$PM_{2.5}$ 年均浓度限值一级标准为 15 μg/m³，二级标准为 35 μg/m³。

③ 柴发合：《我国大气污染治理历程回顾与展望》，《环境与可持续发展》2020 年第 3 期。

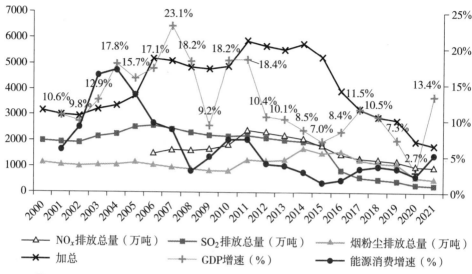

图 3-10 2000—2021 年主要空气污染物排放及加总趋势和 GDP 与能源消费增速
资料来源：《生态环境统计年报》《中国统计年鉴》。

2021 年 SO_2、NO_x、烟尘（粉尘）排放总量分别比峰值时期的排放量下降了 58.9%、89.4% 和 69.1%，我国大气污染形势逐渐好转（图 3-10）。大气污染物加总曲线趋势与能源消费增速曲线趋势基本一致，但大气污染物加总曲线略滞后于能源消费增速曲线，说明能源消费与大气污染物排放密切相关。

2005—2021 年我国大气环境中常规污染物浓度变化如图 3-11 所示。除臭氧（O_3）外，其余四项（SO_2、NO_2、$PM_{2.5}$、PM_{10}）污染物浓度整体呈下降趋势。其中 SO_2 和 NO_2 的年均浓度分别于 2017 年和 2014 年达到国家空气质量一级标准，至 2021 年，SO_2 和 NO_2 年均浓度分别为 9 μg/m³ 和 23 μg/m³。在 2018 年 PM_{10} 年均浓度达到国家空气质量二级标准，2020 年 $PM_{2.5}$ 年均浓度达到国家空气质量二级标准，2021 年全国 PM_{10} 和 $PM_{2.5}$ 年均浓度分别达到 54 μg/m³ 和 30 μg/m³，相比 2013 年分别下降了 54.2% 和 58.3%，空气质量得到改善。

从城市层面来看，2021 年，全国 339 个地级及以上城市的整体空气质量继续改善，六项标准污染物的整体年评价浓度进一步下降，平均优良天数比例持续上升。168 个重点城市六项标准污染物年评价浓度均值首次全部低于

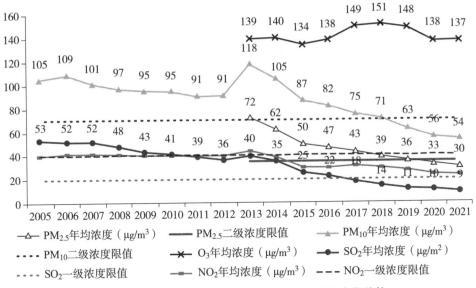

图 3-11　2000—2021 年我国主要空气污染物浓度变化趋势

资料来源：《中国环境状况公报》《中国统计年鉴》。

现行《环境空气质量标准》中的二级标准限值。2017—2021 年五年六项标准污染物全国整体年均浓度如图 3-12 所示，除臭氧（O_3）在 2018 年略有反弹外，六项标准污染物浓度整体均呈下降趋势。

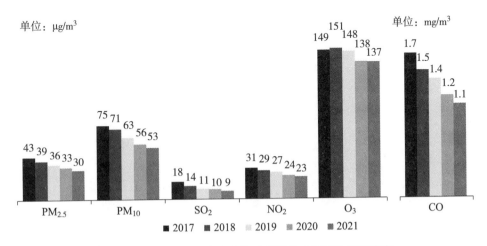

图 3-12　2017—2021 年六项标准污染物全国整体年均浓度

资料来源：《大气中国：中国大气污染防治过程》。

从各项污染物的城市达标比例来看，SO_2 连续四年保持 100% 城市达标，CO 连续三年保持 100% 城市达标；NO_2 达标城市比例从 2017 年的 80.2% 升至 2021 年的 99.7%，2021 年仅兰州未达标；2017—2022 年 PM_{10} 和 $PM_{2.5}$ 的达标城市比例快速增长，分别升至 82.0% 和 70.2%，相比于 2017 年同比增长近一倍，2021 年 O_3 的达标城市比例升至 85.3%（图 3-13）。

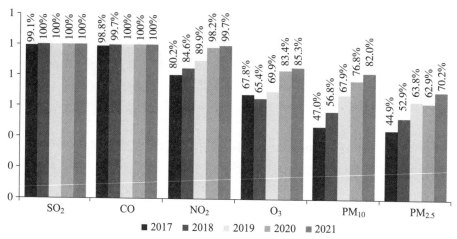

图 3-13　2017—2021 年六项标准污染物达标城市比例

资料来源：《大气中国：中国大气污染防治过程》。

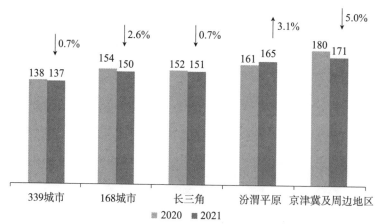

图 3-14　2020—2021 年全国和重点区域 O_3 年平均浓度

资料来源：《大气中国 2022：中国大气污染防治过程》。

我国自 2013 年起将 O_3 纳入常态化监测后，全国整体 O_3 年评价浓度呈现恶化趋势，且重点区域的污染情况更为严重，这一趋势在 2020 年得到缓解，首次实现浓度下降。2021 年，全国 339 个城市 O_3 年评价浓度相比 2020 年下降了 0.7%。三大重点区域中，京津冀及周边地区、长三角地区的 O_3 年评价浓度同比降幅分别为 5.0% 和 0.7%，其中长三角实现了在达标基础上的进一步下降；而汾渭平原的 O_3 年评价浓度出现反弹，增幅为 3.1%。

可以说，十年来，我国大气污染防治取得了巨大成就，不仅在污染物的排放总量上实现了快速的持续下降，而且在主要空气污染物的浓度指标上也实现了快速下降，空气质量得到了显著改善。

（二）生态文明思想指导下的中国大气污染防治道路

2013 年以来，是我国大气污染防治快速推进的十年，这一时期，我国生态文明思想从理论到实践也在不断深化，为我国大气污染防治提供了重要的思想指导，生态文明体制改革的深化也为我国大气污染防治的系统推进奠定了基础。2013 年以来，我国大气污染防治，包括了从顶层设计、科技支撑，到协同治理、考核监督等方面的全面系统推进，取得了明显的成效，也积累了丰富的大气污染防治经验，正如郝吉明所说的，"中国用不到十年时间，完成了美国近三十年的空气质量改善成效，成为我国生态文明建设的一大亮点"。[①]

1. 顶层设计

2013 年，国务院出台了《大气污染防治行动计划》，成为我国针对环境突出问题开展综合治理的首个行动计划，为我国系统推进大气污染防治提供了顶层设计。《大气污染防治行动计划》设定了我国大气污染防治工作的五

---

① 张维：《最严最强法治保障我国创造生态和绿色发展奇迹》，《法治日报》2022 年 9 月 23 日。

年目标，即"到 2017 年，全国地级及以上城市可吸入颗粒物（PM₁₀）浓度比 2012 年下降 10% 以上，优良天数逐年提高；京津冀、长三角、珠三角等区域细颗粒物（PM₂.₅）浓度分别下降 25%、20%、15% 左右，其中北京市细颗粒物年均浓度控制在 60 μg/m³ 左右"。此外，《大气污染防治行动计划》还从十个方面提出了大气污染防治的措施，为各地不断深入推进大气污染防治工作指明了方向。因此，《大气污染防治行动计划》也被简称为"大气十条"。为贯彻落实中央政府的大气污染防治目标要求，我国各省（自治区、直辖市）政府陆续出台了"大气污染防治行动计划的实施方案"，推动地方大气污染防治工作。

2015 年，全国人大通过了新修订的《中华人民共和国大气污染防治法》，新修订的大气法有机衔接了《环境保护法》，同时，为适应区域性复合型大气污染防治的需要，将"大气十条"实施以来行之有效的措施法制化，特别是各级人民政府目标责任制及其考核评价制度、重点区域大气污染联合防治、重污染天气应对等新内容，为大气污染防治提供了坚实的法律基础，①我国大气污染防治的顶层制度设计进一步充实和完善。

2016 年 3 月，国务院发布的《国民经济和社会发展第十三个五年规划纲要》，将大气污染防治的 4 项约束性指标，纳入了"十三五规划"，即到 2020 年，全国地级及以上城市空气质量优良天数比率达到 80% 以上，PM₂.₅ 未达标的地级及以上城市浓度相比 2015 年下降 18%，二氧化硫和氮氧化物排放总量分别削减 15%。为我国大气污染防治的持续推进提供了系统的制度支撑。

在《大气污染防治行动计划》设定的五年行动计划完成后，2018 年，国务院又印发《打赢蓝天保卫战三年行动计划》，延续《大气污染防治行动计

---

① 柴发合：《我国大气污染治理历程回顾与展望》，《环境与可持续发展》2020 年第 3 期。

划》的思路，继续巩固大气污染防治的成果，并提出了更为严格的环境空气质量目标，除了包含"十三五规划"提出的约束性指标之外，还要求"重度及以上污染天数比率比 2015 年下降 25% 以上"，并在前期大气污染防治经验总结的基础上，提出了更为系统和有针对性的大气污染防治措施。

2. 科技支撑

我国大气污染问题是伴随着工业化和城镇化的进程快速累积的，发达国家在近百年不同发展阶段出现的大气环境问题，我国却在 30 年间集中爆发，[1] 形成了综合煤烟型、化工型、机动车尾气型的复合污染，[2] 加上叠加气候变化因素，使我国面临世界上迄今最为复杂的大气污染问题。[3] 大气污染问题的高度复杂性，对科学治污、精准治污提出了更高的要求。因此，围绕大气污染防治和打赢蓝天保卫战的需求，科技支撑成为重要的治理基础。

（1）大气污染成因与防治的科技攻关

面对我国大气污染防治的迫切需求，国家有关部门和科研机构设立了多项科技计划予以持续支持。

"十二五"期间（2010—2015），科技部、原环境保护部就制定了《蓝天科技工程"十二五"专项规划》，实施了"蓝天科技工程""清洁空气研究计划"等专项工作，中科院启动了"大气灰霾追因与控制"战略性先导科技专项，国家自然科学基金委员会也设立相关项目。2014 年，科技部会同教育部、中科院、工程院、自然科学基金委、原环保部、原卫计委、气象局等相关部门，组织编制了《大气污染治理的科研工作实施方案》，建立了大气污

---

① 郝吉明、尹伟伦、岑可发：《中国大气 $PM_{2.5}$ 污染防治策略与技术途径》，科学出版社 2016 年版，第 615 页。

② 中国科协学会服务中心：《大气细颗粒物污染》，中国科学技术出版社 2018 年版，第 125 页。

③ 张远航、刘新罡：《雾霾污染的成因与治理》，《紫光阁》2014 年第 4 期。

染防治科技协调机制，统筹大气污染防治科研工作。①

"十三五"期间，科技部、国家自然科学基金委员会、生态环境部先后启动"大气污染成因与控制技术研究"重点专项、"大气复合污染的成因、健康影响与应对机制"重大研究计划、"大气重污染成因与治理"攻关项目等。其中，"大气污染成因与控制技术研究"重点专项，于2015年首批启动，中央财政经费投入24.74亿元，部署了监测预报预警技术、雾霾和光化学烟雾形成机制、污染源全过程控制技术、大气污染对人群健康的影响、空气质量改善管理支持技术、大气污染联防联控技术示范等六大任务，是我国第一次比较系统地大气污染防治科技工作的部署。②"大气重污染成因与治理"攻关项目，则是2017年4月，国务院常务会议确定由原环境保护部牵头，科技部、中科院、农业部、工信部、气象局等多部门协作设立的，主要针对京津冀及周边地区秋冬季大气重污染成因、重点行业和污染物排放管控技术、居民健康防护等难题开展集中攻坚，并组建了国家大气污染防治攻关联合中心，作为"大气重污染成因与治理"攻关的组织管理和实施机构。

过去十年，在国家科技计划的支持下，我国大气污染防治科技工作从基础研究、技术研发、到应用示范都取得了显著进展，在大气二次污染监测预警预报、雾霾和臭氧复合污染成因机制、重点工业源、移动源和农业面源排放控制技术及多污染物协同控制、大气污染健康影响评估的关键技术、新形势下空气质量管理转型中的技术难题、区域污染防治和重点产业园区全过程控制的技术等方面取得一系列成果，③重点区域构建了以$PM_{2.5}$化学组分及光化学污染立体监测网络、区域多污染物精细化动态源清单、多目标多尺度空

① 科技部：《国家重点研发计划大气污染防治重点专项实施方案（征求意见稿）》，《有色冶金节能》2015年第4期。

②③ 王兰英、王磊、张望：《过去十年我国大气污染防治科技工作进展及未来展望》，《气候与环境研究》2022年第6期。

气质量预报系统、控制策略优化及评估系统为核心的区域空气质量调控与决策支持平台，[①]不仅为我国大气污染防治提供了有效的决策、技术和管理支撑，同时也缩小了我国大气污染研究与发达国家的差距。

（2）从"一市一策"到"一厂一策"

国家科技攻关除了在基础研究和技术研究方面形成了许多突破之外，同时形成了成果转化和应用机制，为地方大气污染防治提供定向支撑。国家大气污染防治攻关联合中心，在联合各个机构和科研人员的力量进行"大气重污染成因与治理"项目攻关的同时，针对京津冀"2+26"城市和汾渭平原11城市创新性地开展"一市一策"驻点跟踪研究，组织专家团队深入"2+26"城市和汾渭平原开展技术帮扶，提出了"一市一策"减排方案与治理途径，为地方"送科技、解难题""把脉问诊开药方"。[②]"一市一策"驻点跟踪研究工作机制是科技支撑大气污染防治成功实施的重要经验总结，也是一项重大的科研组织机制创新，它一方面有力解决了科研与实际脱节、科研成果不落地的问题，另一方面，为地方大气污染防治提供了有效的决策和技术支持。

随着我国实施重污染天气应急响应机制，为避免重污染天气应急预警条件下对企业采取"一刀切"的管控，细化应急减排措施，生态环境部在2018年9月发布了《关于推进重污染天气应急预案修订工作的指导意见》，要求以市（地）为核心单位，组织专家，指导工业源应急清单的企业制定重污染天气应急响应方案，推进固定源编制符合企业实际的操作方案，实施"一厂一策"的污染管控思路。[③]通过组织专家力量，实施"一厂一策"的机制，

---

①　邢佳、王书肖、朱云、丁点、龙世程、田皓中、Jang Carey、郝吉明：《大气污染防治综合科学决策支持平台的开发及应用》，《环境科学研究》2019年第10期。

②　《国家大气污染防治攻关联合中心简介》，《环境科学研究》2021年第1期。

③　王力、姜晓群：《重污染天气应急预警下的固定源"一厂一策"实施机制探讨》，《环境保护》2019年第7期。

可以充分考虑企业应急减排的技术可行性、成本可行性、减排规模和空气质量改善潜力等，从而提出可操作、可量化、可考核的应急减排实施方案。

随着 $PM_{2.5}$ 和 O_3 成为我国大气污染的主要影响因素，作为 $PM_{2.5}$ 和 O_3 前体物的挥发性有机物（VOCs）越来越成为大气污染防治的重点与难点问题。相对于颗粒物、SO_2、NO_x 等污染的控制，我国 VOCs 污染防控基础薄弱。而伴随相关政策和标准的不断完善，重点行业 VOCs 排放企业面临着 VOCs 减排压力日益加重但 VOCs 减排无所适从的困境。对此，自 2014 年起，各地方政府陆续出台了有关于落实 VOCs 减排"一厂一策"方针的政策。[1]2019 年 6 月，生态环境部发布了《重点行业挥发性有机物综合治理方案》，要求：各地应加强对企业帮扶指导，对本地污染物排放量较大的企业，组织专家提供专业化技术支持，严格把关，指导企业编制切实可行的污染治理方案。重点区域应组织本地 VOCs 排放量较大的企业开展"一厂一策"方案编制工作。[2]通过组织专家力量，为企业编制 VOCs 治理方案，提供原辅材料替代、工艺改进、无组织排放管控、废气收集、治污设施建设、投资成本和减排收益核算等全过程的技术帮扶，从而有效提高企业 VOCs 排放的管控能力。"一厂一策"不仅是科技支撑大气污染防治的重要内容，也是政府、企业、社会协同推进现代环境治理的重要方面。

3. 协同治理

不管是《大气污染防治行动计划》，还是《打赢蓝天保卫战三年行动计划》，协同治理是十年来我国大气污染防治的重要特点，具体来说，主要体现在以下几个方面：

---

[1] 周卫可、王建成、张翔：《VOCs 减排"一厂一策"方针及必要性》，《化工管理》2020 年第 1 期。

[2] 《关于印发〈重点行业挥发性有机物综合治理方案〉的通知》，载生态环境部官网，http://www.gov.cn/zhengce/zhengceku/2019-11/25/content_5455387.htm，2019 年 6 月 26 日。

（1）源头控制与末端治理的协同

源头控制是大气污染防治的治本之策，我国大气污染防治的源头控制主要从推动产业结构、能源结构、交通结构、用地结构的优化等方面展开。

产业结构优化方面，主要包括促进战略新兴产业和第三产业的发展，严控"两高"行业新增产能，压缩过剩产能，加快淘汰落后产能，强化"散、乱、污"企业综合整治，对高耗能、高排放、低水平项目实行清单管理、分类处置、动态监控，倒逼产业转型升级等。"十三五"期间（2016—2020年），我国战略性新兴产业成为经济发展的重要引擎，信息传输、软件和信息技术服务业增加值年均增速高达21%。互联网、大数据、人工智能、5G等新兴技术与传统产业深度融合，先进制造业和现代服务业融合发展步伐加快。2021年，高技术制造业、装备制造业增加值占规模以上工业增加值比重分别为15.1%、32.4%，较2012年分别提高5.7和4.2个百分点，2021年节能环保产业产值超过8万亿元，"中国制造"逐步向"中国智造"转型升级。同时，"十三五"期间，累计退出钢铁过剩产能1.5亿吨以上、水泥过剩产能3亿吨，地条钢全部出清，电解铝、水泥等行业的落后产能基本出清。[1]

能源结构调整方面，主要包括加快发展清洁能源和新能源，控制煤炭消费总量，加强民用散煤的管理，推进北方地区清洁取暖，逐步降低煤炭在一次能源消费中的比重；同时，促进工业园区与产业聚集区实施集中供热，有条件的发展大型燃气供热锅炉；此外，推进煤炭高效清洁利用，提高能源利用效率等也是主要举措。截至2021年底，我国清洁能源消费比重由2012年的14.5%升至25.5%，煤炭消费比重由2012年的68.5%降至56.0%；可再生能源发电装机突破10亿千瓦，占总发电装机容量的44.8%，其中水电、风电、光伏发电装机均超3亿千瓦，均居世界第一。同时，淘汰治理无望的小

---

[1]　国务院：《新时代的中国绿色发展》，《光明日报》2023年1月20日。

型燃煤锅炉约 10 万台，重点区域 35 蒸吨 / 小时以下燃煤锅炉基本清零。[①] 此外，《北方地区冬季取暖规划（2017—2021）》实施以来，2018—2020 年中央财政共计投入 433 亿元，支持了北方地区重点区域实现了散煤替代全覆盖，2020 年北方地区冬季清洁取暖率累计达到 65% 左右，其中京津冀及周边地区、汾渭平原重点区域清洁取暖率达到 80% 以上，基本建成无散煤区，累计完成散煤替代 2500 余万户，相当于减少了五六千万吨散煤。[②]

交通结构的优化也全面发力。在客运交通方面，大力发展城市公共交通，提高公共交通出行比例。截至 2021 年底，已有 51 个城市开通运营城市轨道交通线路 275 条，运营里程超过 8700 公里；公交专用车道从 2012 年的 5256 公里增长到 2021 年的 18264 公里。[③] 在货运交通方面，优化调整货物运输结构，推动大宗货物"公转铁""公转水"，深入开展多式联运。2021 年，铁路、水路货运量合计占比达到 24.56%，比 2012 年提高 3.85 个百分点[④]。在交通工具方面，加快车船结构升级，大力推广应用节能环保型和新能源机动车船、非道路移动机械，限制高油耗、高排放机动车船、非道路移动机械的发展，合理控制燃油机动车保有量，推进船舶更新升级，减少化石能源的消耗。中国在新能源汽车发展上遥遥领先。2011—2021 年间，中国新能源乘用车的年均增长达到 91.3%，高于全球整体增速。自 2015 年起，中国成为全球第一大新能源乘用车市场，新车销量占全球新能源乘用车市场一半的份额。[⑤] 截至 2021 年底，中国新能源汽车保有量达到 784 万辆，占全球保有量的一半左右；新能源公交车达到 50.89 万辆，占公交车总量的 71.7%；新能源出租汽车达到 20.78 万辆。[⑥] 在交通用能方面，推进铁路电气化改造，深入推进港口和公路绿色交通配套设施建设，加快油品质量升级。近年来，我

---

① ③ ④ ⑥　国务院：《新时代的中国绿色发展》，《光明日报》2023 年 1 月 20 日。

② ⑤　亚洲清洁空气中心：《十年清洁空气之路，中国与世界同行》，http://allaboutair.cn/uploads/soft/221129/ChinaAirSpecial2022.pdf，2022 年 11 月 29 日。

国连续实施轻型车、重型车国四至国六排放标准，轻型车排放法规处于全球最严行列，重型车排放法规达到全球先进水平。[①]2019 年 1 月 1 日起，全国全面供应符合国六标准的车用汽柴油，停止销售低于国六标准的汽柴油，实现车用柴油、普通柴油、部分船舶用油"三油并轨"，取消普通柴油标准[②]，成品油质量达到国际先进水平，有效减少了汽柴油污染排放。此外，截至2021 年，全国铁路电气化率从 2012 年的 52.3% 上升至 73.3%，主要港口五类专业化泊位岸电设施覆盖率达 75%，高速公路服务区建成 13374 个充电桩，数量居全球第一。[③]

优化调整用地结构，其核心是统一国土空间用途管制，统筹优化国土空间布局，统筹划定耕地和永久基本农田、生态保护红线、城镇开发边界等空间管控边界以及各类海域保护线，科学布局农业、生态、城镇等功能空间，筑牢国家安全发展的空间基础，着力防控化解生态风险，从根本上构筑大气污染防治的屏障。

除了源头的结构优化，大气污染的末端治理措施也全面推进，主要表现为各个领域的提标改造和综合整治。能源方面，鼓励和支持企业采用洁净煤技术，开展燃煤锅炉综合整治，完成燃煤锅炉的节能和超低排放改造。燃煤机组超低排放改造从 2017 年累计完成约 5.8 亿千瓦，升至 2020 年的 9.5亿千瓦，增幅超 60%。2020 年，全国电力行业 PM、SO_2、NO_x 排放量分别降至 15.5 万吨、78 万吨、87.4 万吨，其中 SO_2 排放量的减幅最大。产业方面，全面推行清洁生产，对钢铁、水泥、化工、石化、有色金属冶炼等重点

① 亚洲清洁空气中心：《十年清洁空气之路，中国与世界同行》，http://allaboutair.cn/uploads/soft/221129/ChinaAirSpecial2022.pdf，2022 年 11 月 29 日。

② 国务院：《打赢蓝天保卫战三年行动计划》，载中国政府网，http://www.gov.cn/zhengce/content/2018-07/03/content_5303158.htm，2018 年 7 月 3 日。

③ 国务院：《新时代的中国绿色发展》，《光明日报》2023 年 1 月 20 日。

行业进行清洁生产审核，实施清洁生产技术改造，配套建设除尘、脱硫、脱硝等装置。同时，对钢铁、水泥等重点工业行业进行了提标改造，中国钢铁行业的大气污染物排放标准在过去十年间快速升级，目前已进入超低排放限值阶段，达到全球领先水平。2019 年，我国正式开启了以钢铁行业为首的非电力行业超低排放改造，推动了京津冀及周边地区 5000 万吨钢铁产能全面实现超低排放，减少外部传输污染约 30%，助力北京市 $PM_{2.5}$ 浓度首次实现"30+"。2020 年，河北、河南、安徽三省相继修订了水泥行业地方排放标准，倒逼水泥生产企业加快技术创新和进行超低排放改造。生态环境部出台了差异化绩效分级管理，在差异化绩效分级管理机制下，满足大气污染物超低排放限值的水泥企业可评定为 A 级企业，在重污染天气期间可自主采取减排措施，这一机制成为水泥行业企业自主开展超低排放改造的重要驱动力。[1] 此外，针对挥发性有机物（VOCs）对大气污染的影响增大，我国开始推进炼油、石化、工业涂装、印刷、家具制造、汽车制造（维修）、船舶制造（维修）等生产和服务行业挥发性有机物的综合整治，完善挥发性有机物排放标准体系。随着《2020 年挥发性有机物治理攻坚方案》的发布，全国层面开始严格执行《挥发性有机物无组织排放控制标准》。交通方面，加快了机动车船、非道路移动机械大气污染物排放标准的制修订和实施，另外，我国基于机动车环保监督抽测和环保定期检验制度，初步形成了全时段、全生命周期的在用车辆排放监管体系，构建了全国机动车超标排放信息数据库，实现全链条监管；同时，加速淘汰黄标车和老旧车辆，2012 年以来，累计淘汰黄标车和老旧车 3000 多万辆，拆解改造内河船舶 4.71 万艘。[2] 此外，加大城市扬尘和小微企业分散源、生活源污染整治力度，强化秸秆禁烧管控，推进露

---

① 亚洲清洁空气中心：《十年清洁空气之路，中国与世界同行》，http://allaboutair.cn/uploads/soft/221129/ChinaAirSpecial2022.pdf，2022 年 11 月 29 日。

② 国务院：《新时代的中国绿色发展》，《光明日报》2023 年 1 月 20 日。

天矿山综合整治等，也在持续推进。

末端治理方面，除了各行业的排放控制、技术和工程治理措施之外，还包括重污染天气的应急响应。各地环保部门与气象部门合作，建立了重污染天气监测预警体系，制定和完善重污染天气应急预案，将重污染天气应对纳入突发事件应急管理体系，按不同污染等级确定企业停产或限产、机动车和扬尘管控、中小学校停课或停止户外活动，以及组织可行的人工气象干预等应对措施，尽可能减轻重污染天气对公众健康的影响。

（2）全面推进与重点突破的协同

我国大气污染防治在坚持全面推进的基础上，坚持分区施策和重点突破。《大气污染防治法》规定"国家建立重点区域大气污染联防联控机制，统筹协调重点区域内大气污染防治工作。国务院生态环境主管部门根据主体功能区划、区域大气环境质量状况和大气污染传输扩散规律，划定国家大气污染防治重点区域"，并要求国务院主管部门在重点区域内进一步提高环境保护、能耗、安全、质量等要求。"省、自治区、直辖市可以参照第一款规定划定本行政区域的大气污染防治重点区域"。

目前，生态环境部确定的大气污染防治重点区域包括，京津冀及周边"2+26"城市、长三角以及汾渭平原。各地方政府也划定辖区内的大气污染防治重点区域，以进行重点防治。

对重点区域，中央各部委在科技支撑、资金投入、监督帮扶方面都有所倾斜。事实上，"大气重污染成因与治理"攻关项目，就是针对京津冀及周边地区秋冬季大气重污染成因和排放管控技术等难题展开。而自2013年"大气十条"实施以来，生态环境部已经连续8年对重点区域的空气质量改善进行监督帮扶。主要通过对重点区域开展大气污染防治专项执法检查（督查），帮助地方发现问题，压实地方党委、政府改善环境质量主体责任，强化落实企业污染治理主体责任，有效传导监督压力。同时，开展"有温度"

的常态帮扶，送政策、送技术、送服务，推动地方提升环境管理水平，帮助企业解决污染治理难题，充分发挥帮扶效能。[①]生态环境部专门印发《蓝天保卫战重点区域强化监督定点帮扶工作实施细则（试行）》《关于开展2021—2022年重点区域空气质量改善监督帮扶工作的通知》等政策文件，以明确生态环境部对重点区域持续开展强化监督定点帮扶。

此外，自2017年以来，每年在京津冀及周边地区、汾渭平原、长三角地区三大重点区域开展秋冬季大气污染综合治理攻坚行动。生态环境部、发改委等部门联合各地方政府每年发布重点区域秋冬季大气污染综合治理攻坚行动方案，提出$PM_{2.5}$平均浓度、重度及以上污染天气下降比例等目标，[②]措施上主要立足于产业结构、能源结构、运输结构和用地结构优化调整，以推进清洁采暖、公转铁、企业提标升级改造为重点，"散乱污"企业综合整治和成果巩固，深入开展钢铁行业、柴油货车、锅炉炉窑、挥发性有机物（VOCs）、秸秆禁烧和扬尘专项治理。深化企业绩效分级分类管控，强化区域联防联控，加大监督和帮扶力度，强化考核问责，有效应对重污染天气等。

（3）"联防联控"的区域协同

我国长期采用属地管理的环境治理模式，由于大气污染物的跨区域传输作用，属地管理难以有效实现大气污染防治。"联防联控"的协同防治就在长期的治理实践和探索中逐步确立了。

大气污染"联防联控"概念，最早是在2008年北京奥运会筹备阶段，京津冀地区为保障赛事期间区域空气质量提出的。2010年，原环境保护部

---

① 郄建荣：《生态环境部持续8年开展重点区域大气污染防治》，《法治日报》2021年8月20日。

② 朱治双、廖华：《京津冀及周边大气污染联防联控政策实施效果评估——基于多期差分的实证研究》，《中国地质大学学报》（社会科学版）2022年第2期。

等九部委联合出台的《关于推进大气污染联防联控工作改善区域空气质量的指导意见》中首次正式提及了"大气污染联防联控"概念，并提出统一规划、统一监测、统一监管、统一评估、统一协调的"五统一"要求。[①]2012年12月，《重点区域大气污染防治"十二五"规划》发布，提出了包括"联席会议制度""联合执法监管机制""环评会商机制""信息共享机制""预警应急机制"等在内一系列机制。2013年9月10日，国务院发布《大气污染防治行动计划》，提出建立京津冀、长三角区域大气污染防治协作机制，由区域内省级人民政府和国务院有关部门参加，协调解决区域突出环境问题，组织实施环评会商、联合执法、信息共享、预警应急等大气污染防治措施，通报区域大气污染防治工作进展，研究确定阶段性工作要求、工作重点和主要任务。2014年修订的《环境保护法》中规定了"国家建立跨行政区域的重点区域、流域环境污染和生态破坏联合防治协调机制，实行统一规划、统一标准、统一监测、统一的防治措施"，从法律层面正式确立了联防联控的工作重点。[②]2015年，《生态文明体制改革总体方案》要求三大城市群地区完善大气污染防治联防联控协作机制，并将统一规划、统一标准、统一环评、统一监测、统一执法等作为环境保护管理体制创新的重要内容。2015年新修订的《大气污染防治法》，明确国家建立重点区域大气污染联防联控机制，统筹协调重点区域内大气污染防治工作。明确要求重点区域应按照统一规划、统一标准、统一监测、统一防治措施的要求开展大气污染联合防治。

　　京津冀地区是我国大气污染跨区域传输非常严重的区域，也是较早开展大气污染跨域协同治理实践的区域。2013年9月17日，由原环境保护部牵

---

　　① 柴发合、李艳萍、乔琦、王淑兰：《我国大气污染联防联控环境监管模式的战略转型》，《环境保护》2013年第5期。

　　② 戴亦欣、孙悦：《基于制度性集体行动框架的协同机制长效性研究——以京津冀大气污染联防联控机制为例》，《公共管理与政策评论》2020年第4期。

头的六部门联合印发《京津冀及周边地区落实大气污染防治行动计划实施细则》，提出在 2013 年底前，京津冀及周边地区建立健全覆盖区域、省、市的应急响应体系，实行联防联控。① 在原环保部的协调下，2013 年 10 月，京津冀及周边地区六省（市）和国家七部委主要领导共同协商建立京津冀及周边地区大气污染防治协作小组成立（简称协作小组），旨在加强区域大气污染防治的联合协作，办公室设在原北京市环保局。北京市与保定市、廊坊市，天津市与唐山市、沧州市分别建立了大气污染治理结对合作工作机制（"2+4"结对合作机制），签订了大气污染联防联控合作协议书。为进一步加大京津冀大气污染传输通道的治理力度，2017 年 2 月 17 日，原环保部、发改委、财政部、能源局、京津冀晋鲁豫联合发布《京津冀及周边地区 2017 年大气污染防治工作方案》，明确"2+26"城市携手防治，并提出从 2017 年 3 月开始，各省市安排专人定期报送相关工作。2018 年 6 月，国务院印发《打赢蓝天保卫战三年行动计划》，明确将京津冀及周边地区作为全国大气污染防治重点区域，并要求建立完善的区域大气污染防治协作机制。同年 7 月，国务院办公厅发布《关于成立京津冀及周边地区大气污染防治领导小组的通知》，将京津冀及周边地区大气污染防治协作小组升级为京津冀及周边地区大气污染防治领导小组，由韩正副总理任领导小组组长，由生态环境部部长和京津冀地区三省（直辖市）的省长（市长）担任副组长，并在生态环境部内设京津冀及周边地区大气环境管理办公室，承担领导小组的日常工作。② 京津冀及周边地区大气污染防治领导小组的建立标志着区域大气污染联防联控工作机制的正式化和常态化。

---

① 参见朱治双、廖华：《京津冀及周边大气污染联防联控政策实施效果评估——基于多期差分的实证研究》，《中国地质大学学报》（社会科学版）2022 年第 2 期。

② 参见何伟、张文杰、王淑兰、柴发合、李慧、张敬巧、王涵、胡君：《京津冀地区大气污染联防联控机制实施效果及完善建议》，《环境科学研究》2019 年第 10 期。

目前来看，京津冀大气污染防治的区域联防联控机制主要体现在建立联席会议、区域信息共享、监测预警会商、统一防治措施和重污染天气的应对、区域联合执法等方面，并主要得益于生态环境部自上而下的纵向管制，推动了省际之间的横向协作。可以说，中央层面的压力式推动乃至直接参与是京津冀省际大气污染联防联控治理的主要动力机制。由于三地在发展阶段、经济水平和实力地位等方面的区别和差距，三地治理大气污染的成本—效益也存在巨大的不平衡。利益是政府间协同的核心，[①] 而京津冀在大气污染联防联控治理中尚未建立利益协同机制，三地协同治理大气污染的内生动力不足，[②] 加上地方政府的目标任务是多元的，三地多元价值目标之间存在的潜在冲突，可能降低区域间协同的契合度，[③] 阻碍区域内地方政府参与大气污染联防联控治理的热情与力度。因此，建立区域大气污染防治的利益协同机制，是未来保障区域间横向治理协同，形成区域联防联控治理内生动力的核心。

（4）减污降碳的协同

大气污染防治和温室气体减排是目前中国面临的两大严峻挑战，由于大气污染物和二氧化碳具有"同根同源"性，且具有"互相影响性"，不同类型的大气污染物可减缓或加剧气候变暖，而气候变化也会干扰大气污染物的生成与传输，[④] 而采取一定的控制措施能同时减少二者排放，[⑤] 因此，减污降

---

① 陈子韬、李俊、吴建南：《区域政府间协同如何发生？——汾渭平原大气污染防治的案例研究》，《公共管理与政策评论》2022 年第 6 期。

② 参见肖建华、毕艳晴、张玛丽：《省际环境污染联防联控治理：实践、困境与突破——以京津冀大气污染治理为例》，《复旦城市治理评论》2022 年第 1 期。

③ 参见卢文超：《区域协同发展下地方政府的有效合作意愿——以京津冀协同发展为例》，《甘肃社会科学》2018 年第 2 期。

④ 易兰、赵万里、杨历：《大气污染与气候变化协同治理机制创新》，《科研管理》2020 年第 10 期。

⑤ Wang H., Chen H., Liu J., "Arctic sea ice decline intensified haze pollution in Eastern China", *Atmospheric and oceanic science letters*, Vol.8, No.1, Aug. 2015.

碳具有协同性。过去，大气污染防治和节能减排分别由环保部门和发改部门分而治之，2018 年，国务院机构改革将应对气候变化的职能划转到新组建的生态环境部，由生态环境部统一部署、统一领导，为我国协同推进减污降碳理顺了制度基础。①

虽然近年来大气污染防治取得了显著成效，但形势依然不容乐观，另一方面，居民对空气质量优良率的要求不断提升，大气污染治理的难度也在不断增加。随着"双碳"战略成为我国重要的长期发展战略，生态文明建设将进入以降碳为重点的战略方向，因此，推动减污降碳的协同，成为我国大气污染防治的重要内容。2022 年 6 月 10 日，生态环境部等七部门联合印发了《减污降碳协同增效实施方案》，为协同推进减污降碳提供了方向。

4. 考核监督

考核监督是促进大气污染防治目标落实的重要保障。在生态文明思想指导和生态文明体制改革支持下，我国对大气污染防治目标落实的考核监督主要体现在三方面：一是国家大气污染防治的目标分解与地方的"军令状"；二是基于环保督察的"督企督政"；三是依托信息公开的社会监督。

（1）目标分解与地方"军令状"

我国《大气污染防治法》规定"地方各级人民政府应当对本行政区域的大气环境质量负责"。2013 年，国务院颁布《大气污染防治行动计划》，确定了大气环境质量改善的五年目标和措施，并要求将目标任务分解落实到地方人民政府和企业。为贯彻落实《大气污染防治行动计划》，原环保部与全国31 个省（区、市）签署了《大气污染防治目标责任书》，明确了各地空气质量改善目标（表 3-4）和重点工作任务。

---

① 易兰、杨田恬、杜兴、杨历、邓位：《减污降碳协同路径研究：典型国家驱动机制及对中国的启示》，《中国人口·资源与环境》2022 年第 9 期。

表 3-4 各省（市、区）空气质量改善目标

空气质量改善目标		各省（市、区）
PM_{2.5}年均浓度下降目标	−25%	北京、天津、河北
	−20%	山西、山东、上海、江苏、浙江
	−15%	广东、重庆
	−10%	内蒙古
PM₁₀年均浓度下降目标	−15%	河南、陕西、青海、新疆
	−12%	甘肃、湖北
	−10%	四川、辽宁、吉林、湖南、安徽、宁夏
	−5%	广西、福建、江西、贵州、黑龙江
	持续改善	海南、西藏、云南

资料来源：生态环境部网站。

地方人民政府则依据与国务院签订的大气污染防治目标责任书，确定本地区的空气质量改善目标，制定本地区大气污染防治行动实施细则和年度工作计划，将目标、任务分解到市（地）、县级人民政府，把重点任务落实到相关部门和企业，从而形成自上而下的目标层层分解和落实机制。

为了保障地方政府有效落实大气污染防治目标责任书，2014 年 4 月 30 日，国务院办公厅印发《大气污染防治行动计划实施情况考核办法（试行）》，确定对各省（区、市）人民政府《大气污染防治行动计划》实施情况进行年度考核和终期考核。

考核和评估的结果，需要每年上报国务院，一方面经国务院审定后，向社会公布，形成社会层面的监督，另一方面，考核和评估结果将作为对干部和区域奖惩的依据。具体来说，考评结果将交由干部主管部门，作为对领导班子和领导干部综合考核评价的重要依据，同时，考核结果也是中央财政安排大气污染防治专项资金的重要依据，对考核结果优秀的将加大支持力度，不合格的将予以适当扣减。

对于未通过年度考核的地区，生态环境部会同组织部门、监察机关等对

省（区、市）人民政府及其相关部门有关负责人进行约谈，约谈情况向社会公开，并提出整改意见，予以督促。同时，生态环境部对有关地区和企业实施建设项目环评限批，取消国家授予的环境保护荣誉称号。对未通过终期考核的地区，将加大问责力度，必要时由国务院领导同志约谈省（区、市）人民政府主要负责人。对于发现篡改、伪造监测数据的地区，考核结果直接认定为不合格，并依法依纪追究责任。①

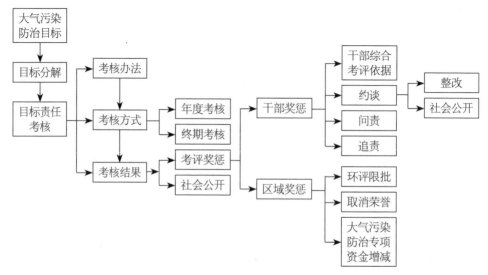

图 3-15　大气污染防治的目标分解与责任考核

与之类似的，省、自治区、直辖市人民政府也制定相应的考核办法，对本行政区域内地方大气环境质量改善目标、大气污染防治重点任务完成情况实施考核，考核结果向社会公开。

作为《大气污染防治行动计划》的延续，《打赢蓝天保卫战三年行动计划》进一步强化了组织领导和考核问责机制。突出了落实"一岗双责"的要

① 参见《国务院办公厅关于印发〈大气污染防治行动计划实施情况考核办法（试行）〉的通知》，载中国政府网，http://www.gov.cn/zhengce/content/2014-05/27/content_8830.htm，2014年5月27日。

求，明确主要领导是本行政区域打赢蓝天保卫战的第一责任人，要求完善有关部门和地方各级政府的责任清单，健全责任体系，建立完善"网格长"制度，压实各方责任。除了延续已有的考评结果应用之外，《打赢蓝天保卫战三年行动计划》强调了量化问责要求。①2019 年，生态环境部制定《蓝天保卫战量化问责规定》，按照"季度告知、半年约谈、年度问责"的机制，对空气质量明显恶化的实施量化问责，②通过持续传导压力，倒逼地方责任落实。

（2）环保督察

环保督察已经成为我国现代环境治理体系的重要组成部分，是推动地方政府落实环境保护的主体责任，促进企业采取有效的环境保护措施的重要制度保障。大气污染防治，是中央环境保护督察及其"回头看"的重要内容。中央环保督察针对大气污染重点区域统筹安排大气污染防治专项督察，对大气污染防治工作不力、重污染天气频发、环境质量改善达不到进度要求甚至恶化的城市，开展机动式、点穴式专项督察，重点督察地方党委、政府及有关部门大气污染综合治理不作为、慢作为以及"一刀切"等乱作为，甚至失职失责等问题，强化督察问责，形成了排查、交办、核查、约谈、专项督察"五步法"监管机制。同时，对应中央环保督察，建立省级环保督察，实现对地市督察的全覆盖。中央与省级两级环保督察，通过"督企督政"，推动了大气污染防治的责任落实。

（3）信息公开与社会监督

保障公众健康是大气污染防治的重要目标，通过公众参与和社会监督，

---

① 参见《国务院关于印发〈打赢蓝天保卫战三年行动计划〉》，载中国政府网，http://www.gov.cn/zhengce/content/2018-07/03/content_5303158.htm，2018 年 7 月 3 日。

② 生态环境部：生态环境部召开部党组（扩大）会议审议并原则通过《生态环境监测规划纲要（2020—2035 年）》《蓝天保卫战量化问责规定》，载生态环境部官网，https://www.mee.gov.cn/xxgk2018/xxgk/xxgk15/201909/t20190903_731538.html，2019 年 9 月 2 日。

落实大气污染防治的措施，保障大气污染防治的成效，是我国大气污染防治的重要特点。我国公众参与大气污染防治的监督，主要体现在三个方面。

一是环保投诉。公众通过日常的环保投诉，对周边企业的大气污染排放情况进行监督，通过环保投诉推动地方政府对企业进行有针对性的环境执法，并通过环境执法促进企业的大气污染排放合规。

二是环保督察中的举报和线索提供。公众的环保投诉和举报，是环保督察开展"督企督政"工作的重要线索来源。公众可以通过电话、信函、面谈、互联网等形式进行投诉举报。根据统计，两轮中央生态环保督察中，受理转办的群众生态环境信访举报28.7万件，截至2022年7月，完成整改28.5万件。[①]

三是社会舆论。不同于水污染和土壤污染等对居民健康影响的隐蔽性和长期性，大气污染对公众健康的影响具有即时性和直观性，居民在重污染天气会感到呼吸不适，公众呼吸道疾病的发病率也会显著增高。因此，区域空气质量对居民有更直观的影响，也更容易形成社会舆论压力。事实上，雾霾，一度成为不少年轻人逃离北京的理由。"空气质量""蓝天数量"，也成为地方吸引年轻人的重要竞争力，公众的"用脚投票"成为倒逼地方政府有效防治大气污染的重要推力。而信息公开，是推动社会监督的重要基础。环境空气质量指数（AQI）的公开发布，不仅为公众了解地区环境空气质量、做好健康防护提供了科学依据，也为公众监督地方政府不断提高地区环境空气质量，提高优良天数提供了客观标准。

（三）创造大气污染防治的"新奇迹"

回顾我国大气污染防治的历程，特别是2013年以来的十年，中国是在保持经济持续增长的同时，实现了空气质量的快速改善，是在工业化、城镇

---

① 寇江泽：《以生态环保督察推动高质量发展》，《人民日报》2022年7月7日。

化的进程中实现了全国范围内空气质量的持续改善，中国成为世界上空气质量改善最快的国家，创造了大气污染治理的奇迹。但也必须看到，我国当前的空气质量与居民对优美生态环境的需要之间还有较大差距，中国PM$_{2.5}$年均浓度标准限值是参考WHO最为宽松的过渡阶段目标（35 μg/m³），离WHO推荐的安全值（<10 μg/m³）还有较很大差距，且我国空气质量的持续改善依然面临许多挑战。新时期，需要持续巩固并优化大气污染防治的成效，努力创造大气污染治理的"新奇迹"。

1. 坚持不懈推动绿色低碳发展，是创造大气污染防治"新奇迹"的核心

坚持不懈推动绿色低碳发展，促进减污降碳协同增效，是创造大气污染防治"新奇迹"的核心力量。一方面，既要促进生产端尤其是工业端绿色低碳化转型与高质量发展，又要促进人民生活方式向绿色低碳的转型，尤其是大力发展太阳能、风电、氢能等新能源，并以能源革命驱动产业技术革命，从源头上降低大气污染排放。另一方面，要深入打好大气污染防治攻坚战，以改善环境空气质量为核心，以精准治污、科学治污、依法治污为工作方针，统筹大气污染防治、生态保护和应对气候变化，在巩固上一阶段治理成果的同时保持力度、延伸深度、拓宽广度，以更高标准打好蓝天保卫战，推动大气污染防治在重点区域、重要领域、关键指标上实现新突破。

2. 坚持制度优势是创造大气污染防治"新奇迹"的基本保障

党的十八大以来，党中央以前所未有的力度抓生态文明建设，大力推动生态文明理论创新、实践创新和制度创新，推动生态文明建设和生态环境保护发生了历史性、转折性、全局性的变化。"刚性的法治＋统筹性规划＋灵活的政策"的制度协同，形成合力，推动了"制度优势转换为治理效能"，成为创造我国大气污染防治奇迹的基础保障。

新时代，仍需在党的领导下，进一步理顺政府、企业和公众关系，合理准确定位三者的角色、职责和功能，通过"法律＋规划＋政策"的制度系统，充分发挥市场机制、政府机制、社会机制的作用，落实各类主体责任，加强彼此之间的协同与合作，形成灵活的多元主体共建共治共享的环境治理格局，构建导向清晰、决策科学、执行有力、激励有效、多元参与、良性互动的现代环境治理体系，为创造我国大气污染防治的"新奇迹"提供基本保障。

未来我国大气环境质量的持续改善，要以满足人民日益增长的美好生活需要为导向，将法律规定的相对抽象简洁的目标、原则、措施等，融入以发展规划为龙头的规划体系的科学制定，从而量化为阶段性的发展目标，并通过将社会经济发展、生态环境的科学客观规律与人民群众的积极性、主体能动性、创造性和智慧统一起来，统筹政府、社会、市场各类主体的力量，推动规划的有效实施，在这个过程中，辅之以灵活性的政策推动规划的落实和细节的强化。同时，通过对规划和政策落实经验的有效总结，将具有长期性、普适性的原则、措施转化为法律制度，从而形成法律、规划和政策之间的良性互动和适应性，持续推动我国的制度优势转变成治理效能，实现我国大气环境质量改善由量变到质变，创造新的奇迹。

第四章 建设美丽中国

一、人与自然和谐共生的现代化

（一）人与自然和谐共生：中国式现代化的价值导向

实现现代化是贯穿中国共产党百年奋斗史的鲜明主题和根本目标。随着发展阶段和认识水平的提升，中国式现代化的内涵也在不断丰富完善。从党的七届二中全会提出建设"先进的工业国"到新中国成立初期提出农业、工业、国防、科技"四个现代化"历史任务，再到党的十一届三中全会后提出经济、政治、社会、教育等各方面的现代化，社会主义现代化涉及的领域和内涵不断扩展外延。党的十八大将生态文明建设提到前所未有的战略高度，十九大进一步提出"把我国建设成为富强民主文明和谐美丽的社会主义现代化强国"，并明确指出："我们要建设的现代化是人与自然和谐共生的现代化，既要创造更多物质财富和精神财富以满足人民日益增长的美好生活需要，也要提供更多优质生态产品以满足人民日益增长的优美生态环境需要。"[①] 二十大报告将"促进人与自然和谐共生"作为中国式现代化的本质要求之一，强调"尊重自然、顺应自然、保护自然，是全面建设社会主义现代

---

① 习近平：《决胜全面建成小康社会　夺取新时代中国特色社会主义伟大胜利》，《人民日报》2017 年 10 月 28 日。

化国家的内在要求。必须牢固树立和践行绿水青山就是金山银山的理念，站在人与自然和谐共生的高度谋划发展"。①

可以说，"人与自然和谐共生的现代化"是新时代中国式现代化的价值导向，体现了我国在新的历史条件下面对全球性挑战的高度生态自觉，标志着中国社会主义现代化建设迈上了绿色发展的新台阶。

1. 人与自然和谐共生的现代化是中国式现代化的本质要求

建设人与自然和谐共生的现代化，不仅是"美丽中国"和生态文明建设的内在需要，同时也对西方国家现代化道路对待人与自然关系以及在此基础上形成的环境治理理论与制度的全面超越，是中国式现代化发展道路的必然选择。

现代化进程最早发轫于西方国家，其发展模式主要是以工业化促进现代化，走的是"先污染后治理"的粗放型经济发展道路。比如，西方发达国家在其现代化进程中，大量消耗资源能源，造成严重环境污染，发生震惊世界的八大公害事件，引发世界对"寂静的春天"的忧虑。

西方现代化以资本增长逻辑为主导，追求以最小的资本投入获取最大的利润回报，把实现自身利益最大化作为生产经营的唯一目的，在创造巨大物质财富的同时，也导致市场盲目扩张、资本野蛮生长，不仅直接造成了经济危机和社会混乱，还加速了对自然资源的攫取并进一步导致人与自然关系失调、环境突发事件频发，最终造成并持续加剧环境污染、气候变化、生态破坏等生态危机以及全球环境治理困境。可以说，资本逻辑下的生态危机不可避免，人与自然的矛盾在资本主义国家是不可调和的。②

20世纪80年代以来，发达国家生态环境质量显著改善：一方面，西方

---

① 习近平：《高举中国特色社会主义伟大旗帜　为全面建设社会主义现代化国家而团结奋斗》，《人民日报》2022年10月26日。

② 陈学明：《资本逻辑与生态危机》，《中国社会科学》2012年第11期。

发达国家愈演愈烈的生态环境问题，引发了民众的持续抗争，由此推动了生态环境方面的一系列法律制度建设和治理投入，而发达国家之所以能在环境治理方面进行大量投入，也源于其现代化已经基本完成，可以通过其积累的财富和资源来进行生态环境的系统治理；另一方面，西方国家也利用其在国际关系中已经形成的对全球贸易机制的掌控与在全球经济格局中所处的产业链和价值链的高端位置，将高污染高消耗的产业、生产生活中的废物甚至有毒有害的危险废物转移到环境标准相对宽松、环境治理能力相对低下的发展中国家。发达国家实现了其领土内的生态环境改善，但却通过产业和污染转移导致了全球生态环境问题的恶化。当今世界全球生态环境问题，发生或体现在发展中国家，其根源却是在发达国家。

中国式现代化不可能走"先污染后治理"的道路。一方面，中国式现代化是人口规模巨大的现代化，是全体人民共同富裕的现代化，如果中国走"先污染后治理"的现代化发展道路，由此带来的资源消耗和生态环境代价可能是不可逆，也无法满足人民对美好生活的需要，而中华民族的永续发展也可能无从谈起。另一方面，中国的现代化进程始终伴随着对生态环境问题的关注。虽然西方国家对工业化带来的生态环境问题的讨论一直在进行，但早期的讨论还主要停留在诗人、哲学家等对田园牧歌式生产生活方式被破坏的缅怀，对生态环境问题的认识还远远不足。直到 20 世纪 60 年代蕾切尔·卡森《寂静的春天》的出版，为人类社会真正敲响了生态威胁的警钟，大众层面对环境问题的关注开始真正形成。此后西方国家一系列的环境（正义）运动的发展，使得环境问题受到更广泛的关注，人们的环保意识也不断提升，环保主义开始成为一股重要的政治力量，推动了西方发达国家的环境治理和生态保护。可以说，西方国家是在基本完成现代化的背景下，开始生态环境治理的。

中国的现代化进程是始终伴随着对生态环境问题的关注和保护需求。一方面，经济的发展，必然带来资源的消耗和污染的排放，但粗放增长带来的生态环境问题的快速累积使得"先污染后治理"的末端治理远远不能见成效，而随着居民生活水平的提高，对优美生态环境的需求也不断提高。另一方面，随着气候变化、生物多样性保护等全球性议题的不断升温，"生态环境"问题成为继"和平与发展"之后的又一全球性主题。因此，中国的现代化进程始终伴随着国内国际的生态保护和环境治理压力。而中国社会主义国家的属性，也不可能像发达国家殖民落后国家的方式，获得自身国家经济和环境的双赢。因此，必须从源头上，从现代化的发展道路上切入，去寻找发展与保护的平衡之道，必须在现代化的进程中解决人与自然和谐共生的问题。

人与自然和谐共生的中国式现代化，其核心命题之一就是运用制度规制，引导、利用好资本逻辑，实现人与自然真正和解，并为广大发展中国家的现代化贡献中国智慧、中国方案。人与自然和谐共生的中国式现代化，超越了西方国家现代化过程中"先污染后治理"的传统发展道路和"利用其在国际贸易、国际关系中的优势地位和规则制定权，转移高消耗高排放产业甚至直接转嫁污染，以牺牲发展中国家甚至是全球生态环境，换取西方国家生态环境质量的改善"的环境治理逻辑，是中国式现代化的重要特征和本质要求。

2. 人与自然和谐共生的现代化的基本内涵

（1）社会和自然界的永续性是人与自然和谐共生的现代化的基本要求

生态文明思想是人与自然和谐共生的现代化的理论核心。因此，在现代化建设的过程中不应忽视人与自然相互依存、相互促进的关系。人类社会的可持续发展与自然界的永续发展是密不可分的，敬畏自然、尊重自然、顺应自然、保护自然是人类社会发展的基本保证。在协调人与自然关系的过程中，既要科学地认识自然界的作用和价值，又要承认自然规律的相对性和人类认识的有限性，谨慎地探索人与自然相处之道。

现代化的本质是自然资源与社会资源相互转化的过程。社会的生产生活离不开自然过程，同时也会改变自然界原有的平衡状态。因此，现代化进程必须将社会与自然界统一起来，既要看到社会经济消耗性与自然界资源有限性的矛盾，又要看到社会经济扩张状态与自然界稳定状态的矛盾。建设人与自然和谐共生的现代化要正确处理生态化和现代化的矛盾，以社会和自然界的有机统一作为发展原则，科学认识现代化的生态环境阈值，科学规划参与社会生产的自然要素，达到自然资源与社会资源的动态平衡，实现社会和自然的和谐永续发展。此外，新时代新发展理念要求人们在资源配置的过程中也要遵循代内公平与代际公平相统一的原则，充分考虑子孙后代的发展需求，在代际间公平合理配置自然资源，真正实现人类社会和自然界的永续发展。

（2）以人民为中心是人与自然和谐共生的现代化的价值遵循

"人民是历史的创造者，是决定党和国家前途命运的根本力量。"[①]我国是社会主义国家，人与自然和谐共生的现代化作为新时代中国特色社会主义现代化的重要内容，应当始终坚持"以人民为中心"的基本立场。现代化本质上是人的现代化。人民是社会主义现代化的建设者、拥护者，同时也是生态文明建设的动力来源和绿色发展成果的享用者。

因此，"以人民为中心"，意味着人与自然和谐共生的现代化必须遵循"一切为了人民，一切依靠人民"的发展路线。一方面，建设人与自然和谐共生的现代化，必须将人民对美好生活的向往和对优美生态环境的需要作为出发点和落脚点。始终把人民的合理需求作为最大的发展实际，同时要将"绿水青山就是金山银山"的理念内化为全社会的共识，通过人民不断提高的生态环境意识和生态环境需要，形成推动传统产业的绿色化、生态化升

---

① 习近平：《决胜全面建成小康社会 夺取新时代中国特色社会主义伟大胜利》，《人民日报》2017 年 10 月 28 日。

级，引导生产生活方式绿色转型，持续提升生态环境治理水平，促进生态产品的供给的不竭动力。努力为人民提供更多、更优质的生态产品，不断满足人民群众对优美环境的需要和"生态安全底线"要求，从而实现人民生态共建、生态共享、生态共治的美好图景。

另一方面，建设人与自然和谐共生的现代化，必须依靠人民群众的积极主动参与，贡献智慧和力量，必须依靠人的全面发展。人的全面发展，意味着人的发展条件的全面丰裕，包括物质条件和精神条件的丰裕；人的全面发展，意味着人的能力的全面发展，包括人力资本替代自然资本的能力；人的全面发展，意味着人的社会关系的全面发展，包括与自然关系的互惠互利。因此，通过人的全面发展，可以不断提高人们对人与自然和谐共生关系的认识，不断提高人们推动人与自然和谐共生的实践能力，不断提高人与自然和谐共生对人的物质和精神富裕的反馈能力，从而形成人与自然和谐共生现代化的良性循环和可持续发展。

（3）绿色发展是人与自然和谐共生的现代化的主要方向

西方传统现代化发展的经验证明，以牺牲环境为代价追求经济的快速增长是不可持续的，人类对自然的过度索取必然会引起自然对人类的反噬。但不可否认的是，工业文明为人类带来了巨大的物质财富，也为环境保护提供了必要的资金、技术等条件。激进的生态中心主义抛开发展谈保护是不现实的，只会束缚手脚，更谈不上有效保护。因此，必须保持"发展"与"保护"的互相协调和良性循环，绿色发展成为两者统一的必然选择。

"绿色发展"是人与自然和谐共生的现代化的主要方向。绿色发展不是单纯的经济增长，而是生态、经济、社会三个方面高度统一与协调发展，是这三个方面得到全面进步的可持续发展。绿色发展要求人类在经济活动中必须重视生态经济发展规律，重视生态资源的利用、恢复、增值的规律，寻求资源消耗最小、环境污染最轻、生态损害最小的可持续发展，寻求促进生态效益、经济效益和社会效益的有机统一，只有这三种效益达到了最佳结合，人与自然和谐共生的现代化才能够实现。绿色发展以人的全面发展为根本动力，通过人力资本替代自然资本，形成内生动力机制，根本目标是以最小的生态环境代价满足人民美好生活需要，实现经济目标、社会目标、生态目标的内在统一。

（二）美丽中国：中国式现代化的目标引领

1. 人民美好生活需要是美丽中国建设的现实依据和根本动力

美丽中国是"中国梦"的重要组成部分，是中国式现代化的目标引领。"建设美丽中国"是党的十八大首次提出的，十八大报告提出"把生态文明建设放在突出地位，融入经济建设、政治建设、文化建设、社会建设各方面和全过程，努力建设美丽中国，实现中华民族永续发展[①]"。2015 年党的十八届五中全会上，"美丽中国"被纳入"十三五"规划。党的十九大报告确定了建设美丽中国的目标任务。十九大报告指出了"中国特色社会主义进入新时代"，新时代"我国社会主要矛盾已经转化为人民日益增长的美好生活需要和不平衡不充分的发展之间的矛盾"，不再是"人民日益增长的物质文化需要同落后的社会生产之间的矛盾"。

"新时代"这个历史性判断和人民美好生活需要的提出，成为"美丽中国"建设的现实依据和根本动力。也因此，党的十九大报告提出了"加快生态文明体制改革，建设美丽中国"的战略任务，并明确到 2035 年"美丽中国目标基本实现"及"在本世纪中叶建成富强民主文明和谐美丽的社会主义现代化强国"[②] 这两大要求。

---

① 胡锦涛：《坚定不移沿着中国特色社会主义道路前进　为全面建成小康社会而奋斗》，《人民日报》2012 年 11 月 18 日。

② 习近平：《决胜全面建成小康社会　夺取新时代中国特色社会主义伟大胜利》，《人民日报》2017 年 10 月 28 日。

2. 美丽中国的内涵

"美丽中国"作为人与自然和谐的中国式现代化的理想愿景，其内涵具有多重维度。

"美丽中国"的基本内涵是"天蓝、地绿、水净"的良好生态环境，体现了自然之美、生态之美。良好的生态环境是人类文明繁荣延续的基本前提。因此，建设美丽中国就是要切实保护自然资源、改善生态环境，营造山清水秀的生态空间，进而为人的生产生活提供优美宜居的生存空间，为促进社会和谐和人的发展提供基本保障。但仅有生态之美，不是"美丽中国"的完整内涵，人口稀少，生产力水平低下的国家和地区也能维持生态之美，但这不是引领中国式现代化的"美丽中国"目标。

中国式现代化是人口规模巨大的现代化、是全体人民共同富裕的现代化、是物质文明和精神文明相协调的现代化，是人与自然和谐共生的现代化，是走和平发展道路的现代化。作为引领中国式现代化的"美丽中国"，必须有更深层次的含义，应涵盖生产之美、生活之美。生产之美，是在生产力高度发达的基础上注入人文关怀和审美追求。因此，"美丽中国"的生产之美，美在高效，美在创新，美在开放，美在绿色低碳。生产之美，为中国式现代化奠定物质文明基础，为人口规模巨大的现代化创造就业基础，为全体人民共同富裕的现代化创造财富基础，为人与自然和谐共生的现代化创造再分配和反哺的基础。而生活之美，是人的物质生活和精神生活的协调统一，是人的个人生活、家庭关系、社会关系以及与自然关系和谐的体现，是中国式现代化的落脚点。

建设美丽中国的完整内涵是要以生态文明为导向，通过生产生活方式的绿色革命，形成生态良好、经济繁荣、社会和谐、人民幸福的社会环境。一方面，没有良好的生态资源环境，建设美丽中国就会失去最基础的物质条件和保障；另一方面，如果抛开经济、政治、文化和社会建设，孤立地去谈生态文明建设，美丽中国的目标也会落空。因此，必须将生态文明建设"融入经济建设、政治建设、文化建设、社会建设各方面和全过程"[①]，实现"五位一体"的协同推进和全面发展，才能够真正构建起美丽中国。其中，优美宜居的生态环境是建设美丽中国的根本前提，持续稳定的经济增长是建设美丽中国的物质基础，不断完善的政治体制是建设美丽中国的制度保障，先进的社会主义文化是建设美丽中国的精神依托，和谐美好的社会环境是建构美丽中国的最可靠条件。

简而言之，"美丽中国"体现了自然环境与社会环境有机统一的整体美，是"时代之美、社会之美、生活之美、百姓之美、环境之美"[②]的总和。

3. 美丽中国的价值剖析

首先，建设美丽中国既是生态文明建设的目标指向，同时也是坚持和贯彻可持续发展战略，实现中国式现代化的必然要求。生态文明的繁荣是"美丽中国"的重要标志，其根本的目标指向就是在和谐的生态环境、高质量的社会经济发展和健康有序的生态运行机制基础上，实现经济、社会、生态的良性循环与发展，为打造美丽中国创造自然生态条件。同时，以全面推进生态文明建设为基础的"美丽中国"，也是科学发展观的深入贯彻和实践成果，是我国经济社会发展到一定阶段的必然选择。构建美丽中国、生态中国就是要树立尊重自然、顺应自然、保护自然的基本理念统筹兼顾经济与社会、人与自然的关系，保护人类持续发展所依赖的生产和生活环境满足人的生存和发展需要。

其次，"美丽中国"是党和政府对人民群众生存和发展环境诉求的关

---

①② 胡锦涛：《坚定不移沿着中国特色社会主义道路前进　为全面建成小康社会而奋斗》，《人民日报》2012 年 11 月 18 日。

切，彰显了党以人为本、执政为民的执政理念。党和政府从人民群众的现实需要出发，将建设生态优美的自然环境与和谐发展的社会环境作为构筑美丽中国的重要任务。建设美丽中国，就是要切实改善人民生活和生产的空间环境，满足人民群众追求美好生活的期待，让人民群众在享有丰富物质文化生活的同时，通过大力加强生态文明建设，营造山更绿、水更清、天更蓝、空气更清新的美好家园。同时，建设美丽中国，不仅要给人民群众营造优美宜居的自然环境，更要创造生活水平不断提高、民主法治不断健全、文化生活不断丰富、民生工程不断夯实的和谐社会环境，把我国建设成为一个富强民主文明和谐的社会主义现代化国家，从而不断促进人的全面、自由及充分发展。

最后，建设美丽中国这一战略也是我国政府对维护全球生态安全、促进和推动世界可持续发展作出的庄严承诺和卓越贡献。当今世界，环境污染、资源匮乏、生物多样性遭到破坏等一系列生态危机和挑战摆在人类面前，成为制约各国发展的严重障碍。面对这一严峻挑战，世界各国都应担当起维护生态平衡、保护生态环境和资源的义务和责任，并且加强合作、共同应对和解决这一全球性问题。我国自1996年始正式将可持续发展作为国家的基本发展战略并在促进可持续发展的相关领域包括人口控制、节能减排、生态建设等方面开展了卓有成效的工作，取得了举世瞩目的成就，在积极推动全球性的生态保护和环境建设方面付出了巨大努力。推进生态文明建设、构筑美丽中国的战略决策，正是中国政府以一个负责任的立场对国际社会做出的切实履行绿色发展的庄严承诺和自觉担当，体现了我国政府对本国人民负责对世界各国人民负责的精神。

（三）绿色发展：中国式现代化的实现路径

1. 推动经济社会发展绿色转型

马克思认为："社会是人同自然界的完成了的本质的统一，是自然界的真正复活，是人的实现了的自然主义和自然界的实现了的人道主义。"[1]绿色发展是协调人与自然关系的中介和桥梁，推动经济社会发展绿色化、低碳化，是实现高质量发展的关键环节，是实现人与自然和谐共生的中国式现代化的核心路径。

首先，深入贯彻创新、协调、绿色、开放、共享等新发展理念，加快推动产业结构、能源结构、交通运输结构等调整优化，全面促进产业生态化和生态产业化，形成绿色化、低碳化产业体系和空间格局。加快绿色低碳先进技术的研发、推广和应用，实施全面节约战略，推进各类资源节约集约利用，加快构建废弃物循环利用体系，促进节能环保和资源循环产业的发展。

其次，充分发挥企业作为绿色发展主体的重要作用，引导和激励企业通过理念创新、产品创新、技术创新、工艺创新和管理创新，实现绿色发展转型，获取绿色竞争力。通过企业绿色发展转型，不断提升国家整体的绿色发展能力。

最后，强化支撑绿色发展的制度保障，完善支持绿色发展的财税、金融、投资、价格政策和标准体系，健全资源环境要素市场化配置体系。通过制度保障，推动绿色发展理念、生态价值观融入生产、交换、分配、消费的全过程，实现生产的生态化与消费的绿色化。

2. 践行绿色低碳生活方式

人与自然和谐共生的现代化是一个多元化、精细化、协同化的过程，在此过程中人民的主体地位不容忽视，践行绿色低碳生活方式是全民参与人与自然和谐的现代化建设的重要内容。

生活方式是一种经由经验和习惯而自发形成的过程，要推动居民践行绿

---

[1]　［德］卡尔·马克思：《1844 年经济学哲学手稿》，中共中央马克思恩格斯列宁斯大林著作编译局译，人民出版社 2000 年版，第 83 页。

色低碳生活方式，首先要加强生态文明思想的宣传教育，在全社会树立起人与自然和谐共生的生态价值观。在课程教材中融入资源节约、环境保护、生态文明等相关知识，增强受教育者的节约意识、环保意识和生态意识；向全社会加强生态文化的宣传教育，鼓励全民参与植树造林、环境治理等环保公益活动，营造全社会尊重自然、爱护环境的良好氛围；在人民的日常生活中，倡导简约适度、绿色低碳的消费观念，避免消费主义的陷阱；鼓励各类文艺作品中融入生态文明思想和生态价值观。需要指出的是，对生态文明思想的宣传教育是要久久为功的。

除了生态文明思想的传播与普及，践行绿色低碳生活方式更重要的是促进行为模式的绿色低碳转型。首先，建设和维护绿色消费市场，完善绿色低碳产品认证、标识和推广机制，鼓励人民选择绿色低碳产品，不断扩大绿色低碳产品市场占比；其次，鼓励以"碳普惠"机制为代表的居民绿色低碳行为激励机制，推动社会形成绿色低碳的行为导向；最后，在城市规划和建设过程中，不断提高对居民绿色低碳生活方式的引导，形成对居民绿色低碳生活方式友好的城市基础设施和公共服务配置，同时同步开展绿色家庭、绿色社区、绿色办公等创建活动，全方位拓宽公众的参与渠道，引导全体人民积极主动参与到美丽中国的建设中。

3. 持续改善生态环境质量

持续改善生态环境质量是中国式现代化是否走绿色发展道路的实践检验。近年来，我国在持续改善生态环境质量方面进行了全方位的革新，取得了明显的成果。

（1）健全生态环境保护制度体系

生态环境问题的严峻形势与制度不健全、法治不严密、执行不严格密切相关，因此，加快建设并完善生态环境保护制度体系，是我国持续改善生态环境质量的基础保障。党的十八大以来，以习近平同志为核心的党中央积极推进生态文明体制机制改革，修改完善了《水污染防治法》《野生动物保护法》《森林法》《大气污染防治法》等法律法规，制定了《土壤污染防治法》《海洋基本法》等法律法规，基本形成了以生态环境保护为目标，覆盖水、大气、土壤、生物多样性等生态环境要素在内的法律法规体系。

（2）不断完善生态环境治理方式方法

习近平总书记指出："环境治理是系统工程，需要综合运用行政、市场、法治、科技等多种手段。"[①]在运用行政手段方面，不断完善经济社会发展考核评价体系，将生态环境纳入领导干部政绩考核，并建立自然资源和生态环境损害责任追究制度，推进生态环境保护督查，增加督政力度；在招商引资过程中，实行能源和水资源消耗、建设用地总量和强度双控机制。在运用市场手段方面，不断推动节能环保产业的发展；建立健全生态产品价值实现机制，促进生态产品价值的市场化实现。在运用法治手段方面，强化国土空间规划和用途管控，系统推进"三线一单"的编制，构建以国家公园为主体的自然保护地体系，完善自然保护地、生态保护红线监管制度，开展生态系统保护成效监测评估；推动实行省以下环保机构监测监察执法垂直管理制度。在运用科技手段方面，推进数字化治理在环境领域的应用，着力推进环境监管的信息化、技术化、科学化；科技手段也被系统应用于山水林田湖草沙的系统治理，重要生态系统保护和修复工程，大规模国土绿化行动，生物多样性保护重大工程，减污降碳的协同等等。

（3）污染防治攻坚战成效显著

党的十八大以来，在一系列根本性、开创性、长远性措施下，尤其是"十三五"时期污染防治攻坚战各项阶段性目标任务全面圆满超额完成，生

---

① 习近平：《推动我国生态文明建设迈上新台阶》，载人民网，http://cpc.people.com.cn/n1/2019/0131/c64094-30603656.html，2019 年 1 月 31 日。

态环境保护发生历史性、转折性、全局性变化。我国已经成为世界上空气质量改善最快的国家。全国 PM2.5 的平均浓度从 2015 年的 46 μg/m³ 降到了 2021 年的 30 μg/m³，历史性达到了世卫组织第一阶段过渡值。全国地表水 Ⅰ—Ⅲ 类断面比例达到了 84.9%，已接近发达国家水平。土壤污染风险也得到有效管控。自然保护地面积占全国陆域国土面积达到 18%，300 多种珍稀濒危野生动植物野外种群得到恢复。绿色低碳发展也取得了显著成效。过去十年，煤炭在一次能源消费中的占比从 68.5% 下降到了 56%，全国单位 GDP 二氧化碳排放下降了 34.4%，可再生能源开发利用规模、新能源汽车产销量都稳居世界第一。更重要的是，全党全国推动绿色发展的自觉性和主动性显著增强，绿色越来越成为我国高质量发展的底色。[1]

二、城镇化与人民城市建设

美国著名的城市规划师简·雅各布斯（Jane Jacobs）在其著作《美国大城市的死与生》中提道："伟大的城市创造伟大的国家，优良的城市治理创造优良的国家治理。[2]"城市是承载现代国家建设和治理的战略空间；城市发展建设及其治理不仅关乎城市自身，也关乎国家治理体系和治理能力现代化。[3]

现代化进程与城市化过程紧密相伴。高效的城市化，在为居民创造更好的生产和生活环境的同时，也可以把更多的空间还给农村、还给自然。随着城市化的不断深入和人民对美好生活的需要不断提升，城市生态环境质量正

---

[1] 《生态环境部部长黄润秋中宣部"中国这十年"新闻发布会答记者问》，原载国新网，https://www.mee.gov.cn/ywdt/zbft/202209/t20220915_994045.shtml，2022 年 9 月 15 日。

[2] 转引自胡蓉：《安徽芜湖："三生融合、六宜兼具"的人民城市 引领芜湖高质量发展》，《芜湖日报》2021 年 8 月 20 日。

[3] 参见宋道雷：《人民城市理念及其治理策略》，《南京社会科学》2021 年第 6 期。

逐渐成为影响城市核心品质、人口流动和未来发展的重要变量。2021 年
5 月，根据第七次全国人口普查结果，2020 年，全国人口中，居住在城镇的
人口占总人口比例为 63.89%（2020 年我国户籍人口城镇化率为 45.4%），城
镇人口占比较第六次人口普查上涨 14 个百分点。[①]随着越来越多的人口聚集
在城市生产生活，使习近平生态文明思想贯穿于城市建设与发展的实践全过
程，具有重要意义。

近些年来，在习近平生态文明思想引领下，坚守"两山理论"、优化
"三生"空间等已经成为城市发展的共识。建设人民城市，是加强生态文明
建设、谋求高质量新型城镇化发展道路、推动经济社会全面深入绿色转型、
构建人与自然和谐共生关系、实现可持续发展的重要举措和必然选择。

（一）城镇化快速发展及其影响

1. 中国城镇化的快速发展

1867 年，塞尔达（Serda）首次提出了"Urbanization"的概念，认为城
市化是一种由于社会生产力变革所引起的人类社会活动中各要素的变化过
程。[②]在这一概念传入中国后，产生了"城市化"和"城镇化"两种表述形
式。"城市化"一般指农村人口向城市转移集中，在城市发展第二、三产业
人口以吸纳第一产业人口的过程；"城镇化"贴近中国国情，偏重小城镇主
导的城市化过程。从城市化的人口转移集中过程和产业结构来看，城市化与
城镇化并无本质区别。[③]当前我国各类政府文件中均采用"城镇化"的表述
形式。

---

① 参见《国家统计局：全国城镇人口 901991162 人，占 63.89%》，载光明网，https://
m.gmw.cn/baijia/2021-05/11/1302285945.html，2021 年 5 月 11 日。

② 参见潘孝军：《城市化理论研究综述》，《广西经济管理干部学院学报》2006 年第 1 期。

③ 参见《概念辨析：城市化、城镇化与新型城镇化》，载国家发展和改革委员会网站，
https://www.ndrc.gov.cn/xwdt/ztzl/xxczhjs/ghzc/201608/t20160824_972008.html，2016 年 8 月
24 日。

过去 30 年来，我国城镇化水平快速提升。根据中国城市建设年报，1990—2020 年间，我国城镇化率由不足 30% 提升至 63.89%，城镇化率增长迅速。根据诺瑟姆曲线，城镇化水平不足 30% 的初期阶段，城镇化增速缓慢；在城镇化水平介于 30%～70% 之间的中期阶段，城镇化增速加速；在城镇化水平超过 70% 的后期阶段，城镇化增速缓慢。大国或大的经济体一般都会有这样的规律，中国的城镇化发展情况也和"诺瑟姆曲线"高度吻合。①

2. 快速城镇化带来的问题

快速城镇化支撑了我国经济持续增长和居民生活水平不断提升，也带来了一系列问题。

首先，我国城镇化过分关注城市空间和土地的扩张，致使人口城镇化滞后于土地城镇化，快速城镇化被异化为"圈地运动"。过去 30 年来，我国城市建设用地迅速扩张，出现扩城迅速的现象。1990—2020 年我国城镇化率、城市建设用地面积、城市建成区面积变化如图 4-1 所示。

1990—2020 年期间，我国城市的建设用地平均每年增长 1558 平方公里，建成区面积平均每年扩张 1595 平方公里，城市建成区面积、城市建设用地面积年均增速约为 5.09%，而人口城镇化年均增速仅 2.89%，相当于土地面积扩张速度的一半。如果用城市扩张系数，即城市建成区的增长幅度除以城市人口的增长幅度来表示，根据国际经验，城市扩张系数一般为 1.12。但 1990—2000 年间，我国城市建成区面积增加了 74.5%，城镇人口增加了 51.0%，城市扩张系数为 1.46；2000—2010 年间，建成区面积增加了 78.5%，城镇人口增加了 46.0%，城市扩张系数为 1.71；2010—2020 年间，建成区面积增加了 51.6%，城镇人口增加了 35.5%，城市扩张系数为 1.45。这意味着

---

① 参见李国平、孙瑀：《面向 2030 年的中国城镇化及其区域差异态势分析》，《区域经济评论》2020 年第 4 期。

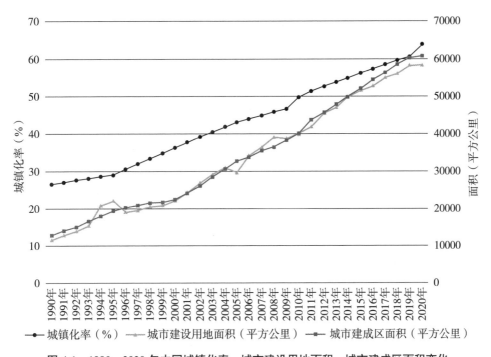

图 4-1　1990—2020 年中国城镇化率、城市建设用地面积、城市建成区面积变化

资料来源：1990—2020 年中国城镇化率来源于历年《中国统计年鉴》人口部分，1990—2020 年中国城市建设用地面积、城市建成区面积来源于历年《中国城市建设统计年报》。

在我国城市的扩张过程中，土地利用效率不高。尤其以 2000—2010 年期间，建成区面积增长最为迅猛，近十年来虽然建成区面积增速减缓，但城市扩张系数仍然高于国际一般经验。过去 30 年间，城镇人口增速持续减缓，土地的城镇化速度高于人口的城镇化，城市普遍低密度蔓延是不争的事实。

如果说对于北上广深等一线城市，因对人口的吸引力，城市建成区扩张与人口扩张之间的不匹配问题还不是特别突出。那么，其他二三线城市在快速城镇化推进的过程，或多或少都出现过一些"怪现象"：高大上的大广场却人迹罕至，破坏生态的"生态新城"、遍地开花的"国际城市"却甚至吸引不来本地人，"房子是用来住的"的常识却被不断强调，饱受争议的"海绵城市"，等等，不胜枚举。不仅造成自然生态系统的破坏，而且不顾及城镇化的现实需求的盲目扩张造成了许多"空城""鬼城"，违背了城镇化"以人为本"的常识。①2014 年，标准排名联合《投资时报》首次发布中国大陆城市"鬼城"②指数排行榜，威海、三亚等众多三四线城市上榜，这无疑给很多城市乃至全国城镇化战略敲响了警钟。

近年来，各地都意识到了城市建设用地快速扩张带来的问题，并采取了一系列调控对策。例如，各地自 2008 年以来加速推进户籍改革制度，解决符合条件的农村人口在城镇就业和落户问题；2020 年我国户籍人口城镇化率为 45.4%，较 2008 年提升 12 个百分点，由此看来，户籍制度改革可鼓励和引导农业人口在城镇待下去，可带来城镇化率的提高。但是事实并不乐观，随着国内老龄化的不断加速和人口红利逐步消失，未来能否保持上述优势尚未可知。③再比如，根据中国城市建设统计年报数据，上海、北京、深圳、天津等超大城市 2016—2019 年间城市建设用地面积年均增长不足 1.5%，其中上海、北京、天津城建土地面积年均增长均不足 1%，增幅明显收窄，"土地换增长"的境况看似有所缓解。但另一方面，中西部 GDP 强市重庆、成都、武汉近些年来城市建设用地面积增长显著，重庆市 2016—2020 年间城建面积由 1350 平方公里扩张至 1565.6 平方公里，5 年间扩张 36.5%；成都市 2016—2019 年间城建面积扩张 14.1%；武汉市 2016—2018 年间城建面积由 481.2 平方公里扩张至 865.0 平方公里，短短 3 年扩张近 80%。这说明，尽管北上广深等超一线城市已基本度过"土地换增长"的发展阶段，但中西部新兴城市高速发展过程中仍然无法避免出现过度"扩城"的历史问题。

其次，城市建设用地的迅速扩张不仅导致农用耕地的丧失，也造成了

---

① 参见包存宽：《城市与水的故事之一：城市、生态、规划》，载科学网，https://blog.sciencenet.cn/blog-828156-990614.html，2016 年 7 月 14 日。

② 鬼城是指资源枯竭并被废弃的城市。随着城市化的推进，许多新规划高标准建设的城市新区因空置率过高，鲜有人居住，夜晚漆黑一片，被形象地称为"鬼城"。

③ 参见单卓然、黄亚平：《"新型城镇化"概念内涵、目标内容、规划策略及认知误区解析》，《城市规划学刊》2013 年第 2 期。

土地的大量闲置、荒废、占用或挪作他用，从而导致使用效率和单位用地产出的降低。[1] 大规模城市化泡沫与超前基础设施建设大大增加了地方债务规模，而城市"摊大饼"式的扩张致使用地结构不合理、土地资源利用效率低下，这又反过来增加了地方对"土地财政"的依赖。[2] 对"土地财政"的过度依赖致使地价、房价高涨，挤兑中低收入群体生存空间，加大了企业土地使用、劳动力雇佣成本，不利于企业创新、产业升级和城市多样化发展。与此同时，大规模的城市建设拉动了上游的钢铁、水泥、建材等高耗能、高耗材、高污染的相关行业发展，并带来大量的能源消耗和污染排放。

最后，"扩城"过程中，部分地方政府一味追求高楼林立、交通纵横的城市形象，致使城市建筑高度雷同，城市建设缺乏特色，致使城市历史传承割裂、文化氛围缺失；在城市改造过程大拆大建、"拆真建假"，在城市建设和运行资金紧张的压力下重复建设基础设施，造成供需错位和资源浪费。城市建设发展要避免千城一面、别无特色的窘境，还须深入挖掘其有别于其他地方的特色底蕴，让城市文化成为展示城市形象的发力点和落脚点。[3]

3. 在城镇化发展中解决生态环境问题

城镇化进程中的生态环境问题具有一定的必然性。一是城镇化意味着人口急剧增加与集中，为满足庞大人口的生产生活需要，城镇面临对能源、自然资源超乎常规的利用，从而产生资源的消耗和污染排放的增加。二是城镇化过程中，城市空间不断扩张，侵占周边农田、森林、草地、河流、湖泊等，破坏原有生态系统的结构形态，损伤土壤、河流自净能力，加剧当地

---

[1]　参见许丽红：《城市建设泡沫测度》，《城市问题》2014 年第 6 期。

[2]　参见刘秉镰、汪旭、边杨：《国家战略导向与我国城市发展路径的演化》，载经济形势报告网，http://www.china-cer.com.cn/guwen/2021061213131.html，2021 年 6 月 12 日。

[3]　参见包存宽、夏甘霖：《"五个新城"建设进入全面发力期，立好这个"规矩"至关重要》，载上观新闻，https://export.shobserver.com/baijiahao/html/506225.html，2022 年 7 月 10 日。

水、空气、土壤等污染。三是部分城镇在发展早期规划水平低下、产业结构粗放、资源利用率低下，加剧了资源浪费和污染排放。

环境问题常常伴随着城镇化早期进程出现，但城镇化进程中生态环境问题的不断累积蔓延则意味着城镇化的发展效率和发展质量并不高。高质量的城镇化是通过良好的规划、设计和管理，用有限的土地提供居民所需要的生产生活条件，将更多的空间还给自然，反哺农村；高质量的城镇化是资源集约、能源高效的，必须能够在保障城市功能正常运行和人民生活质量的同时，最小化城市能耗和物耗；① 高质量的城镇化是普惠的，让参与城镇化的人都能获益，并尽可能降低获益的差距。

需要说明的是，尽管前文已经揭示快速城镇化带来的诸多资源与环境问题，但"回到农村"并非是缓解资源与环境压力的优解。恰恰相反，人类缓解与资源环境矛盾的基本出路正是城镇化。城镇相对农村来说，人口与经济活动高度集聚，基础设施更加集中有效，三产就业机会更多，土地利用更加集约高效。事实上，要给农村人口提供与城市人口同等的基础设施和公共服务，其所需要耗费的资源和产生的环境影响将会更加巨大。因此，生态环境问题须在高质量的城镇化发展而非"回到农村"中得到解决。

（二）谋求高质量新型城镇化发展道路

2012 年，中央经济工作会议首次正式提出"把生态文明理念和原则全面融入城镇化全过程，走集约、智能、绿色、低碳的新型城镇化道路"。② 《国家新型城镇化规划》《生态文明体制改革总体方案》及党的十八届五中全会公报，均提出要坚持走新型城镇化道路，以空间规划为基础、以用途管制为主要手段优化国土空间开发，尤其是力图通过空间规划划定生产空间、生活空

---

① 参见戴星翼：《节俭的发展》，复旦大学出版社 2010 年版，第 120—133 页。

② 参见《中央经济工作会议在北京举行》，载中国共产党新闻网，http://cpc.people.com.cn/n/2012/1217/c64094-19914709-3.html，2012 年 12 月 17 日。

间、生态空间，明确城镇建设区、工业区、农村居民点等的开发边界，以及耕地、林地、草原、河流、湖泊、湿地等的保护边界，这无疑将为未来中国城镇化提供坚实的政治基础、政策支持和制度保障。[①] 新型城镇化道路有利于把建设用地面积控制住，把户籍人口提上去，实现紧凑发展。

1. 城镇化发展要回归理性

城镇化过程，不是简单的土地性质更替、人口的聚居、空间结构功能的变化，以及基础设施的增加，它还应该包括相应的社会结构、生活方式和人力资本构成发生根本性改变。因此，城镇化要回归理性，主要是因为当前城镇化中存在如前所述的非理性现象和问题。理性的范畴可以这样梳理一下：

一是需要不需要，要算政治账——新时期城镇化要有新的发展理念，要以人为本，追求高质量的发展，要从战略上平衡地方短期发展需要和长期发展需要，以及个人的政绩需要和地方可持续发展需要；

二是合算不合算，要算经济账——城市规划和城市建设具有很强的公共物品属性，具有很强的资源配置和利益调整功能，因此，这个经济账不仅需要考虑可以市场化的显性的成本和收益，也要考虑不在市场上体现的隐性的成本和收益；

三是满意不满意，要算群众账——"城市要让生活更美好"，发展要满足人民对美好生活的需要，要让群众参与；

四是能否可持续，要算生态账——要平衡开发与保护，保障城市的可持续发展。[②]

2. 以人为本的城镇化发展导向

城镇化须以人为本。人口是影响城市发展最核心的要素，人力资本的积

---

① 参见李月寒、包存宽：《"鬼城"排行榜应理性看待》，《中国环境报》2015 年 11 月 27 日。
② 参见包存宽：《以生态给发展立规矩》，《城乡规划》2019 年第 2 期。

累是社会经济增长的源泉。现代社会发展和经济增长已经不能单纯依靠土地扩张、自然资源的消耗和人的体力劳动，必须提高体力劳动者的智力水平，增加脑力劳动者的成分，以此来替代原有的生产要素。[①] 城市环境的恢复与建设是城市不可移动品质空间的核心内容，直接影响人口特别是精英人才的流动，正在成为影响未来城市发展的重要变量因素。[②] 不过，需要说明的是，城市的吸引力在于它的自由度与多样性。后工业时代，服务业是大城市发展的关键产业，体力劳动者是服务业的主要供给者。若一味揽集精英人才而将低技能体力劳动者排斥在外，也会对城市发展产生巨大的负面影响。未来城镇化发展，不仅要创造条件促进精英人才的集聚，也要逐步减弱乃至消除城市对于低技能体力劳动者的制度性歧视。[③] 因此，城镇化发展要以满足人的需要为城镇化的政策起点进行策划设计。

以住宅为例，首先住宅的基本功能是给人居住，以人的居住功能以外的其他建造或购买房产的行为都是投机的，且不会长久；二是人均住宅面积应有其适宜的大小，居住面积过小肯定会影响舒适性，太大无疑也将是居住的负担；三是中国城镇化水平到底会达到多少？如果说目前是 64.72%，未来要达到 70%、80% 的合理性、正当性存在吗？所谓的国际经验能否套用在有中国特色的城镇化战略或道路上？四是任何一个城市，在一定的社会经济与技术条件下应该有其适宜的规模（当然，也许这一理论上的适宜规模并非现实任何城镇化模型能解的），但不妨反过来思考，任何一个城市不可能永远、无限制的增长或扩张下去，因此，城镇化"零增长"、逆城镇化、城市空心

---

① 参见 Theodore W. Schultz, "Investment in Human Capital," *The American Economic Review*, Vol.17, No.1, Mar.1961。

② 参见刘秉镰、汪旭、边杨：《新发展格局下我国城市高质量发展的理论解析与路径选择》，《改革》2021 年第 4 期。

③ 参见梁文泉、陆铭：《城市人力资本的分化：探索不同技能劳动者的互补和空间集聚》，《经济社会体制比较》2015 年第 3 期。

化等应该也会在中国出现，只是"什么时候？率先出现在哪个（些）城市？是局部出现还是全面出现？"，这些问题尚待时间来回答。[①]

3. 城镇化与空间管理

城市化与空间管理的问题也不容忽视。中国长期以来将土地分为三大类——建设用地、农用地和未利用地。其中，未利用地差不多就是当下所说的"生态空间"，另外两类用地分别对应当下的城镇发展空间和农业空间。一方面，是城市建设用地的迅速扩张，城市建设用地扩张必然带来原有城区周边农用地被占用；另一方面，国家出于粮食安全设置了"18亿亩耕地红线"；两相冲突，导致时称为"未利用地"现称为"生态空间"的土地被"侵占"。

党的十八大报告提出"构建科学合理的城市化格局、农业发展格局、生态安全格局""给自然留下更多修复空间，给农业留下更多良田"。这里的两个"更多"意味着农业和生态这两个空间要做加法。一共就有三个空间，农业和生态这两个空间要做加法，同时也意味着作为发展空间或者说城镇空间就必须得做减法，即须相应压缩建设用地规模，甚至逐渐退出一部分建设用地作为农田或自然修复空间。这就必须提高城市建设空间的利用效率，因此，新型城镇化必须使城镇化从向外扩张模式转向内生效率提升模式，以集约节约利用城市建设用地，以城镇空间发展效率的提升，实现有限的城镇空间可以满足更多人口更好的生产生活需要，把更多的土地还给农村、还给自然。

倡导生态建设与新型城镇化发展互利耦合，将生态环境问题看成推动社会技术、经济、制度变革的因素，发挥生态优势推进现代化、城镇化建设进

[①] 参见包存宽：《"我们的城市，我们的家"之21：城市发展应回归理性》，载科学网，https://wap.sciencenet.cn/home.php?mod=space&uid=828156&do=blog&quickforward=1&id=830912，2014年9月26日。

程。① 因此，一个"好的"城市规划，应是融合了自然与生态因素、兼顾经济生态化与生态经济化、以人与自然和谐共生和可持续发展为目标的规划。把生态建设看成是发展之义、发展之举，一个真正尊重自然、顺应自然和保护自然的城市，或许无须编制专门的生态或环境保护规划，而是要合理引导与严格限制城市开发与建设活动。

（三）建设人民城市

我国各地的城镇化发展水平存在巨大差距，有城镇化水平较低的城市，也有基本完成城镇化的城市。根据上海市统计局发布数据，2021 年末上海城镇化率已经高达 89.3%，超过发达国家平均水平，这意味着上海已经进入城镇化发展的后期阶段；然而根据云南省丽江市人民政府公开信息，2021 年末丽江城镇化率仅为 48.61%，城镇化水平尚低。在快速城镇化阶段，城镇化本身就是城市建设和发展的巨大动力。但当城镇化基本完成后，城市建设的动力是什么呢？城市建设的方向又是什么呢？

习近平总书记在 2019 年 11 月初考察上海时提出"人民城市人民建，人民城市为人民"重要理念，② 深刻回答了城市建设发展依靠谁、为了谁的根本问题，同时回答了建设什么样的城市、怎样建设城市的重大命题。人民城市与其他性质的城市根本区别就在于，它回答了城市的本质属性问题，强调城市建设、治理和发展是依靠人民为了人民。③ 建设人民城市为基本完成城镇化的城市的建设和发展指明了方向。

1. 以人民为中心是人民城市建设的核心

城市及城市化的实质就是人的聚集，从乡土中国到城市中国的转变，超

---

① 参见沈清基：《论基于生态文明的新型城镇化》，《城市规划学刊》2013 年第 1 期。

② 参见《中国道路·理论特刊｜李琪：人民城市人民建，人民城市为人民》，载文汇网，https://wenhui.whb.cn/third/baidu/202106/30/411898.html，2021 年 6 月 30 日。

③ 参见宋道雷：《人民城市理念及其治理策略》，《南京社会科学》2021 年第 6 期。

过 60% 人口居住在城市。人为什么来到城市？"城市让生活更美好。"承载着人民对于美好生活的追求。刘建军以"三建"框架精准刻画了人民与城市的耦合关系，即人民是城市物质文明的建设者、人民是城市精神文明的建构者、人民是城市制度文明的建立者。①展开来讲，人民是城市物质文明的建设者，城市的高楼大厦、交通网络、广场公园等物质基础设施，是由人民经年累月的体力与脑力劳动所创造，而非凭空产生或仅依靠少部分精英得来。人民是城市精神文明的建构者，城市人民具有代表性或是普遍认可的观念、思想和行为长期积累形成该城市的精神品格，是城市吸引力、感召力、感染力的生动体现。人民是城市制度文明的建立者，人民通过人民代表大会制度、各类公众座谈会议、政务咨询热线等直接参与城市基层治理及各类规章制度的制定，这是"以人民为中心"思想在人民城市治理中的重要体现。

人民城市为谁而建？满足人民美好生活需要是人民城市建设的根本价值遵循。进入新时代以来，我国社会矛盾已经转变为人民日益增长的美好生活需要同不平衡不充分的发展之间的矛盾。与此同时，城市发展建设的主要矛盾也转变成城市居民对于优美生态环境、美好生活品质等的需求同不均衡的城市发展、不精细的城市管理、不便捷的城市服务之间的矛盾。②不同于传统的城市建设，人民城市建设强调人民利益至上。无论是老城改造，还是新城建设，都要将增进人民福祉、促进人的全面发展作为城市建设、规划与管理的出发点和落脚点。城市建设要将人的感受度作为根本衡量标尺，要满足不同群体、具体的人对包括优美环境在内的美好生活的需要，全力打造宜居、宜业、宜学、宜游的人民城市。

---

① 参见刘建军：《人民城市的理论魅力与实践魄力——读〈人民城市之路〉》，《城市发展研究》2022 年第 4 期。

② 参见李潇：《历史、理论和实践：人民城市重要理念的三重逻辑》，《党政论坛》2022 年第 6 期。

人民城市怎么建设？人民城市建设必须坚持党建引领，坚持全民参与。党的领导保证城市建设始终以人民利益至上，充分听取群众意见，科学合理谋划决策，集中力量办大事。人民群众则是人民城市建设的根本动力。习近平总书记在 2015 年 12 月召开的中央城市工作会议上指出："市民是城市建设、城市发展的主体。要尊重市民对城市发展决策的知情权、参与权、监督权，鼓励企业和市民通过各种方式参与城市建设、管理。"① 习近平总书记对于城市建设"依靠谁"的论述，强调城市规划、建设与管理必须问计于民、问效于民，必须坚持依靠人民群众推动城市发展。城镇化发展的后期，城市建设涉及的居民需求偏好更为分化，利益冲突更为激烈，信息的快速传播和舆论混杂还可能使这些冲突放大。因此，必须走群众路线，必须依靠人民群众的共商、共建、共享来推动人民城市建设。

人民城市建设成果属于谁？人民城市的建设成果为人民所共享。功能主义视角下定义的城市往往导致城市建设成果的独占化，而人民城市理念从价值属性方面规范城市建设，强调普惠化，即城市的建设成果为全社会共享。城市建设需要考虑到广大社会群众的需求，最大限度地提供共享普惠性质的公共产品，为公众提供更开放、易达的公共空间，能够大大提升市民的获得感、认同感与归属感。

2. 生态效率是人民城市建设的底色

随着人们生活水平的提高，对生态环境、绿色空间的需求不断增大。人民城市的发展建设既要追求经济增长，又要满足人民对优美生态环境的需要，因此，追求生态效率是人民城市建设的底色。生态效率是经济社会发展的价值量和资源环境消耗的实物量比值，它表示经济增长与环境压力的分离

---

① 参见《习近平关于社会主义社会建设论述摘编》(七)，《在中央城市工作会议上的讲话》（2015 年 12 月 20 日），载旗帜网，https://wenhui.whb.cn/third/baidu/202106/30/411898.html，2018 年 11 月 26 日。

关系，①也代表经济效率与环境效益的统一。②人民城市的价值遵循要求城市建设具有较高的"生态效率"，才能将更多空间还于生态。

提升人民城市建设的生态效率，首先要基于问题底线思维，坚守生态与环境安全的底线，补齐污水、污泥、固废、医废处置等重点领域基础设施建设短板，聚焦大气、水、土壤等方面突出问题。③

其次，提升人民城市建设的生态效率，要注重城市物质文明和精神文明的协调发展。通过城市物质文明和精神文明的协调发展，提高城市居民的生态环境意识，提升居民生态环境监督能力，建构并稳固居民绿色消费和生态产品消费市场，并从消费侧推动企业的绿色生产和生态产品的价值实现。

再次，提升人民城市建设的生态效率，要注重人力资本的积累。人力资本替代自然资本的发展，人力资本驱动的科技创新和管理优化，都是提高城市生态效率的重要途径。因此，人民城市建设必须高度重视对人力资本的投入、引进、培育和提升。

最后，以群众路线提高人民城市建设的生态效率。以公众参与为抓手，紧紧依靠人民、充分调动人民的积极性和主动性，创造优美的城市生态环境和人居环境。一方面，强化社会监督，完善公众监督和举报反馈机制，畅通环保监督渠道，重视发挥公众对政府、企业的监督作用，鼓励其发现和举报污染行为，④从而有效提高监管效率；另一方面，积极引导公众形成绿色低碳的生活方式，倡导适度消费和绿色消费，减少日常消费中产生的污染（如生活垃圾、私

---

① 参见诸大建、朱远：《生态效率与循环经济》，《复旦学报》（社会科学版）2005 年第 2 期。
② 参见罗能生、李佳佳、罗富政：《中国城镇化进程与区域生态效率关系的实证研究》，《中国人口·资源与环境》2013 年第 23 期。
③ 参见包存宽：《为什么说这项工作的成效，直接影响人民城市建设的成色？》，载上观新闻，https://export.shobserver.com/baijiahao/html/265001.html，2022 年 7 月 3 日。
④ 包存宽：《让绿色成为人民城市温暖亮色》，载全国高校思想政治工作网，https://yurenhao.sizhengwang.cn/a/djcgz_xsdgxdjscgz_sfgx_fddxdw/201116/639331.shtml，2020 年 11 月 16 日。

家车尾气、网购的过度包装等），积极参与垃圾分类和绿色出行，完善人民城市生态文明建设的公众参与机制，共同创造包括优美环境在内的美好生活。

3. 科学规划是人民城市建设的重要支撑

梁鹤年在《旧概念与新环境：以人为本的城镇化》等论著中提出了"城市人"理论并展开论述。区别于传统的"理性经济人"理论，"城市人"理论认为，人并非仅仅自私地追求自存（个人利益的最大化），而是追求自存—共存平衡，目的是追求二者平衡的最优化。规划手段上是以"人"为本的，基于安全、方便、舒适、美观的指标，去匹配典型人居和典型"城市人"的空间接触机会，并通过空间指标（如可达性）和人的指标（如满意度）共同来衡量规划的结果。理论上，每个人的利益最大化的单纯累加似乎即可得出群体利益最大化，但现实生活中众多个人利益之间不可避免地存在冲突。如一个公园的选址确定，离小区甲近，或许离小区乙就远了；一定居民人口的区域内，规划公园的个数多，居民出行选择多了，但公园平均游客的数量就降低了。"城市人"理论站在比"经济人"理论更高层面上，认为通过恰当的"规划"或"制度设计"，能够取得个体与整体利益的最佳结合点，实现自存与共存的最优化。

以科学规划引导城市高质量发展，要求在规划的编制过程中充分保障公众参与，引入群众智慧，充分考虑群众利益，尽量满足不同群体的合理要求。其重点是放弃精英主义，走进群众，规划目标与指标的确立不能基于单纯的技术性分析，不应只由规划编制机构和政府相关部门讨论就能定下来，应坚持走群众路线。指标从哪里来？要从群众中来，看看群众的需求是什么。指标确定以后，再解释成群众能够听得懂的语言，到群众中去。①

---

① 包存宽：《让绿色成为人民城市温暖亮色》，载全国高校思想政治工作网，https://yurenhao.sizhengwang.cn/a/djcgz_xsdgxdjscgz_sfgx_fddxdw/201116/639331.shtml，2020 年 11 月 16 日。

三、乡村振兴与美丽乡村

党的二十大报告指出，"全面建设社会主义现代化国家，最艰巨最繁重的任务仍然在农村"。[①] 乡村是我国发展不平衡不充分问题最为突出的地区，而农业农村农民问题是关系国计民生的根本性问题。[②] 乡村作为具有自然、社会、经济特征的地域综合体，兼具生产、生活、生态、文化等多重功能，乡村兴则国家兴，乡村衰则国家衰。[③] 广大乡村地区，是构建人与自然和谐共生关系的核心支撑。因此，乡村振兴与美丽乡村建设是我国生态文明建设的应有之义。

进入 21 世纪以来，为破解"三农"问题，中国相继实施统筹城乡发展、新农村发展、城乡一体化和新型城镇化等宏观战略，[④] 但乡村发展的问题并没有得到根本性的缓解。党的十九大报告提出实施"乡村振兴"战略，把"实施乡村振兴战略"作为"决战全面建成小康社会、全面建设社会主义现代化国家的重大历史任务"。"乡村振兴"战略是新时代三农工作的总战略，是解决农村发展不充分、城乡发展不平衡等一系列问题的主要路径。2017 年 12 月，中央农村工作会议指出举全党全国全社会之力，谱写新时代乡村全面振兴新篇章。[⑤] 全面推进乡村振兴战略是对深入推进城乡融合发展的更高要求。

党的二十大报告指出，中国式现代化是人口规模巨大的现代化，是全体人民共同富裕的现代化，是十四亿多人口整体迈进现代化社会。农村的现

---

① 习近平：《高举中国特色社会主义伟大旗帜　为全面建设社会主义现代化国家而团结奋斗——在中国共产党第二十次全国代表大会上的报告》，《求是》2022 年第 21 期。

② 习近平：《决胜全面建成小康社会　夺取新时代中国特色社会主义伟大胜利——在中国共产党第十九次全国代表大会上的报告》，《人民日报》2017 年 10 月 28 日。

③ 范恒山：《以城带乡促进乡村振兴》，《人民日报》2019 年 6 月 11 日。

④ 参见刘彦随：《中国新时代城乡融合与乡村振兴》，《地理学报》2018 年第 4 期。

⑤ 《中央农村工作会议在京召开》，《人民日报》2018 年 12 月 30 日。

代化和农民生活富裕是中国式现代化的内在要求。乡村振兴是中国式现代化在农村的落脚点，需要以系统思维全局性地看待乡村振兴和城乡共同发展战略，统筹推进区域均衡、协调发展，构建城乡命运共同体，打造城乡价值交换体系，让全体国民共享改革与发展的成果，提升城乡居民的获得感、幸福感与安全感。

（一）化生态优势为乡村振兴的持续动力

在工业化、城镇化的进程中，农村主要是城市建设用地的储备库、廉价劳动力的输出库，是城市的"米袋子""菜篮子"，农村资源向城市的单向流动，导致大量农村的衰落。因此，统筹城乡发展，推动乡村振兴，必须要形成城市资源向乡村流动的"引力"和机制，而乡村的生态优势就是这一"引力"。

广大乡村地区与国家重点生态功能区、生态脆弱地区和生态保护区高度重叠。[1] 自然资源和生态产品作为广大农村地区天然的本底优势，需要在推动乡村振兴过程中进一步释放潜能。只有维护好并不断强化乡村的生态优势，才能吸引城市的资金、人才、技术等资源流入乡村，乡村才能走上可持续发展的振兴之路。

随着中国经济社会发展进入新时代，我国乡村发展面临的宏观与微观环境均发生了变化。[2] 站在新时代的起点上，乡村振兴需要科学把握城乡差异性、动态性特征，推动乡村定位转型，促进城乡融合发展。

生态振兴是乡村振兴的关键支撑点，是乡村可持续发展的重要保障。生态产品的价值实现机制，为经济社会发展相对落后的广大农村地区提供了一个发展的新路径，让地区生态优势可能转变成乡村振兴的持续动力。

---

[1] 曹立、徐晓婧：《乡村生态振兴：理论逻辑、现实困境与发展路径》，《行政管理改革》2022 年第 11 期。

[2] 参见张军：《乡村价值定位与乡村振兴》，《中国农村经济》2018 年第 1 期。

要推动生态优势成为乡村振兴的持续动力，需要解决如下几个问题：一是如何保持和提升乡村的生态优势；二是如何让乡村的生态优势得到价值转化；三是如何使得价值化的生态优势惠及乡村主体。

1. 保持和提升乡村生态优势

要保持和提升乡村的生态优势，首先要把握好城镇化与乡村振兴的关系。乡村振兴作为国家战略，是为我国农村的可持续发展找到出路，但这并不是说要振兴每一个村。事实上，城镇化依然是我国现代化发展的主渠道，通过城镇化，吸引农村人口进入城市，为大多数人在城镇提供现代化的生产生活方式，高效的基础设施和公平的公共服务，依然是主流。否则，大量人口积压在农村，依靠土地过活，人与土地、人与自然的矛盾难以得到缓解，农村的生态优势也不可能保持。因此，通过城镇化发展转移农村人口，并通过村镇体系重构，将更多乡村空间还给自然，是保持和提升乡村生态优势的基础。

其次是通过制度保障乡村的生态优势。随着生态文明制度建设的不断完善，包括国土空间开发保护制度，最严格的耕地保护制度和土地节约集约利用制度，生态补偿制度，耕地草原河湖休养生息制度等在内的一系列制度建设的制定和完善，为保持和提升乡村生态优势提供了较强的制度保障。

最后是对保持乡村生态优势的直接投入。具体来说，包括对农村环境基础设施的投资，农村生态环境的整治，对农业面源污染的治理，对节水农业、生态农业、绿色农业发展的科学技术支持等。

2. 促进乡村生态优势的价值转化

如何让农村的绿水青山转化为金山银山，促进乡村实现生态优势向经济价值的转化，是乡村振兴的重要内容。

生态补偿当然是乡村生态优势价值实现的重要途径，但乡村生态优势的价值实现更重要的是找到市场化的价值转化途径，其核心是创造和维护生态产品的需求市场，保障生态产品的供给，促进城乡价值的流动。满足人民美好生活需要成为新时代的发展引导，但是如何让人民对优美生态环境、优质生态产品的需要转换成居民对生态产品的有效需求，需要市场建构。

现代信息技术的发展，保障了信息交流的即时性，乡村的生态优势、优质生态产品可以通过现代信息技术、互联网、直播平台等，实现与消费者的直接对接，而不再是"养在深闺人未识"，这为不同乡村各类个性化、小而美的生态产品市场建构提供了良好的条件。而国家对农村基础设施的投入及现代交通、物流的发展，提高了产品和服务的可达性，走出了"酒香也怕巷子深"的困境。因此，通过生态产品的供需对接，不断提高人们对各类乡村生态产品的可及性、可获得性和可感知性，提高生态产品价值，特别是服务性价值在人类美好生活需要中的地位，不断巩固和发展生态产品需求市场，不断提高生态产品满足市场需求的能力，促进人民群众对生态产品的积极"消费"和稳定"消费"，实现生态产品的价值转化。

需要指出的是，生态产品的价值是高度可变的。人民群众不仅是生态产品的需求者和享用者，也是生态产品的重要生产者和维护者。自然资本与人力资本、人造资本的不同结合方式，会形成不同的生态产品价值实现方式以及不同的生态产品价值表现。因此，乡村的生态优势是一个基础，一个载体，真正推动乡村生态优势价值转化的，是创新、技术、服务、劳动等人力资本和基础设施等物质资本与自然资本的有效结合，实现对自然资本的保护和增值，而不是对自然价值的收割。因此，推动人力资本、物质资本与自然资本的有效结合，是推动乡村生态优势的价值转化的重要路径。

3. 推动惠益乡村主体的乡村振兴

乡村生态优势的保持需要全体村民的合作和共同努力。如何让生态优势的价值和乡村振兴的成果惠益乡村主体，是乡村振兴不是一时之景，而成为可持续发展机制的重要组成部分。让乡村发展的主体在乡村振兴的过程中普遍性获益，可以从以下几个方面考虑：

首先，通过城市反哺农村，加大对农村基础设施的投资和农村公共服务均等化的投入。通过对乡村公共物品的投入，是让乡村振兴过程惠益全体村民的主要渠道，也是乡村振兴的基础。

其次，明晰乡村生态资源资产的产权，充分保障不同产权主体的合法权益，促进和保障产权交易的通畅。比如通过耕地所有权、承包权、经营权的三权分置，在保障集体所有权和村民的承包权的基础上，放活经营权，从而让农业经营主体能够安心投入农业生产，促进对农业的长期投资，推动农业经营收入的提升，并惠益农村集体经济和乡村振兴。

再次，积极推动科技下乡，为农村产业发展提供科学指导、技术培训、组织管理、市场营销等方面的系统支撑。对农村产业发展的科技支撑具有很强的正外部性，是乡村振兴的重要力量。

最后，通过乡村治理机制的重构，促进多元主体共同参与乡村振兴，并通过制度建设，明确不同主体责任分担、利益分享的机制。

（二）以美丽乡村建设为抓手助推乡村振兴

2013 年，中央农村工作会议提出，中国要强，农业必须强；中国要美，农村必须美；中国要富，农村必须富。[①] 美丽中国建设的重点和难点在于乡村，美丽乡村是美丽中国建设的基础与前提，也是推进生态文明建设和提升社会主义新农村建设的新工程、新载体。[②]

美丽乡村的美，不是简单的乡村生态环境之美，而是乡村生产发展、生活富裕、生态良好的和谐之美。美丽乡村不是建设乡村大花园，而是要促进乡村生产、生活、生态的融合发展。

---

① 《中央农村工作会议在北京举行》，《人民日报》2013 年 12 月 25 日。
② 王卫星：《美丽乡村建设：现状与对策》，《华中师范大学学报》（人文社会科学版）2014 年第 1 期。

生产、生活、生态融合发展是美丽乡村区别于美丽城镇的重要特点。城镇规划对生产、生活、生态空间的人为区划，以及工业生产方式带来的生产和生活的分离，一方面造成了生产、生活和生态的冲突，另一方面也导致人缺少归属感。

乡村往往被认为是中国人的精神家园，这固然有历史文化方面的原因，但城市中人们对自己居住的小区难以产生家园之思，其中一个原因也是城市的小区只是人们居住的地方，人们在城市中的居住空间、工作空间、休闲娱乐空间更为离散。但是在乡村有限的空间内，是生产和生活以及与支撑生产生活的生态融合在一起的，因而更容易令人产生家园之思和归属感。因此，美丽乡村建设要切忌避免套用城镇规划模式和城镇建设思路，要特别突出乡村生产、生活、生活融合发展的模式，从而让乡村居民有更强的归属感，同时也真正成为城市居民的精神家园。

1. 以融合发展引导乡村产业转型

以"生态＋产业"的多业态融合发展机制，引导乡村产业转型，是美丽乡村建设的重要途径。

以生态奠定农业生产总基调。农业是农村产业发展的基础，粮食安全是国之大者，保障国家粮食安全，促进农业现代化是乡村产业发展的最基本导向。一方面，农村生态环境的保护是农业可持续发展和保障粮食安全的基础；另一方面，近年来时空压缩的城镇化进程让乡村的生态环境产品变成稀缺资源。因此，为了推动乡村振兴，应带领乡村走一条绿色可持续的农业现代化道路。

具体来说，借助集约化、科学化、绿色化的农业生产技术，减少化肥农药的使用量，降低农业生产对生态环境的影响，从而提高农业生产空间作为生态空间和生活空间的延伸服务能力。推进绿色低碳循环农业产业化发展，提高农产品质量，促进绿色健康食品的生产与流通。促进农业产业链、价值链的延伸，培育复合型农业发展模式，推动农业生产与加工、物流、电商、文化、旅游、康养等全面深度融合，提升农业综合效益，提高农业绿色发展水平，促进农民增收。①

以"生态＋服务"引导城乡关系重构。在当今浮躁快节奏的社会生活中，城市人群愈发需要绿色生态产品来慰藉心灵。因此，通过"生态＋服务"，激发各类市场主体活力，引导政府、企业等主体参与推动生态产品化开发，打破城乡间的交换阻碍，发挥农村生态优势，提升农村生态价值的转换效率，为城市人群提供绿色的生活方式与产品、优美良好的康养与治愈环境，使乡村地区成为旅游观光、休闲娱乐、文化体验、教育等多重功能场所的聚合地②，推进乡村经济社会的可持续发展。

以互联网和融媒体等技术构建乡村产业发展新渠道。依托电商渠道、直播平台等，实现整合乡村产品与市场的有效对接，拓展乡村旅游宣传、营销渠道，丰富乡村旅游形式与内容，拓宽农产品的销售渠道。通过传统耕种农业与体验农业、服务农业的连接，实现第一产业与第三产业的融合，促进乡村旅游的发展，通过直播平台，推动"云旅游""云消费""云体验""云生活"等模式在城乡互动和乡村振兴中的作用。

以底线思维为导向挖掘乡村生态产品价值。对于乡村生态产品价值的挖掘要坚持底线原则，在确保生态安全和生态系统可持续发展的基础上，合理规范地推动生态产品的价值转化。对于生态环境和自然资源破坏较为严重的农村地区，需要加大生态保护力度，统筹山水林田湖草沙系统治理和修复，

---

① 参见张京祥、申明锐、赵晨：《乡村复兴：生产主义和后生产主义下的中国乡村转型》，《国际城市规划》2014年第5期；尹昌斌、程磊磊、杨晓梅、赵俊伟：《生态文明型的农业可持续发展路径选择》，《中国农业资源与区划》2015年第1期；魏后凯：《当前"三农"研究的十大前沿课题》，《中国农村经济》2019年第4期。

② 参见邬晓霞、张双悦：《"绿色发展"理念的形成及未来走势》，《经济问题》2017年第2期。

通过构建多元化的生态补偿机制，健全生态环境损害赔偿制度，促进当地发展与生态受益地区的良性互动。

2. 以多元融合重塑新型乡村主体

习近平总书记强调："乡村振兴不是坐享其成，等不来、也送不来，要靠广大农民奋斗。"[①]农民群众作为乡村振兴的主力军、建设美丽乡村的主体，只有充分发挥农民的主观能动性，体现其现实生活的诉求，才能激活农村发展活力，不断解放和发展农村社会生产力。一方面，我国乡村逐渐呈现出空心化的趋势，青壮年逐渐离开乡村、走向城市学习工作，成长为家庭的经济支柱；另一方面，当前我国农民群体在科学文化素养、经营管理能力等方面存在不足，还难以完全适应全面推进乡村振兴、建设美丽乡村的现实要求。因此，新型乡村主体必然呈现多元化趋势。

首先，推进职业化农民转型。2013年中央一号文件首次提出"大力培育新型农民"，标志着我国农民由身份型向职业型转变。[②]新型职业农民指的是以农业为职业、具有相应的专业技能、收入主要来源于农业生产经营并达到相当水平的现代农业从业者。2013年以来，我国将培育新型职业农民作为一项重要工程，把培养青年农民纳入国家实用人才培养计划，不断改变公众对于农民形象的传统认知。同时，鼓励发展、大力扶持家庭农场、专业大户、农民合作社、产业化龙头企业等新型主体[③]，逐渐让农业成为有奔头的产业、让农民成为有吸引力的职业。同时，引导新型职业农民重视生态环境。借助培训教育培养新型职业农民的生态价值观，使其明确生态环境保护的重

---

① 《坚持新发展理念打好"三大攻坚战" 奋力谱写新时代湖北发展新篇章》，《人民日报》2018年4月29日。

② 魏学文、刘文烈：《新型职业农民：内涵、特征与培育机制》，《农业经济》2013年第7期。

③ 《中央农村工作会议核心论点》，载中华人民共和国农业农村部官网，http://www.moa.gov.cn/ztzl/nygzh2013/2013nian/201312/t20131225_3723651.htm，2013年12月25日。

要性，鼓励新型职业农民以习近平生态文明思想为指引，在乡村日常生产生活中践行"绿水青山就是金山银山"理念，利用先进的技术和管理能力，带头打造适合当地的特色农业、生态农业模式，为乡村群众起到示范引领的作用。提高生态环保意识，让新型职业农民秉持对消费者负责、对下一代负责、对未来负责的态度，守住质量底线、铸牢生产防线、不越耕地红线，确保农业农村的可持续发展。爱农业、有知识、懂技术、会经营的新型职业农民，作为振兴乡村、发展现代农业的重要主体，用新兴思维与技术为传统农业注入新的活力，带动乡村农业整体迈向产业化、科技化、绿色化、现代化，共画乡村振兴这一美丽蓝图。

其次，以绿色生产生活方式的建构引导城乡人口自由流动，重塑新型乡村主体的人口结构。随着信息化的发展、居家办公潜力的不断释放，加上城市空间及用地资源紧张，许多城市产业，典型如城市创意产业，进驻"乡村生活聚落"[①]，为乡村带来新兴产业新兴人口的同时，也带来了新的生产生活融合方式。因此，通过乡村"宜居、宜业"的生产生活环境的改造，提升"田园办公""田园生活"对现代年轻群体的吸引力，以绿色生产生活方式的建构引导并推动城乡人口自由流动。人口的流动必然带来资源的流动，也带来乡村发展的更多潜力。未来乡村不仅是城市居民的后花园，也是城市居民短住、办公、长居的重要选择。未来农村居民也不再是农民的身份，而是居民对生活方式的一种选择，从而为新型乡村主体的重塑提供更多可能。

最后，多元主体在乡村的融合发展是美丽乡村建设的重要支撑。乡村主体的多元化趋势可能导致"村民"在集体认同、多元主体协同等方面产生障

---

① 李凯生等：《农居创意 SOHO——城乡一体化进程中的白马湖新乡村实践》，浙江省中国美术学院建筑艺术学院，2008 年。

碍。因此，促进多元主体在美丽乡村建设中的融合发展，是重构新时代的乡村共同体的重要内容，而其核心是乡村治理机制的重构。

3. 以文化建设实现美丽乡村的共建共享

乡村是历史记忆、文化认同、情感归属的重要载体，蕴藏着丰富的文化资源。[①] 以乡村文化建设推动美丽乡村实现共建共享。

首先，要依托乡村文化建设促进乡村居民生态价值观的建立。乡村文化作为中国传统文化的结晶，不同地域农耕文化下的生产生活方式以及在不同风土人情中村民所凝聚出来的生活智慧，都蕴藏着很深的生态价值观。受到工业化的冲击，乡土文化的生态价值观呈现出逐渐瓦解之势。而乡村振兴、美丽乡村建设、实现乡村生态宜居均离不开乡村生态价值观的重构。因此，新时代依托城乡关系的发展变化，以及乡村发展方式的变化，通过乡村文化建设重构居民生态价值观。依托于当地的自然与人文底蕴，在传承传统敬"天"畏"地"的乡土文化中提炼出符合当下生态价值观的知识、经验、智慧等内容，明确乡村居民与乡村生态环境的关系及角色定位，引导村民探索思考乡村生态价值实现方式，实现乡村生态价值认同，构建乡村"人与自然和谐共处"的美丽家园。

其次，应充分发挥"村规民约"在美丽乡村建设中的作用。新时代"村规民约"依然有巨大的作用空间。可依托村民会议、村民代表会议、村民委员会等村民自治形式对乡村生态振兴理念与美丽乡村建设进行详细解读和宣传，增强村民环保意识；把生态文明行为规则内嵌于村规民约，充分发挥其在农村基层治理中的独特功能，让村民对生态文明的自发实践和美丽乡村建设产生积极共鸣。通过讲乡音、唠家常等通俗易懂的舆论宣传方式，将生态文明思想与当地居民生活紧密相结合，鼓励群众讲卫生、树新风、除陋习。

---

① 潘鲁生：《乡土文化根不能断（观点）》，《人民日报》2017 年 12 月 10 日。

发挥网络技术和新媒体等对乡村居民的教化作用，依据当地风俗习惯、教育水平及农民可接受度等，将美丽乡村和农村环境整治等内容编制成微视频等形式，将优美生活环境、文明生活方式的种子播种在农民心中，并外化于自觉行动，内化于家风文明。

再次，着重推动乡村治理机制的重构。传统乡村是熟人社会，是礼俗社会，乡村公共物品的供给主要依靠互助和自治，但是随着工业化城镇化的发展，乡村人口的大量外流，传统乡村社会的互助机制被打破，行政机制向乡村的延伸，接管了农村大量公共物品供给的责任，在提高乡村基础设施水平的同时，也使得乡村原有的自治机制逐渐消解。值得注意的是，行政力量具有集中力量办大事的优势，但过度行政化也导致村民参与乡村事务的积极性减少，村集体对村民的组织动员能力也大大弱化。而随着乡村外来人口的增多，美丽乡村建设的多方资源流入，由此带来的美丽乡村建设的责任与利益分享，集体所有权与乡村产业经营权的收益分配，原村民和新村民的权责利分配等等，使得基于乡村多元主体的乡村治理机制的重构变得尤为迫切。而乡村治理机制重构，必须坚持党建引领和群众路线。未来美丽乡村建设中会有多元主体参与，党建引领可以将不同利益相关方组织起来，为不同利益相关方的积极参与、对话、协商、妥协、合作奠定基础。而群众路线可以保障乡村治理最广泛的居民参与。

最后，深入挖掘并开发乡村文化。乡村文化的挖掘和开发包含两个层面：一是通过挖掘乡土手艺、民俗礼仪、民居建筑等传统乡村文化载体，开发有历史记忆、地域特色、民族特点的乡村文化产品和服务；二是通过现代乡村生产、生活、生态的融合发展，推动形成当代的充满生命力的乡村文化。

（三）农村环境整治：美丽乡村亟待补齐环境基础设施的短板

改善农村人居环境是实施乡村振兴战略、建设美丽乡村的重要任务。①2018年中央一号文件明确实施农村人居环境整治三年行动计划，稳步有序推动农村人居环境突出问题治理。②

近年来，在党中央、国务院对农村环境整治的高度重视下，农村人居环境得到了极大的改善，农村环境整治市场甚至逐步成为诸多企业掘进重地。农村环境整治内容涉及面广，总结失败教训并累积成功经验对打造美丽宜居的乡村具有极为重要意义。农村环境整治工作的顺利推进需要系统性理清并把握好以下四大关系：

1. 理顺环境整治与乡村振兴之间的关系

环境整治是美丽宜居农村的基石，乡村振兴是环境持续投入的保障。具体而言，在摸清底数和破除政策条块化基础上，环境整治方案要与本区域的乡村振兴规划相吻合，尤其要与人口规模及紧凑性、林田水树生态要素和村庄功能布局等有效衔接，避免后续重复建设及资源浪费，例如农村道路硬化将大幅度提高后续污水管网铺设成本。实施乡村振兴战略，需以绿色发展引领，坚持人与自然和谐共生原则，善于从乡村传统中汲取生态产业智慧，利用效益高、质量好的产业发展激活农村集体经济，以发展的视角解决农村脏乱差问题，最终实现百姓富、生态美的统一。③

2. 协调政府投入与村民参与之间的关系

农村环境整治作为一项典型的社区性公共物品，需要政府投入和群众参与的协同。政府投入于农村环境整治，主要是基于环境基础设施投入的公平性和对农村的生态补偿或者说转移支付。但作为一项社区性公共物品，村民

---

① 参见《中共中央办公厅、国务院办公厅印发〈农村人居环境整治三年方案〉》，载中华人民共和国中央人民政府网，http://www.gov.cn/zhengce/2018-02/05/content_5264056.htm，2018年2月5日。

② 《中共中央国务院关于实施乡村振兴战略的意见》，《人民日报》2018年2月4日。

③ 杜焱强、包存宽：《推进"美丽乡村"建设》，《解放日报》2018年3月27日。

的参与是农村环境整治成功的关键。政府的投入除了在基础设施层面之外，还必须能够推动农村基层组织动员村民共同参与环境整治，共同维护农村环境整治的成果。

因此，在农村环境整治方面，必须建立政府投入与村民参与相协调的长效运行机制，而这一机制的核心，实际上是村民参与农村环境整治的决策过程和监督过程。只有村民参与农村环境整治的决策过程，才能筛选出其参与积极性最高的农村环境整治项目，否则为官员的政治需求服务的项目，村民参与的积极性就大大降低，[①] 政府的投入很可能沦为短期的形象工程，并助长村民无效需求的膨胀。因此，农村环境整治项目，需要兼顾政府投入的高效性和村民参与的民主性，从而实现农村环境的共建共享。

3. 平衡工程建设与长效管护之间的关系

建管并重是农村环境整治成功的关键点。[②] 当前，我国大部分农村地区人居环境整治都已经处于由建到管、建管并重的阶段。[③] 许多农村环境治理设施陷入"有人建设、无人运营"和"建得起、用不起"等困境。

究其原因，一方面是农村基础设施投入机制的问题。农村基础设施的投入资金主要来自各个上级部门，上级部门对资金使用效果的评估要求使得这些资金主要用于一次性的基础设施投资，基础设施的维护资金往往需要基层自己配套，而基层往往缺乏配套资金。另一方面，由于农村环境基础设施缺乏规模经济性，导致后续专业管理运营的成本过高，而农村兼职性管理人员又因专业性不足，导致管理难。

---

① 参见冯肃伟、戴星翼：《新农村环境建设》，上海人民出版社 2007 年版，第 179—183 页。

② 杜焱强、包存宽：《推进"美丽乡村"建设》，《解放日报》2018 年 3 月 27 日。

③ 张琼文：《农村人居环境整治长效管护应处理好四大关系》，《农民日报》2021 年 7 月 9 日。

因此，平衡农村环境治理设施的工程建设与长效管护之间的关系，需要从两方面考虑，一是在建设阶段就考虑农村不同于城市的特性，设计因地制宜、因人制宜，适应农村特点的环境基础设施建设和管护标准。二是优化农村基础设施的资金投入和分配机制，优化对农村基础设施投入绩效的考评方式。

4. 兼顾末端治标与源头治本之间的关系

农村环境整治既要治标更要治本，不能因环境治理而忽视农业农村大格局。农业机械化及省力化发展、农民文明健康意识提高、公共基础设施配套和村镇服务体系重构是农村环境整治之本，要将技术工程末端治理与生产生活源头控制相结合。

具体而言，引导有条件的地区将乡村生态优势转化为发展生态经济的优势，促进生态和经济良性循环。例如利用特色产业、休闲农业、乡村旅游等优势促进农村环保基础设施改善，实现农村环境整治与产业融合发展互促互进。条件不具备的地区要结合农村中长期发展规划，统筹涉农的"种子"资金推动农村环境保护项目实施落地，并探索一条成本低、易运行及治理有效的环境治理模式。①

---

① 杜焱强、包存宽：《推进"美丽乡村"建设》，《解放日报》2018 年 3 月 27 日。

第五章 共谋全球生态文明建设

一、人类命运共同体与全球生态环境治理

（一）全球生态环境治理体系：挑战与创新

1. 全球生态环境治理的危与机

当今国际社会需要共同解决工业文明带来的诸多问题，通过全球生态环境治理，携手推进实现联合国可持续发展目标。自工业文明以来，人类在创造巨大物质财富的同时，也打破了地球生态系统平衡，人与自然深层次矛盾日益显现。可持续发展目标将生态环境可持续性、社会公平和经济发展融为一体，使人们认识到生态环境可持续性不是发展和人类幸福的障碍，而是发展的动力。这一观点正是全球推进生态环境治理的重要基础。

2021 年 2 月，联合国环境署发布《与自然和谐共处：应对气候、生物多样性和污染危机的科学蓝图》报告指出：气候变化、生物多样性下降和环境污染已经成为全球三大环境紧急情况；人与自然关系面临着社会经济发展压力加剧环境风险、遏制环境恶化的全球承诺尚未兑现、环境风险威胁可持续发展目标等多重挑战；全球亟须开展以联合国可持续发展目标为框架的系统变革，加快应对全球环境危机的重点行动，改革资源环境和经济系统，提高粮食、能源和水系统的环境友好性与可持续性，加强对人体健康与生态环境

健康的协同保护，进而推动人与自然的和谐共处以及可持续发展。①2021 年，政府间气候变化专门委员会（IPCC）第六次评估报告第一工作组报告指出，气候变化影响广泛、快速且不断加剧，诸如海平面上升等变化不可逆转。②联合国第五版《全球生物多样性展望》认为，当前生物多样性丧失速度之快在人类历史中前所未见，整合低碳、自然保护和污染防控应成为当前经济复苏的战略优先事项。③

因此，气候变化、生物多样性丧失、荒漠化加剧、极端气候事件频发，给人类生存和发展带来严峻挑战，全球生态环境治理的需要从未如此迫切。

当前，实现碳中和、保护自然、减少废弃物和污染、支持整体健康等综合议程，以及实现社会公平的承诺正在世界各国和社会各个层面深化。2021—2022 年，在我国昆明和加拿大蒙特利尔举办的《生物多样性公约》缔约方大会第十五次会议（COP15），通过了"昆明—蒙特利尔全球生物多样性框架"，"框架"将指引国际社会携手遏止并扭转生物多样性丧失。2022 年，在埃及沙姆沙伊赫举办的《联合国气候变化框架公约》缔约方大会第二十七次会议（COP27）突破性建立损失损害资金机制。这些行动为推进包容、碳中和以及自然和谐的综合议程提供了历史性机遇。加强生态环境治理体系建设，增进多边生态环境公约间协同，对于支持综合施策至关重要。以经济、环境和社会为三大支柱组成的 2030 年可持续发展目标对环境安全提出了更高的要求。

生态环境恶化倒逼全球生态环境治理的制度建设逐步完善，有效的国际

---

① 尹彩春、赵文武：《应对气候和生态环境危机促进全球可持续发展——UNEP 与自然和谐共处报告简述》，《生态学报》2021 年第 23 期。

② IPCC: Climate Change 2021: The Physical Science Basis, https://www.ipcc.ch/report/sixth-assessment-report-working-group-i/.

③ Secretariat of the Convention on Biological Diversity: Global Biodiversity Outlook 5, https://www.cbd.int/gbo/gbo5, 2020.

机制推动全球生态环境治理进程，但全球环境治理体系的建立和完善仍面临前所未有的现实困境。全球生态环境治理体系包括在全球生态环境治理过程中形成的治理结构、设定的治理目标以及为实现目标所采取的行动、合作模式和领域，构建全球生态环境治理的良好运行机制，实现利益共享。但在责任缺失、利益冲突、监管缺位、协调不畅等原因下，治理体系陷入困境，而气候变暖等生态环境恶化的趋势并未得到有效遏制的形势，弱化了社会公众的信心。[①]

2. 全球生态环境治理的关键领域和趋势

当前，世界正值"百年变局"，也亟待进行"百年布局"。在配置要素资源时，价值判定需要从"单维经济"转向"多维价值"，即经济、社会、环境的综合价值，可持续发展成为全球大势所趋。总的来说，在全球化驱动下，已推动逐步建立一个综合性的生态环境治理机制。尽管全球生态环境治理体系规模和范围不断扩大，但在实现其改善全球环境和可持续发展，甚至在缓解主要几个生态环境问题的恶化趋势方面尚未见明显成效。

在当前国际环境和发展趋势下，全球环境的治理格局已经逐渐向多元治理发展，越来越多的科研机构、智库机构、政府间国际组织、非政府组织、社会公众参与到全球环境治理，形成一个生态环境治理的共同体。

生态环境问题既是一个全球公共问题，也是一个系统工程。它不仅关系到国际社会多层次、多种类的行为体，而且涉及能源、粮食、人口、贸易等多个领域，以及生产、运输、消费等各部门需要建立起全球性、网络化的协调机制，协调统一各领域、各部门的政策与行为。2020 年以来，全球生态环境治理体系研究议题集中于新冠肺炎疫情背景下的可持续发展目标、气候变化与碳中和、生物多样性、水资源、海洋生态环境治理、绿色发展与可持续

---

① 叶琪：《全球环境治理体系：发展演变、困境及未来走向》，《生态经济》2016 年第 9 期。

发展融资等诸多领域。总体看来，全球生态环境治理关键领域和趋势表现在以下方面：

（1）联合国可持续发展目标（SDGs）的系统推进

2021年是联合国推动可持续发展目标达成的关键十年起点。2022年初联合国发布报告显示，西非国家每日生活费低于1.90美元的人口比例从2020年的2.3%跃升至2021年的2.9%，[①]而在经济复苏缓慢、财政空间缩小和资源调动乏力的情况下，各国的债务负担有所增加。在贫富之间"信任赤字"日益扩大的情况下，通过让尽可能多的不同部门的行为者参与，确保可持续发展获得所需资金比以往任何时候都更加紧迫。

（2）气候变化的应对及其风险是全球持续关注的问题

为应对气候变化，各国通过积极的举措，逐步向碳达峰、碳中和的目标迈进。2021年11月，包括中国在内的100多个国家在格拉斯哥联合国气候变化大会签署联合声明，重申承诺，在2030年中止并扭转森林砍伐与土地退化进程，以保护和恢复地球上的森林，签署国家覆盖了全球85%的森林面积，并把190亿美元的公共与私人资金投资在保护与恢复森林项目。

2022年，俄乌冲突在全球范围内引发了关于欧洲能源危机的讨论，未来可能出现的俄欧能源脱钩或是大概率事件，这无疑将重塑全球能源供需格局，也让全球气候变化治理面临极大的挑战和不确定性。而气候变化作为全球治理的核心议题之一，在未来的地缘政治博弈中也将扮演更为重要的角色。

极端天气和气候事件的频发，不仅给经济社会发展带来了一系列风险，森林等生态安全面临的挑战也越来越大。[②]金融资产风险是逐步显现的风险

[①] 《西非极端贫困率2020年增长3% "新冠"乃"重要推手"》，载联合国官网，https://news.un.org/zh/story/2022/01/1098002，2022年1月20日。

[②] Gosling W. D., Miller C. S., Shanahan T. M., Holden P. B., Overpeck J. T., Langevelde F. V., "A stronger role for long-term moisture change than for CO_2 in determining tropical woody vegetation change". *Science*, Vol.376, No.6593, May 2022.

之一，但与气候变化相关的金融风险被系统性低估了。因此，更多国家愿意对金融行业和资金供给进行调控，目的是将全球气温上升幅度控制在不超过1.5摄氏度的范围内。气候变化对经济的影响刚刚开始显现，气候变化对金融行业的影响仍属于"将来时"。在金融市场中，收益是资产价格的关键决定因素。气候相关成本不仅会影响资产收益，还会影响资产的市场价格。新冠疫情所引发的经济放缓并没有带来气候危机的缓和。世界气象组织发布旗舰报告《2021年全球气候状况》显示，全球平均温度已经上升了约1.2摄氏度，在过去的几十年里，自然灾害激增对较贫穷国家的影响尤为严重，导致去年非洲粮食不安全、贫困和流离失所等问题日益恶化。[1]极端天气事件增多，这清楚地表明自然界正在对人类活动引起的气候变化作出反应，但与自然和谐共处仍被视为恢复平衡的最佳方式之一。

（3）环境污染治理和环境健康风险应对仍是首要问题

2021年世界经济论坛发布的《全球风险报告》（2021）显示，新冠肺炎疫情加剧了贫富差距和社会分化，将在未来3至5年阻碍经济发展，在未来5至10年加剧地缘政治紧张局势。从未来10年风险发生概率和影响来看，环境风险仍是首要问题。[2]

全球水污染问题仍然十分突出。2020年发布的《全球环境展望6》（GEO-6）认为，淡水系统中污染物的抗菌素耐药性问题可能在2050年成为人类主要死因。[3]由空气污染等带来的环境健康问题一直是全球环境与发展研究机构所关注的重要内容。世界银行对环境健康风险进行研究认为气候变

---

①　WMO: The State of the Global Climate 2021, https://lib.icimod.org/record/35637, Nov.1, 2021.

②　WEF: Global Risks Report 2021, https://www.weforum.org/agenda/2021/01/global-risks-report-2021/, Jan 20, 2021.

③　UN Environment: Global Environment Outlook 6, https://www.unep.org/resources/global-environment-outlook-6 Mar. 4, 2019.

化和环境污染对经济发展和人类生命健康会产生严重影响。① 未来如何应对环境污染所带来的健康问题也成为更加紧迫的问题，需要通过协同推进相关协议的达成来降低环境健康风险，明晰应对环境健康问题路线。

（4）生物多样性保护受到前所未有的关注

生物多样性丧失已不单纯是生态环境问题，更是发展、经济、全球安全和道德伦理问题。过去几十年间，陆地系统生物多样性丧失的最重要原因是土地利用的变化。气候变化目前并不是全球生物多样性丧失的最重要原因，② 但在未来几十年，气候变化的影响越来越大，甚至可能成为首要因素。

《地球生命力报告2020》表明，从1970年到2016年期间，监测到的哺乳类、鸟类、两栖类、爬行类和鱼类种群规模平均下降了68%。③ 物种的种群变化趋势非常重要，是衡量生态系统整体健康水平的标志。衡量生物多样性是一个复杂的过程，无法通过某个单一方法来概括这张生物之网的所有变化。但是，绝大多数指标都表明生物多样性在过去几十年出现了净下降。④ 全球对自然保护创新的关注和承诺尽早在2021年后采取行动的势头正在增强，并形成共识认为，各方需要付出巨大努力才能在2030年"彻底扭转"生物多样性丧失的趋势。因此，COP15之后几年的过渡和实施工作具有极其重要的意义。此外，有关资金缺口、性别差距、在各相关环境公约和其他可持续发展的努力之间寻求协同增效等问题迫切需要解决。

当前，全球范围的努力，是将生物多样性纳入国家和全球决策主流的重

---

① 温源远、李宏涛、杜譞、周波：《2016年全球环境发展动态及启示》，《环境保护》2017年第14期。

② Caro T., Rowe Z., Berger J., Wholey P., Dobson A. "An inconvenient misconception: Climate change is not the principal driver of biodiversity loss". *Conservation Letters*, Vol.15, No.3, Jan. 2022.

③④ WWF: Living Planet Report 2020, https://www.worldwildlife.org/publications/living-planet-report-2020, September 10, 2020.

要契机。联合国估计，如果要保护地球的生物多样性和依赖多样性生存的社区，就需要将相当于中国领土面积大小的土地恢复到自然状态。如果全球要成功应对气候、生物多样性、土地退化等三重威胁，那么，到 2030 年，对基于自然的危机解决方案的年度投资需要增加两倍，到 2050 年增加四倍。近五年来，诸如生态系统保护和生物多样性经济学研究计划、生态系统服务项目等行动持续表明，认识到生态系统能够带来切实的经济利益，对于创造包容性绿色经济和帮助数百万人脱离贫困极为重要。①

（5）外来物种入侵对区域生态安全、粮食安全和人身安全影响

外来物种入侵已在全球范围内广泛形成，引起极大的生态、经济和社会问题。入侵物种改变了入侵地自然或半自然生态系统的结构与功能，破坏了原生生态系统的完整性。已有诸多研究表明，外来物种入侵比全球气候变化和地表覆盖改变更直接威胁到所在国家的生态安全，也更直接影响区域生态安全、粮食安全和人身安全。②

2020 年，生物多样性和生态系统服务政府间科学政策平台（IPBES）的全球评估发现，自 1980 年以来，外来物种的累积记录增加了 40%，新的外来入侵物种的引入率比以往任何时候都高，并且没有减缓的迹象，外来入侵物种（IAS）可能是对全球生态系统影响最大的直接驱动因素之一，在 21 个有详细记录的国家中，自 1970 年以来，每个国家的 IAS 数量增加了 70%。③

---

① Kamal Melvani, the Late Bronwyn Myers, Natasha Stacey, Mila Bristow, Beth Crase, Jerry Moles. "Farmers' values for land, trees and biodiversity underlie agricultural sustainability", *Land Use Policy*, Vol.117, June 2022.

② Rouget M., Robertson M. P., Wilson J. R. U., Hui C., Essl F., Renteria J. L., Richardson D. M., "Invasion debt: quantifying future biological invasions," *Diversity and Distribution*, Vol.22, No.4, Apr. 2016.

③ 生物多样性和生态系统服务政府间科学政策平台：《生物多样性和生态系统服务全球评估报告的决策者摘要》，https://www.ipbes.net/sites/default/files/2020-02/ipbes_global_assessment_report_summary_for_pdicymakers_zh.pdf，2019 年。

外来入侵物种对生物多样性产生破坏性影响，例如，对本地物种、岛屿上的生物群落、大陆生物群落以及其他具有高比例地方性物种的生物群落都或将产生较大影响。

（6）风险的叠加和生态环境问题研究的全球化和一体化

世界经济无论是工商业企业还是金融行业，一方面会对生态环境产生不良的影响；另一方面，企业和金融业对生态环境依赖性增强，对于自然相关风险比如气候变化相关风险的担忧以及生态系统服务衰退问题的紧迫性的感知等，又会反过来给企业乃至整体经济带来一定的后果。[①]

停止并扭转地球动植物多样性危险、持续的丧失，需要的不仅仅是扩大全球陆地和海洋保护区系统，更需要在一系列多样化、相互关联的变革中采取成功、协调的行动，包括大量减少有害的农业和渔业补贴、大幅减少过度消费以及将气候变化控制在 1.5 摄氏度。同时，应对自然和管理生态系统中的威胁至关重要，需要采取一系列行动来解决相互作用的驱动因素。扭转生物多样性丧失需要解决自然和管理生态系统中对生物多样性的威胁，以及它们之间的相互联系。[②]总体来看，对环境议题的研究逐渐呈现出整体观和一体化。SDGs 指标体系的制定凸显了经济、社会和环境各方面的交互联结，注重各发展目标之间的协同。环境问题错综复杂，环境研究不再单一地考虑某一个环境现象，而是采用整合的视角，例如气候变化背景下的水资源问题、水资源与能源、大气污染与气候变化、生物多样性保护与经济社会发展耦合等。

---

① 世界自然基金会：《风险的本质——帮助企业了解与自然相关的风险框架》，https://webadmin.wwfchina.org/storage/content/press/publication/2020/.pdf，2022 年 6 月 10 日。

② BioDiscovery, The Group on Earth Observations Biodiversity Observation Net Work: Transformative actions on all drivers of biodiversity loss are urgently required to achieve the global goals by 2050, https://www.cbd.int/doc/c/16b6/e126/9d46160048cfcf74cadcf46d/wg2020-03-inf-11-en.pdf, January 14 2022.

（7）对热点问题和新兴问题的关注并重

应对气候变化和《巴黎协定》的实施，气候融资、旗舰物种保护、流域治理等传统问题热度不减。SDGs 相关研究、气候变化适应行动、生物多样性资源可持续利用、海洋微塑料、水危机与世界安全等新兴全球环境问题也在发酵。对热点问题和新兴问题关注的并重，是全球生态环境治理的重要趋势。

（二）人类命运共同体理念与全球生态环境治理

1. 人类命运共同体理念的提出和内涵

为有效解决人类共同面对的全球性问题，着眼于世界和平发展方向和人类前途命运，习近平总书记在多个国际场合提出了构建人类命运共同体的治理方案。他指出："人类命运共同体，顾名思义，就是每个民族、每个国家的前途命运都紧紧联系在一起，应该风雨同舟，荣辱与共，努力把我们生于斯、长于斯的这个星球建成一个和睦的大家庭，把世界各国人民对美好生活的向往变成现实。"[1]

人类命运共同体的理念可溯源至全球环境运动。无论是 1962 年卡尔逊的《寂静的春天》，还是 1987 年的《我们共同的未来》，都给人们以深刻启示：保护地球环境是人类共同的命运、共同的未来，需要全球治理新概念——人类命运共同体。[2]2011 年 9 月，我国在《中国的和平发展》白皮书中第一次提出了"人类命运共同体"概念，旨在为人类共同利益和价值寻求新内涵。2012 年，在党的十八大报告中，明确提出人类只有一个地球，各国共处一个世界，要倡导"人类命运共同体"意识。2017 年，党的十九大报告

---

[1] 《携手建设更加美好的世界——习近平在中国共产党与世界政党高层对话会上的主旨讲话》，《人民日报》2017 年 12 月 2 日。

[2] 迟学芳：《走向生态文明：人类命运共同体和生命共同体的历史和逻辑建构》，《自然辩证法研究》2020 年第 9 期。

则从习近平新时代中国特色社会主义思想和基本方略的高度，指出了人类命运共同体思想的深远意义，明确推动构建人类命运共同体，坚持和平发展道路，促进全球治理体系变革，从政治、安全、经济、文化、生态等角度对推动人类共同发展进行深入思考。2021 年，在领导人气候峰会上，习近平主席再次提出："近年来，气候变化、生物多样性丧失、荒漠化加剧、极端气候事件频发，给人类生存和发展带来严峻挑战。新冠肺炎疫情持续蔓延，使各国经济社会发展雪上加霜。面对全球环境治理前所未有的困难，国际社会要以前所未有的雄心和行动，勇于担当，勠力同心，共同构建人与自然生命共同体。"①2022 年，党的二十大报告指出，当前，世界之变、时代之变、历史之变正以前所未有的方式展开，要共同应对各种全球性挑战，推动构建人类命运共同体，进一步将人类命运共同体理念嵌入全球生态环境治理观之中。

我国倡导人类命运共同体理念，是在世界多极化、经济全球化和社会信息化的快速发展，以及对国际政治、经济、文化及自然生态等方面综合研判基础上提出的，其目的是为解决人类共同面对的全球性问题。它体现了鲜明的"中国特色"和"中国担当"，它的提出弥补了现有全球治理方案的不足，具有深刻的理论内涵和丰富的全球治理理念价值，②也具有强烈的实践指向和现实意义。

当前学界围绕人类命运共同体理念的理论来源、主要内容、内涵外延、实践路径、价值意义等方面形成了较为丰富的研究成果。尽管各个国家和地区发展历史和生产力不同，但可持续发展是符合人类共同体的普遍利益和根本利益。在气候变化、环境、健康、卫生、生态等困扰人类自身生存和发展的挑战下，各个国家之间存在共同价值，习近平总书记将这种价值概括为

---

① 《习近平出席领导人气候峰会并发表重要讲话》，《人民日报》2021 年 4 月 23 日。

② 郝立新、周康林：《构建人类命运共同体——全球治理的中国方案》，《马克思主义与现实》2017 年第 6 期。

"人类命运共同体"，受到各国认同，多次被写入联合国决议。[1]

总体来看，人类命运共同体理念契合了解决全球性问题的需求。其内涵包括多方面，反映了新时代国际国内经济关系、政治关系、文化关系、生态关系发展的现实诉求。[2] 在政治关系方面，人类命运共同体重塑全球治理体系的价值共识，构建人类命运共同体意味着通过对话协商、共建共享，构建人类和平安全共同体；在经济方面，人类命运共同体适应生产力发展的重大变化，在经济全球化大趋势下，构建人类利益共同体；在文明交流方面，人类命运共同体完善了全球治理体系的参与机制；在生态建设方面，人类命运共同体构筑全球环境治理的中国方案，[3] 通过构建一个人与自然生命共同体的生态原则，深度参与全球环境治理，形成世界生态环境保护和可持续发展的解决方案。构建人类命运共同体已经成为我国在应对全球性问题时始终秉承的重要理念，涉及政治、经济、文化等各个领域，同时也成为生态文明建设的重要依据。

2. 人类命运共同体理念与全球生态环境治理的关联性

人类命运共同体理念是我国为应对全球性问题而提出的中国智慧和中国方案，是主动参与解决全球性问题的具体实践。人类命运共同体理念与全球生态治理观紧密相连，旨在以应对全球性问题为基点，探索解决全球性问题关键路径。

首先，人类命运共同体理念聚焦全球性问题。面对全球气候变化、资源环境问题、生物多样性丧失等全球性挑战，人类命运共同体理念的提出，是

---

[1] 张青兰、张建华:《人类命运共同体构建的生态价值逻辑与样态探索》,《广东社会科学》2020 年第 4 期。

[2] 祝建兵:《习近平人类命运共同体思想的内涵与实践》,《西南林业大学学报》(社会科学版) 2020 年第 3 期。

[3] 黄陈晨:《论人类命运共同体思想的全球治理内涵及方法论展现》,《江苏大学学报》(社会科学版) 2022 年第 2 期。

对全球生态危机的现实思考，以解决全球性问题为出发点，强调推进全球生态环境治理的共同愿望。

其次，全球生态环境治理以人类命运共同体理念为指引，从全局观和大局观出发，强调国家和地区之间是密不可分、息息相关的命运共同体，协同合作势在必行。

最后，全球生态环境治理经验丰富了人类命运共同体的内涵。我国创新推进人类命运共同体理念下的生态文明建设，深入推进绿色"一带一路"建设，在实践操作中不断积累经验，提高可持续发展能力，与全球生态环境治理发展趋势和愿景不谋而合。

（三）以生态文明建设推动构建人类命运共同体

要让人类命运共同体从思想和理论转化为生动的实践，必须寻求可行的现实路径。关于人类命运共同体的实践路径，国内外学者的探索较多，主要聚焦在"五位一体"总体布局和总路径、"一带一路"建设、新型国际秩序构建等方面。推动构建人类命运共同体涉及政治、经济、安全、文化、社会和生态文明等多个领域，需要国际间协同合作。

中国强调人与自然是生命共同体，是人类命运共同体视域下全球生态环境治理的逻辑起点。我国的生态文明建设理论与实践和构建人类命运共同体理念及其战略之间，存在着多重维度上的内在性关联，最关键之点则是尽可能呈现出或体制化对自然生态环境的全社会保护、尊重和顺应。①

第一，生态文明建设是推动构建人类命运共同体的重要抓手。习近平总书记曾多次阐述生态文明与人类命运共同体的关系。早在2015年，习近平总书记指出，应对气候变化的全球努力是一面镜子，给我们思考和探索未

---

① 郇庆治：《生态文明建设与人类命运共同体构建》，《中央社会主义学院学报》2019年第4期。

来全球治理模式、推动建设人类命运共同体带来宝贵启示。[①] 生态文明是工业文明发展到一定阶段的产物,是世界上不同文明、不同宗教、不同意识形态之间未来发展方向的最大公约数,为淬炼人类共同价值提供重要内涵。我国以生态文明理念引领"一带一路"建设,为全球生态环境治理提供中国方案,因构建人类命运共同体而凝聚国际共识。这一方案为推动人类命运共同体找到了一条现实路径。全人类对生态文明的广泛共识,是不同文明之间交流对话、互融互鉴、共同发展的基础。

第二,全球气候治理已经成为构建人类命运共同体的重要基础与背景。全球气候治理越来越成为影响未来国际秩序重构以及人类社会发展道路转变的关键变量,进而对整个人类文明的存在形式及内容都将产生重要影响。很大程度上,构建人类命运共同体是在全球气候变化的时代特征下进行的,全球气候治理成为影响构建人类命运共同体的一个关键要素,二者之间有着紧密的逻辑关联。因此,全球气候变化对于构建人类命运共同体将具有十分重要的推动作用,经由全球气候治理可以为中国推动构建人类命运共同体提供强有力的物质基础、制度保障与价值共识。[②] 鉴于中国在全球温室气体排放中所占的比重,积极参与并引领全球气候治理已经成为中国构建人类命运共同体的重要依托和支点,也是中国推动构建人类命运共同体的重要生态路径。

第三,"一带一路"是建设人类命运共同体的具体实践,也是构筑人类利益共同体的现实平台。通过绿色"一带一路"建设,加强与发展中国家的生态环境治理合作,从共同构建人与自然生命共同体到地球生命共同体,中

---

① 习近平:《携手构建合作共赢、公平合理的气候变化治理机制》,《新华社》2015 年 12 月 1 日。

② 肖兰兰:《碳中和背景下的全球气候治理:中国推动构建人类命运共同体的生态路径》,《福建师范大学学报》(哲学社会科学版) 2022 年第 2 期。

国不断贡献智慧和理念，为全球生态环境治理贡献中国力量的同时，也是从政治、经济、安全、文化和生态五个向度推进人类命运共同体的构建。

二、应对全球气候危机的治理

（一）全球气候危机的新形势和挑战

1. 全球气候危机的形势

气候变化是全人类共同面对的全球性问题，控制二氧化碳排放、保护大气环境和防止气候变暖是全人类的共同责任。世界气象组织发布的《2020年全球气候状况》报告指出，2020年是有记录以来三个最暖的年份之一，全球平均温度比工业化前约高1.2摄氏度。严峻的全球气候变化形势给全球环境和世界各地人们的生活带来了严重的威胁。全球气温上升导致地球环境的变化，如冰川加速融化，海平面上升；极端天气越来越频繁；改变地球生态系统，导致自然食物链逐渐断裂，加快生物灭绝的速度等。[①]

1992年制定的《联合国气候变化框架公约》为各国应对气候变化提供了法律依据与框架，1997年《京都议定书》、2012年《〈京都议定书〉多哈修正案》进一步规范了全球气候治理，[②]2009年召开了哥本哈根世界气候大会，国际社会持续为共同应对气候变化做出努力，2016年，全世界178个缔约方共同签署了《巴黎协定》，2019年全球气候变化履约国大会在马德里召开，讨论共同发展和可持续发展目标，处理气候变化治理与经济增长目标之间的冲突，世界上许多国家和组织都加入了应对气候变化的行列。

改革开放以来，我国的社会经济发展成就举世瞩目，国际地位和影响力

---

① 参见陈永森、陈云：《习近平关于应对全球气候变化重要论述的理论意蕴及重大意义》，《马克思主义与现实》2021年第6期。

② 高凛：《〈巴黎协定〉框架下全球气候治理机制及前景展望》，《国际商务研究》2022年第6期。

不断提高。与此同时，世界各国要求中国参与全球气候治理、承担大国责任的呼声越来越高。近年来，中国基于对世界大势的准确判断，提出了构建人类命运共同体的创新理念。坚持环境友好，合作应对气候变化，保护人类赖以生存的地球家园，在追求自身利益时兼顾他国的合理关切，在追求国家发展的过程中促进各国共同发展，提出了人类社会未来可持续发展的"中国方案"，彰显了一个大国的责任和担当。人类命运共同体理念提出后，得到了许多国家的响应和支持，成为大多数国家接受的新理念。党的十九大报告提出"引导应对气候变化国际合作，成为全球生态文明建设的重要参与者、贡献者、引领者"的科学论断，这是对中国参与全球气候治理作用的历史性认识。

党的十九届四中全会指出："积极参与全球治理体系改革和建设。高举构建人类命运共同体旗帜，秉持共商共建共享的全球治理观，倡导多边主义和国际关系民主化，推动全球经济治理机制变革。推动在共同但有区别的责任、公平、各自能力等原则基础上开展应对气候变化国际合作。"更好地运用习近平新时代中国特色社会主义思想，特别是生态文明思想和外交思想的立场、观点和方法，以及人类命运共同体的理念，来指导中国推动全球应对气候变化的实践，具有重要的理论、战略和现实意义。

2. 全球气候治理的困境

由于自然禀赋、地理位置、技术水平和社会发展阶段的差异，世界各国在气候治理责任和义务方面难以达成一致；由于没有超越各国主权的全球气候治理权力机构，缺乏刚性约束，各国参与全球气候治理的主动性和执行力仍然不确定。美国政府出于自身利益考虑，奉行"单边主义"，不愿接受国际组织或协议的"约束"。小布什拒绝了《京都议定书》，特朗普宣布退出《巴黎协定》，尽管拜登政府重返《巴黎协定》，但美国政府的反复无常表明缺乏共同体意识可能导致人类应对气候变化的不稳定性和不连续性。

全球气候变化、极端天气频发及其带来的自然灾害和生态威胁具有共同性，而不同国家、城市和人群适应气候变化和应对极端天气的态度、战略、目标、能力、行动以及所需付出的成本及相应的收益或避免的损失等却是差异化的。因此，全球气候治理挑战或深层次矛盾的背后是利益冲突，全球气候治理的关键或重点在于协调——不同国家之间、不同主体（政府、企业、社会公众）之间的利益，以协作治理共同应对气候变化的挑战，而协作治理则需要界定温室气体减排责任，解决风险分担与利益分配的错位，平衡减缓与适应全球气候变化的意愿、能力与行动的"扭曲"，以及调适不当的应对心态等。

首先，全球气候变化是一个历史累积的过程。人类进入工业文明以来，创造了巨大物质财富，也加速了对化石能源和自然资源的攫取和消耗，产生了大量污染排放，导致全球气候变暖。但工业文明所创造的巨大物质财富分配、全球气候变暖及频发的极端天气所造成的生态破坏代价的分担并不均衡。从历史的角度来看，占据"巨大物质财富"的发达国家应该对"全球气候变暖"负责，自工业革命以来，发达国家是二氧化碳等温室气体历史累积排放的主要贡献者。欧美发达国家大多在 20 世纪八九十年代已实现碳达峰。当然，发达国家碳达峰都是在人均 GDP 超过 2 万美元、城市化完成（城市化率达到 80%）、工业化完成（服务业占比达到 70%，制造业尤其是高能耗高排放的"双高"产业转移）、能源结构升级（以油气核等优质能源以及风光等新能源为主）、人口减少以及在产业经济、新能源与节能、环保等方面的综合技术优势作用下"自然"完成的。而发展中国家，比如中国城镇化率刚刚超过 60%，人均 GDP 刚刚超过 1 万美元，服务业占比也刚刚过半，并且承接了大量从发达国家转移出来的"双高"产业。要在继续推进城镇化和工业化的同时实现低碳目标或实施减排战略，无疑将是一场硬仗。

其次，全球气候变化的风险分担与利益分配"错位"。这种"错位"不仅存在于不同国家之间，比如内陆国家与沿海及岛屿国家、南北半球国家，即使在同一个国家的不同地区、不同城市、城乡之间及不同人群之间都存在着不均衡。整体而言，全球气候变化、极端天气事件频发等及其所导致的全球生态环境问题给人类生存和发展带来严峻挑战，但是不排除从局部或当前看是有益的，比如北半球中纬度地区因生长季延长而提高农业收成，因冰川融化来水增加导致绿洲在短期内面积扩大等。而海平面上升对于一些岛屿或沿海国家和地区来说，可能是"灭顶之灾"。

再次，不同国家、地区或城市减缓及适应全球气候变化及极端天气事件成本分担上不平等。实现全球减排目标代价高昂，更为关键的是，这一代价如何分担？一方面，不同国家、地区或城市所处发展阶段、经济实力和技术水平不同，实现碳达峰碳中和的路径各异，减缓及适应全球气候变化、应对极端天气的成本相差悬殊；另一方面，在不同人群之间的分配及分担也不平等，即使在发达国家，绿色转型的负担也大多落在了工薪阶层身上。在过去10年里，德国能源转型下的电价上升，对于低收入家庭来讲"负担"增加更大；法国提高燃油税本意是降低碳排放，但这对于居住在生活成本更低的郊区和农村地区的人影响更大，进而导致2018年底爆发"黄马甲"抗议运动。

最后，人们对待全球气候变化心态各异：有些对全球气候变化不够重视；有些不相信全球气候变化会带来灾难性后果。此外，对于频繁发生但极具不确定性的极端天气事件，仍有不少人抱有侥幸心理。

（二）全球气候治理的历史演进和中国贡献

1.《联合国气候变化框架公约》下的全球气候治理（1992—1996年）

随着全球气候变化影响的不断加深，人们逐渐认识到气候问题的重要性，联合国在1988年成立了气候变化专门委员会（Intergovernmental Panelon Climate Change，IPCC），在同年召开的联合国大会上，通过了《为人类后代保护全球气候》决议。1992年召开里约热内卢会议，联合国政府间谈判委员会达成《联合国气候变化框架公约》(*United Nations Framework Convention on Climate Change*, UNFCCC, 以下简称《公约》)，这是第一个为应对全球气候变化的国际公约，被称为"气候宪法"。

《公约》确立了沿用至今的"共同但有区别的责任"的气候合作原则，明确了应对气候变化的总体目标，落实了发达国家和发展中国家有区别的减排要求和义务，并建立了包括信息沟通、资金、业绩等方面的运行机制，开创了全球气候治理的先河。公约为气候治理国际合作奠定了基本框架和法律基础，从此气候领域的交流与合作可以在统一的法规框架下进行和深化，气候问题得到了全世界的重视。但是，《公约》没有为发达国家设定具体的减排计划和进程、量化减排义务，也没有向发展中国家提供资金和技术援助，这为全球气候治理的后续发展留下了隐患。

随着全球气候治理的推进，气候变化逐渐引起中国社会的关注，中国对气候问题有了科学的认识。1992 年，中国签署了《公约》，成为最早签署《公约》、积极推动全球气候治理的国家之一。中国根据国内发展实际，以发展中大国的身份参与全球气候治理，强调发达国家碳减排责任与发展中国家发展权的平衡。

2.《京都议定书》框架下的全球气候治理（1997—2006 年）

1997 年 12 月，《公约》第三次缔约方会议（COP3）在日本京都举行。讨论的重点是 2000 年后发达国家应如何履行减排义务，并最终签署了《京都议定书》，这是人类历史上第一次以法规的形式限制温室气体排放，并具有法律约束力的国际减排条约，标志着全球气候治理进入了一个新的发展时期。《议定书》重申了"共同但有区别"的原则，其"自上而下"的治理模式明确提出发达国家减排的量化要求，强化了发达国家减排的法律义务，率先引入市场机制促进碳减排。

此阶段，全球气候治理延续和强化了"共同但有区别的责任"原则，建立了全球气候治理的核心减排机制和合作机制，气候问题的内涵逐渐丰富，产生了跨领域气候贸易、气候金融等新兴领域。与此同时，清洁发展机制[①]（Clean Development Mechanism，CDM）的建立吸引了发展中国家参与发达国家的减排项目，促进了减排实体的扩大。

中国于 1998 年成立了国家气候变化协调小组，于 2002 年宣布批准《京都议定书》。2005 年《京都议定书》生效后，发达国家提出了对中国的减排目标和期望，而我国强调自己是发展中国家，坚决遵守"共同但有区别的原则"。2005 年，中国加入清洁发展机制，颁布了《清洁发展机制项目运行管理办法》。2006 年，中国成为全球最大的 CDM 项目出口国，占全球市场的61%。2007 年，中国政府进一步提高了气候变化领导小组的地位，成立了国家发展和改革委员会气候变化司。2007 年联合国巴厘岛气候大会就《京都议定书》发达国家第二承诺期和发展中国家长期行动计划达成"双轨"机制。同年，国家发展改革委等有关部门制定了《中国应对气候变化国家方案》，国务院正式发布。

然而，发达国家和发展中国家之间存在许多不对称博弈和零和冲突，美国等发达国家对议定书置之不理，降低了减排承诺的约束力，为全球气候治理的后续发展积累诸多隐患。2001 年 3 月，美国布什政府拒绝签署《京都议定书》；一些国家退出议定书；一些国家虽然仍在议定书框架内，但已明确表示不参与第二个承诺期的减排目标。

3. 后京都时代的全球气候治理（2007—2014 年）

2007 年 12 月，在印尼巴厘岛举行了第十三次缔约方会议，该会议确立了应对气候变化谈判的议程，确立的"巴厘岛路线图"坚持了"共同但有区

---

① 清洁发展机制（CDM）是《京都议定书》中引入的灵活履约机制之一。核心内容是允许其缔约方即发达国家与非缔约方即发展中国家进行项目级的减排量抵消额的转让与获得，从而在发展中国家实施温室气体减排项目。

别的责任"原则，确立了"双轨"①谈判机制。在 2009 年年末的哥本哈根会议上，发达国家与发展中国家在减排目标的设定、资金支持、协定法律效力的维护及减排核实等方面的存在巨大分歧；会议原本计划落实"巴厘岛路线图"所约定的 2012—2020 年减排协议，但却因为参与各方的巨大分歧，最终只通过了不具法律约束力的《哥本哈根协议》。此后的一系列会议也没有取得突破性的进展，但却为 2015 年巴黎气候大会协定的签署奠定了基础。

随着我国应对气候变化机制的完善和国家实力的增强，中国在全球气候合作中的地位和战略发生了转变。中国已经从一个提供 CDM 项目的发展中国家转变为一个积极的减排的承担者，展现了负责任大国的国际形象。2010年，中国向联合国气候变化框架公约正式提交国家适应缓减行动，承诺到 2020 年单位国内生产总值二氧化碳排放比 2005 年下降 40%～50%。2011 年，我国开始构建具有中国特色的碳排放交易体系，2012 年建立了中国自愿减排交易机制，中国认证减排（Chinese Certified Emission Reduction，CCER）②的概念诞生。中国政府决定在全国 2 省 5 市开展 7 个碳排放权交易试点，有效推动了国内减排进程，并计划在 2017 年建立全国统一的碳排放权交易体系。在国际上，中国政府在哥本哈根会议上明确表达了中国对气候变化的态度，并从全人类长远发展的角度作出了减排承诺。2014 年底，中美共同发表《中美气候变化联合声明》，以实际行动推动了全球气候合作与谈判的进展。

---

① "双轨"谈判机制，即以《京都议定书》特设工作组和《联合国气候变化框架公约》长期合作特设工作组为主进行气候变化国际谈判。按照"双轨制"要求，一方面，签署《京都议定书》的发达国家要执行其规定，承诺 2012 年以后的大幅度量化减排指标。另一方面，发展中国家和未签署《京都议定书》的发达国家则要在《联合国气候变化框架公约》下采取进一步应对气候变化的措施。

② 国家核证自愿减排量（Chinese Certified Emission Reduction, 简称为"CCER"）：是指对我国境内可再生能源、林业碳汇、甲烷利用等项目的温室气体减排效果进行量化核证，并在国家温室气体自愿减排交易注册登记系统中登记的温室气体减排量。

4.《巴黎协定》框架下的全球气候治理（2015年至今）

2015年12月12日，近200个国家一致同意通过《巴黎协定》。在坚持"共同但有区别原则"的基础上兼顾公平，厘清各国减排力度、减排意愿和减排责任，并首次明确提出了对气候变暖程度、适应性和资金流动的要求三大长期目标，创新国际气候新机制，放宽"双55"标准，[①] 减少了确保协议生效的约束，形成了新的"自下而上"减排模式。总而言之，该协议平衡了各国利益，在继承上有所创新，并对发达国家提供资金和技术援助的计划、量化指标和实施路线图做了规定。

在国际气候外交交流中，中国已明确将自己定位为一个负责任的大国。奥巴马总统执政期间，中美两国共同推动了《巴黎协定》的达成和签署。中国是全球生态文明建设的重要参与者、贡献者和领导者。然而，美国在2017年宣布退出协议，全球气候治理机制遭受重创，关于协议实施细则的讨论收效甚微，全球气候治理已进入关键的转型时期。后巴黎时代，全球气候治理受到世界的高度关注，中国的重要性不断提升。

在2021年的领导人气候峰会上，习近平主席郑重表态："面对全球环境治理前所未有的困难，国际社会要以前所未有的雄心和行动，勇于担当，勠力同心，共同构建人与自然生命共同体。[②]"在第七十五届联合国大会一般性辩论上的讲话中，习近平主席宣布中国将设立联合国全球地理信息知识与创新中心和可持续发展大数据国际研究中心，为落实《联合国2030年可持续发展议程》提供助力。

---

① "双55"标准，一是有55个或以上参与国家签署该条约；二是温室气体排放量达到规定国家在1990年总排放量的55%。这两个条件一旦满足，90天后《京都议定书》就开始强制生效。

② 《以前所未有的雄心和行动　共同构建人与自然生命共同体——习近平主席在领导人气候峰会上的重要讲话解读》，载中国政府网，http://www.gov.cn/xinwen/2021-04-23/content_5601707.htm，2021年4月23日。

中国大力支持发展中国家应对全球气候变化。我国目前已倡议设立了"南南合作援助基金""丝路基金"和"亚投行"等资金筹措渠道，同时也在发展中国家启动开展了 10 个低碳示范区、100 个减缓和适应气候变化项目及 1000 个应对气候变化培训名额的"十百千"项目，为发展中国家应对全球气候变化提供了资金和技术支持。2019 年，中国成功举办了以"建设绿色'一带一路'，携手实现 2030 年可持续发展议程"为主题的国际合作高峰论坛，并在北京成立了"一带一路"绿色发展国际联盟，为应对全球气候变化国际合作汇聚更多力量。习近平主席在第七十六届联合国大会一般性辩论上的重要讲话中，再次向国际社会承诺："中国将大力支持发展中国家能源绿色低碳发展，不再新建境外煤电项目。"[①]

中国的节能减排成效显著。中国成为全球气候治理新领跑者不仅在于积极推动有关气候协定的形成、积极帮助发展中国家节能减排，更为重要的是把自己国家的事情做好。中国积极参与全球气候治理，取得了令世界赞叹的成果。2019 年单位国内生产总值二氧化碳排放比 2015 年、2005 年分别下降 18.2%、48.1%，已超过对外承诺的 2020 年下降 40%～45% 的目标[②]，基本扭转碳排放快速增长的局面；2019 年，非化石能源占一次能源消费比重达 15.3%，比 2005 年提升 7.9 个百分点，也已超过对外承诺的 2020 年提高到 15% 左右的目标；2018 年森林面积、森林蓄积量分别比 2005 年增加 4509 万公顷、51.04 亿立方米，成为同期全球森林资源增长最多的国家。[③] 通过不断努力，中国可再生能源开发利用规模全球第一，人工林面积稳居全球第一，

---

① 习近平：《坚定信心共克时艰共建更加美好的世界》，载人民网，http://politics.people.com.cn/n1/2021/0922/c1024_32232511.html，2021 年 9 月 22 日。

② 刘畅：《减碳，中国设定硬指标》，《人民日报》2020 年 9 月 30 日。

③ 李学磊：《我国应对气候变化和推动低碳发展取得显著成效》，载新华社，http://www.gov.cn/xinwen/2020-09/27/content_5547713.htm，2020 年 9 月 27 日。

中国已成为全球温室气体排放增速放缓的重要力量。这里需要进一步说明的是，欧盟是应对全球气候变化的"先行者"，是减碳实践的先驱，也是有关机制（如碳排放交易机制）的最早实施者，一些欧洲国家已经进入碳下降通道。从历史上看，西方是工业文明的先行者，如今已经摆脱了高碳阶段。发达国家的减排与产业和污染转移有关系；同时，就给气候造成的影响而言，不仅要计算今天的排放量，也要看历史的累积。中国真正步入工业化的时间远迟于发达国家，中国还是发展中国家，需要尽最大努力争取 2030 年实现碳达峰；而从碳达峰到碳中和只有 30 年时间，相比多数发达国家要短得多。

我国已经兑现了以往减排的承诺，并将不折不扣地兑现未来的承诺。习近平主席在气候雄心峰会上宣布：到 2030 年，中国单位国内生产总值的二氧化碳排放将比 2005 年下降 65% 以上，非化石能源占一次能源消费比重将达 25% 左右，森林蓄积量将比 2005 年增加 60 亿立方米，风电、太阳能发电总装机容量将达 12 亿千瓦以上。习近平主席说："中国历来重信守诺，将以新发展理念为引领，在推动高质量发展中促进经济社会发展全面绿色转型，脚踏实地落实上述目标，为全球应对气候变化作出更大贡献。"[1] 成为"引领者"未必要求在当下生态环境最优，理念最好、工作最努力、方法最得当、进步最快、成效最显著等也是重要条件。中国成为世界环境治理和应对全球气候变化的参与者、贡献者、引领者，实至名归。

（三）人类命运共同体理念引领全球气候治理

1. 全球气候治理需要秉持人类命运共同体理念

在全球应对气候变化领域，世界各国之间存在典型的共生关系。人类命运共同体共生共赢的本质，为引领全球气候变化治理提供了重要的理论依

---

① 习近平：《继往开来，开启全球应对气候变化新征程》，载中国政府网，http://www.gov.cn/gongbao/content/2020/content_5570055.htm，2020 年 12 月 12 日。

据。在气候变化问题上，世界上任何一个国家都不可能置身事外，也不可能独善其身，构建人类命运共同体势在必行。由于气候变化问题的全球性：世界上无论哪个国家排放温室气体，都会进入地球的大气层，造成全球温室效应，随着地球大气层中温室气体的数量不断增加，会导致全球气候变化和不确定性增加，并对人类和地球的生态系统产生严重的影响。因此，世界各国需要共同应对气候变化，只有构建不可分割、相互依存、相互支持、共生共赢的人类命运共同体，才能摆脱应对气候变化的困境。反之，如果拒绝接受人类命运共同体理念，试图在相互猜疑、相互指责、各自为政的条件下应对全球气候变化，我们将不可避免地面临失败。

构建人类命运共同体，致力于在全球范围内构建人与自然和谐共生的关系，是应对全球气候变化乃至推动人类社会发展的重要方向。全球气候变化归根结底是人类陶醉于对大自然的胜利而产生的征服自然、控制自然的观念的结果。我们要重新审视人与自然的关系，树立尊重自然、顺应自然和保护自然的观念。人与自然的关系和人与人的关系密切相关，要保持人与自然的和谐关系就有必要协调人与人的关系。如果各民族国家之间、人与人之间只有竞争而没有合作，人类就无法从总体上保持与自然的和谐关系。而自然环境的破坏，自然资源的枯竭，也会导致国家之间和人与人之间更激烈的竞争。

以人类命运共同体理念引领全球气候治理，要摒弃零和博弈思维，要讲求团结协作。应对全球气候变化过程中的各方利益诉求（特别是发达国家与发展中国家之间）的差异以及责任分担的公平性等问题，确实会影响各国之间的竞争格局，稍有不慎就会产生零和博弈论的思维。人类生活在同一个地球村，世界各国相互依存，气候灾难无人幸免，唯有摒弃零和博弈思维，团结协作，才能共同应对全球气候变化问题。应对全球气候变化是全人类共同的事业，当今世界多数国家都加入这个潮流中，不加入的国家就有可能成为

"孤岛"。我国对世界做出的"碳达峰""碳中和"承诺，把国内的生态文明建设与"共谋全球生态文明"更紧密结合起来，把中华民族共同体的命运与人类命运共同体更紧密结合起来，将极大促进全球应对气候变化事业的发展。

2. 共同体理念下的全球气候治理新思路

地球是全人类的共有家园，建设绿色家园是人类的共同梦想。全球气候变化等非传统安全威胁持续蔓延，成为全球面临的共同挑战。全球气候治理关乎人类未来，应对气候变化，保护好人类赖以生存的地球家园，需要世界各国同舟共济、共同努力。

习近平总书记提出共同构建"人与自然生命共同体""人类命运共同体"，明确了"共商应对气候变化挑战之策，共谋人与自然和谐共生之道"。其以"六个坚持"为核心要义，以人与自然和谐共生之道破解全球气候治理之困，满足了应对全球性挑战的现实需要，顺应了全球治理体系变革的内在要求，彰显了同舟共济、权责共担的命运共同体意识，体现了中国作为全球治理体系的参与者、贡献者和引领者的信心与决心，为完善全球治理体系变革提供了新思路新方案。

第一，坚持人与自然和谐共生，这一理念是全球气候治理的价值引领。工业革命以来，人类活动导致了当前的气候危机，打破了地球生态系统平衡。自然是人类赖以生存发展的基本条件，人与自然是生命共同体。处理好人与自然关系，是破解人与自然深层次矛盾的根本所在，是人类能否在21世纪实现可持续发展的时代性命题。以"人与自然和谐共生"为全球气候治理的哲学思想和价值引领，就是强调人类应尊重自然、顺应自然、保护自然，推动形成人与自然和谐共生新格局。

第二，坚持绿色发展，为破解"发展与保护"难题提供新思路。"保护生态环境就是保护生产力，改善生态环境就是发展生产力。"社会经济发展不仅要摒弃西方国家历史上"先污染后治理、先发展后环保"等损害甚至破坏生态环境的传统发展方式，还要通过生态产品的价值实现，将生态优势转换成社会经济发展优势，更要抓住绿色转型带来的巨大发展机遇，以科技和政策为驱动，促进经济、能源、产业结构转型升级，让良好生态环境成为全球经济社会可持续发展的基础与支撑。

第三，坚持系统治理，增强生态系统的整体功能与系统平衡。山水林田湖草沙是一个相互依存、联系紧密的自然系统，是人类健康生存与永续发展的物质基础。人与自然是一个生命共同体，生态系统是一个整体。要改变传统的头痛医头、脚痛医脚的分割式、碎片化保护和治理生态环境，从构建人与自然生命共同体的高度，按照生态系统规律，统筹自然生态各要素，进行系统治理。

第四，坚持以人为本，良好生态环境是最普惠的民生福祉。一方面，良好生态环境涵盖清洁的空气、干净的水源、安全的食品、宜居的环境，关系着人民群众最基本的生存权和发展权，具有较强的公共性，应为全人类共享；另一方面，每个人也应成为生态环境的保护者、建设者，保护和维护好生态环境，需要全人类的共同努力，增强节约意识、环保意识、生态意识，推动形成节约适度、绿色低碳、文明健康的生活方式，形成全人类共同参与的行动体系与良好风尚。

第五，坚持多边主义，积极参与全球气候治理，推动构建人类命运共同体。单边主义和保护主义只能加剧全球气候治理的"信任赤字"，使全球气候治理进程陷入停滞和困境，更会让世界错失应对气候危机的最后窗口期。世界各国要本着相互尊重、平等相待、互学互鉴、共同发展，强调在"强化自身行动＋深化伙伴关系"的基础上，积极开展应对全球气候变化的政策对话和绿色发展的多边合作。

第六，坚持共同但有区别的责任原则，是全球气候治理和生态文明建设的基石。一方面，发展中国家面临抗击疫情、发展经济、应对气候变化等多重挑战，国际社会要充分肯定发展中国家应对气候变化所作贡献，照顾其特殊困难和关切；另一方面，发达经济体不仅应展现更大雄心和行动，在减排行动力度上作出表率，还应为发展中国家提供资金、技术、能力建设等方面支持，切实帮助发展中国家提高其应对气候变化的能力和韧性，帮助发展中国家加速绿色低碳转型。

基于"人与自然生命共同体"和"人类命运共同体"理念的"六个坚持"，使科学自然观、绿色发展观、基本民生观、整体系统观、严密法治观、全球共赢观构成了一个紧密联系、有机统一的思想体系，深化了对经济社会发展规律和自然生态规律的认识，可作为构建公平合理、合作共赢的全球环境治理体系的根本遵循。

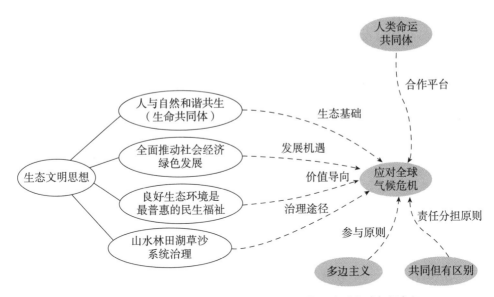

图5-1　以人类命运共同体和生态文明思想为指导应对全球气候危机

3. 共同应对全球气候危机

当前，国际社会合作应对气候变化、加快推进全球气候治理呈现积极势头。截至2021年1月，已有127个国家承诺在21世纪中叶实现碳中和。其中，英国、瑞典、法国、新西兰等还将碳中和写入法律。目前，全球已有54

个国家的碳排放实现达峰，占全球碳排放总量的 40%。2020 年排名前 15 位的碳排放国家中，美国、俄罗斯、日本、巴西、印度尼西亚、德国、加拿大、韩国、英国和法国已实现碳达峰。还有一些国家如不丹、苏里南等已实现碳中和。然而，在全球气候治理格局中，发达国家与发展中国家两大阵营仍存在以遏制全球气候变化为主题的国际"博弈"，不仅直接影响广大发展中国家的现代化进程，而且直接强化或激起发达国家在全球资本再分配的角逐以及"绿色新政""绿色经济"和"绿色增长"等国际话语权的争夺。

应对气候变化是全人类的共同利益，是国际道义制高点。作为第一人口大国、第二大经济体及联合国安理会常任理事国，中国发挥了与这一地位相适应的作用，实施积极应对全球气候变化的国家战略，强力推进中国绿色发展。而且，中国不仅是最大的发展中国家，还与发达国家阵营保持有对等位置、较好的交流和沟通关系，与各国一道推动落实联合国气候变化框架公约及其巴黎协定，推进全球气候治理新进程，建立公平合理、合作共赢的全球气候治理体系，共同构建人与自然生命共同体。

首先，将中国制度优势转变为气候治理效能。相对于发达国家因产业结构变化、城市化完成等而自然达峰不同，中国在高质量发展中促进经济社会全面绿色转型来实现碳达峰。中国积极参加制定并履行国际应对气候变化的相关规定，将碳达峰、碳中和纳入生态文明建设整体布局，实现中国经济社会的系统性变革。在我国政治制度优势及其强大的引领作用下，以新发展理念为引领，以碳达峰碳中和为引向与制约，协同推进高质量发展、高品质生活、高水平保护，促进经济社会发展全面绿色转型，为全球应对气候变化作出更大贡献。借鉴发达国家达峰经验的基础上，中国应能够将制度优势转变为治理效能，走出一条时间效率和经济效率更优、质量更高的碳减排路径。

其次，做好广大发展中国家应对气候变化的战略依托。努力实现减少贫困、经济增长，保护环境和应对气候变化的平衡，这不仅是中国面临的挑战，也是许多发展中国家需要解决的共同难题。中国通过"一带一路""金砖国家""上合组织"等多边合作机制，加强与各发展中国家在应对全球气候变化方面的交流与沟通，支持发展中国家特别是最不发达国家、内陆发展中国家、小岛屿发展中国家应对气候变化挑战。中国不仅通过基础设施建设支持发展中国家能源供给向高效、清洁、多元化方向发展，还将进一步推进发展中国家在气候适应型农业、生态工业、低碳智慧型城区等领域的国际合作，提高其气候治理意识、实践水平、融资能力。

最后，坚持公平、共同但有区别的责任、各自能力原则，深化与欧美发达国家气候治理的战略合作。既要明确"应对气候变化是全人类的共同事业，不应该成为地缘政治的筹码、攻击他国的靶子、贸易壁垒的借口"，又要督促发达国家或经济体在碳减排行动和力度上发挥表率作用，兑现其气候资金出资承诺，为发展中国家应对气候变化提供充足的技术、能力建设等方面支持。2020年，中美欧温室气体排放量占世界50%以上，因而中美欧气候治理合作对于全球气候和能源安全具有重大影响。然而，三方在应对全球气候变化上表现各异。减少温室气体排放的政策往往是长期性的，需要连贯性和稳定性。欧盟积极支持气候倡议，并制定了雄心勃勃的减排目标，低碳技术也是全球领先；中国正以坚定决心和有效行动积极主动应对气候变化；而美国则是不止一次重复"开—关"模式，严重干扰国际减排进程。

当前全球气候治理中，中美欧之间存在着既相互竞争又合作的复杂关系。拜登政府改变了特朗普时期的政策以期重新领导世界应对气候变化，并试图与所谓"共同价值理念的民主盟友"通过制定严格的投资与财政补贴标准等恢复其在全球环境议题上的领导地位。此外，美欧之间在气候治理规则、方式和进程上有着诸多矛盾，而且美欧也都力图将与中国在气候领域的竞争和合作作为其内政外交的筹码，因而在中国与美欧之间存在开展对话、合作、博弈的空间、机会与条件。尤其是中国拥有新能源的领先技术、发达制造业和雄厚资金，不仅能满足国内能源革命的巨大需求（这一巨大需求又能反过不断促进新能源技术进步和产业的高质量发展），还能更好地助力包括发达国家在内的全球气候治理和新能源革命。美国国务卿布林肯曾指出，美国在电池板、风力涡轮机、电池等可再生能源方面已落后于中国，"如果我们不能领导可再生能源革命，难以想象美国能赢得与中国的长期战略竞争"。这里，也不妨借用外交部发言人华春莹的话："中国的目标从来不是超越美国，而是不断超越自我，成为更好的中国。"

气候治理主导权被视为是下一个争夺全球主导权的核心。尽管中国无意与谁争夺全球主导权，也应明确认识到伴随国际影响和国际地位变化，中国所承担国际环境权利、责任和义务的变化，应采取积极主动应对战略，在与欧美发达国家合作上，既包括强化各自行动，也包括在《联合国气候变化框架公约》和《巴黎协定》等多边进程中开展合作。

建设绿色家园是各国人民的共同梦想。应对气候变化，维护能源资源安全，是全球面临的共同挑战。应以人与自然和谐共生之道，破解全球气候治理之困。"人心齐，泰山移。"应对好全球气候变化这一挑战，需要世界各国心往一处想、劲往一处使，互学互鉴、互利共赢，打造全球气候治理新格局，共同构建公平合理、合作共赢的全球气候治理体系。

三、全球生物多样性治理

（一）生物多样性的内涵及价值

生物多样性是生物及其环境形成的生态复合体以及相关生态过程的总和。生物多样性包括三个层次：生态系统多样性，整个生态系统层面上的多样性，包括森林、草原、荒漠、农田、湿地、海洋、城市等生态系统类型；

物种多样性，是生物多样性的核心，也是生物多样性最主要的结构和功能单元，是指地球上动物、植物、微生物等生物种类的丰富程度；遗传多样性，是生物多样性的基础，是生物种内的遗传变异，表现在分子水平、细胞水平和个体水平。人类文化多样性也被认为是生物多样性的一部分。生物多样性反映了地球上生物的范围和多样性，也反映了自然的健康程度和修复力。

生物多样性三个层次之间的相互作用形成了对人类经济社会发展至关重要的生态系统服务。生态系统服务是指人们从自然界获得产品和服务，表现在供给、调节、文化和支持四个方面的功能，如以食物供给、碳储存、水和空气供给、景观娱乐等生态系统服务的形式。它连接了自然生态系统与人类福祉。这些服务的提供在一定程度上与一个地区的生物多样性水平密切相关。生物多样性和生态系统服务功能，即人类从生态系统获得的利益存在内在联系，前者是大多数生态系统服务功能的基础，而维持生态系统服务功能往往被用来证明生物多样性保护行动的合理性，因为这类服务在维持人类生计方面具有重要意义。生物多样性对人类生活、社会稳定、全球经济和企业经营起着至关重要的作用，也因人类活动遭受破坏。

生物多样性的价值主要体现在两个方面：一是直接价值。从生物多样性的野生和驯化的组分中，人类得到了所需的全部食品、大部分药物和工业原料。二是间接价值。间接价值主要与生态系统服务功能有关。例如，生物多样性有助于调节气候、调蓄洪水、维持地球生命生存环境养分循环以及提供娱乐和文化收益相关的服务。生物多样性与人类福祉密切相关。虽然它目前尚未体现在国家核算体制上，全球生物多样性每年为人类创造的价值远高于经济生产总值。生态系统服务功能核算研究表明，1995 年全球生态系统服务功能价值为 33 万亿美元，当时全球国民生产总值（GNP）为 18 万亿美元；2011 年全球生态系统服务功能价值达 125 万亿美元，而全球 GNP 为 68.853 万亿美元。总体上，生态系统服务每年可以创造全球 GNP 约两倍的价值。[①] 因此，有关学者提出"生物多样性经济学"的概念，呼吁在经济学中考虑人类最为珍贵的自然资本，探讨如何在经济统计体系中反映生物多样性，将生物多样性或自然资本的隐含价值或潜在价值计入国民经济统计体系。

人类生存与发展主要依赖自然生态系统强大的服务功能。为了阐释生物多样性为人类生产生活创造的价值，这里从 3 个特定领域予以具体说明：

第一，促进全球粮食安全。生物种质资源为农林牧渔新品种培育提供了基因储备。以植物遗传资源为例，它是用于粮食和农业生产的作物及其野生近缘植物遗传多样性的综合，对于改良作物品种，提高粮食和其他栽培植物的产量和质量有重要意义。1945 年以来，全球 30% 的作物增产得益于野生近缘种在作物育种中的利用。生物多样性也为食品行业生产创造了价值。欧洲 264 种农作物中，有 84% 需要借助动物和蜜蜂授粉。在全球 100 种最常见的农作物中，有 71% 要依靠蜜蜂和其他授粉动物授粉，这 100 种作物提供了人类约 90% 的营养物质（WWF，2021[②]）。随着人口增长对粮食的需求增加，气候变化和自然生态系统退化，食品行业生产进一步面临着风险。

第二，为林业创造价值。森林对于生物多样性至关重要，不仅能够实现各种重要的生态系统功能，例如涵养水源等，还能提供休闲旅游业等文化生态系统服务。森林生态系统的林木遗传资源多种价值的利用，增加林农收

① Costanza R., d'Arge R., De Groot R., Farber S., Grasso M., Hannon B., Limburg K., Naeem S., O'Neill R., Paruelo J., Raskin R., Sutton P. and van den Belt M., "The value of the world's ecosystem services and natural capital". *Nature*, Vol.387, No.1, May. 1997. Costanza, R., De Groot, R., Braat, L., Kubiszewski I., Fioramonti L., Sutton P., Farber S., Grasso M., "Twenty years of ecosystem services: how far have we come and how far do we still need to go?". *Ecosystem Services*, Vol.28, Dec. 2017.

② World Wide Fund for Nature (WWF): Living Planet Report 2020, https://www.worldwidlife.org/publications/living-planet-report-2020, September 10, 2020.

入，减轻贫困，增加就业机会，维持许多社区原住民的生存，促进了儿童入学率和妇女地位的提高。全球范围内，林业产业提供了约 1320 万个就业机会，[①]但受城市化和其他土地用途改变等的影响，或者为了发展农牧业或经济林种植而大肆开发森林，导致森林尤其是生物多样性高度丰富的热带雨林的覆盖率持续下降。恢复森林是迄今为止最有效的减缓气候变化和促进碳封存的策略之一，当前全球生态系统可以额外支持 9 亿公顷恒续林，并且在这些自然再生的树木达到成熟期之后，可以封存 2050 亿吨碳。[②]

第三，为制药行业创造价值。许多治疗性药物和保健品的原材料都提取自动植物、真菌或细菌。对于现代制药行业而言，生物多样性等同于化学多样性。生物多样性对于新药筛选和开发至关重要，约 70% 的癌症药物都来源于大自然。美国 150 种最常用药物中，有 118 种（如抗抑郁药、抗生素和抗血小板药物等）都来自自然资源。2018 年，美国前 15 种畅销药物的销售额接近 1170 亿美元。[③]但随着生物多样性丧失的加剧，开发新药的潜力将大幅下降，而通过筛查大量合成产品来替换自然物质的成本会持续上涨。自然产品提供了丰富的化学多样性，能够产生罕见的和意想不到的先导结构。正因如此，遗传资源开发和惠益分享一直是国际上生物多样性保护履约谈判的焦点之一。

（二）多因素驱动全球生物多样性丧失

1. 生物多样性丧失的形势

人类社会的生存和延续依赖生物多样性，但当前生物圈正在以人类历史

---

①②　Food and Agriculture Organization of the United Nations: The State of the World's Forests 2014, https://www.fao.org/3/i3710c/i3710c.pdf, 2014.

③　Alex Philippidis: Top 15 Best-Selling Drugs of 2018, Genetic Engineering & Biotechnology News(GENENG News), https://www.genengnews.com/a-lists/top-15-best-selling-drugs-of-2018, March 11, 2019.

上前所未有的速度衰减。在全球范围内，近二十年来，全球生物多样性在急剧下降，国际社会对生物多样性问题给予了极大关注。

根据 2020 年 9 月发布的第五版《全球生物多样性展望》报告，人类已经改变了地球 75% 的陆地表面，影响了 66% 的海洋环境，农业生产、渔获量、生物能源生产和材料开采趋于上升。农业作物产值（2016 年为 2.6 万亿美元）增加了大约 3 倍，原木产量增长 45%，2017 年达到约 40 亿立方米。[①]地球正在经历第六次物种灭绝和种群大规模减少，近 100 万个物种濒临灭绝，约占人类已知物种总量的八分之一。[②]《地球生命力报告》追踪全球近 21000 个种群的物种丰度，发现自 1970 年以来，全球范围监测到的哺乳类、鸟类、鱼类、爬行类和两栖类的种群规模，平均下降了 68%。[③]

《濒危物种红色名录》显示，IUCN 红色名录上有逾 12 万个物种，3.2 万多种濒临灭绝，其中包括 41% 的两栖类、34% 的针叶树、33% 的造礁珊瑚、26% 的哺乳动物和 14% 的鸟类，全球生物多样性普遍受威胁的形势还在持续恶化。沿海生境和珊瑚礁的丧失降低了对沿海的保护作用，导致生活在低于百年一遇洪水水位的沿海地区的 1 亿至 3 亿人生命和财产面临洪水和飓风带来的风险增加。[④]气候变化虽不是全球生物多样性丧失的最重要原因，但是在未来几十年，气候变化带来的影响会越来越大，甚至可能成为影响生物多样性的首要因素。

---

① Secretariat of the Convention on Biological Diversity: Global Biodiversity, Outlook 5, https://www.cbd.int/gbo/gbo5, 2020.

② IPBES: The Global Assessment Report on Biodiversity and Ecosystem Services, https://www.ipbes.net/global-assessment, 2019.

③ World Wild Fund for Nature (WWF): Living Planet Report 2020, https://www.worldwidlife.org/publications/living-planet-report-2020, September 10, 2020.

④ International Union for Conservation of Nature (IUCN): The IUCN Red List of Threatened Species 2020, https://www.iucn.org/news/species/202007/almost-a-third-lemurs-and-north-atlantic-right-whale-now-critically-endangered-iucn-red-list, 2020.

根据《2020 年全球森林资源评估》，2015—2020 年期间，全球每年约有 1000 万公顷森林被改作其他土地利用，全球森林面积与 2010 年相比减少了 470 万公顷。① 在全球范围内，地方栽培植物和驯化动物种类和品种正在消失。尽管包括土著居民和社区在内多方付出了很大努力，但全球各地种植、饲养、贸易和维护的动植物种质资源和品种越来越少。到 2016 年，在用于粮食和农业的 6190 种驯养哺乳动物中，有 559 种（占 9% 以上）已经灭绝，至少还有 1000 多种受到威胁。此外，对长期粮食安全非常重要的许多农作物的野生近缘种没有得到有效保护，驯化哺乳动物和鸟类的野生近缘种的保护状况日益恶化。全球的地方栽培植物和驯化动物种类和品种也正面临遗传多样性丧失困境，这破坏了许多农业系统对害虫、病原体和气候变化等威胁的抵御力，从而对全球粮食安全构成了严重威胁。②

中国的情况亦不容乐观。近年来，受栖息地丧失、生境破碎化、资源过度开发、外来物种入侵、环境污染和气候变化等因素影响，我国已成为世界上生物多样性受威胁最严重的国家之一。《中国生物多样性红色名录》评估的 34450 种高等植物中，受威胁物种共计 3767 种，占比 10.9%，约 29.3% 急需保护；其中，裸子植物受威胁比例高达 59%。4357 种脊椎动物（除海洋鱼类）中，受威胁物种共计 932 种，占比 21.4%，其中 56.7% 亟须保护，两栖动物受威胁比例更是高达 43.1%。

2. 生物多样性丧失的驱动因素

人类是造成生物多样性以空前速度丧失的重要原因，涉及间接驱动力、压力、直接驱动力。消费、人口、工业、治理、经济、技术、武装冲突、流

---

① Food and Agriculture Organization of the United Nations (FAO): Global Forest Resources Assessment 2020, https://www.fao.org/forest-resources-assessment/2020/en/.

② Food and Agriculture Organization of the United Nations (FAO): The State of the World's Biodiversity for Food and Agriculture, https://www.fao.org/documents/card/en/c/ca3129en/, 2019.

行病，渔业、农业、能源业、采掘业、基础设施建设、林业、旅游业，以及栖息地损失与退化、资源的过度开发、气候变化、污染、物种入侵，在不同层面深刻影响着生物多样性。①

生物多样性丧失的主要驱动因素（图5-2）可概括为以下五个方面：土地和海洋用途改变、自然资源的直接过度开发、气候变化、土壤、水和空气的污染以及外来入侵物种的扩散。在此背景下，生态系统功能的衰退已经造成了一系列自然生态系统服务的丧失，给全球经济带来每年超过5万亿美元的损失。②

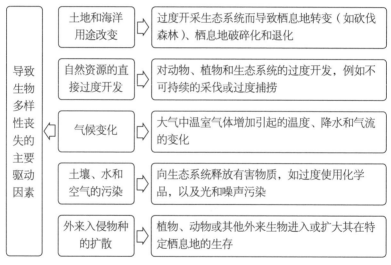

图 5-2　生物多样性丧失的主要驱动因素

资料来源：IPBES, Global Assessment Report on Biodiversity and Ecosystem Services of the Intergovernmental Science-Policy Platform on Biodiversity and Ecosystem Services, 2019。

---

① World Wide Fund for Nature (WWF): Living Planet Report 2020, https://www.worldwildlife.org/publications/living-planet-report-2020, September 10, 2020.

② IPBES: Global Assessment Report on Biodiversity and Ecosystem Services of the Intergovernmental Science-Policy Platform on Biodiversity and Ecosystem Services, https://www.ipbes.net/global-assessment, 2019.

许多生产活动依赖于生物多样性和生态系统的服务，将生态系统的服务和功能作为关键的生产资源。人类活动中，商业活动作为生物多样性开发利用的一个直接行为，特别是与资源开发和培育相关的活动，加剧了生物多样性丧失的趋势。波士顿咨询公司（BCG）2021 年的报告，[①] 将导致生物多样性退化的商业活动，基于其功能分类和对生物多样性影响大小，分为四类：资源开采和使用、资源转换和制造、服务与消费。

其中，食品、基础设施和出行、能源、时尚这四个主要的价值链造成了大约 90% 的生物多样性丧失。生物多样性对食品价值链至关重要，然而，食品价值链对生物多样性造成了 50% 以上的人为压力。常见问题包括与农业有关的森林改造、过度捕捞和塑料垃圾的产生。住房、公共建筑、技术基础设施、交通基础设施和出行对生物多样性造成了约 25% 的人为压力。造成这些影响的因素包括原材料开采和转化过程中的土地利用和污染，以及基础设施建设过程中的生态系统转化和改造。能源价值链对生物多样性造成的人为压力约占 10%，主要是由于在能源载体的开采、转换以及其在发电和运输过程中产生的污染和温室气体排放。时尚业在很大程度上依赖于生物多样性。大约 25% 的纺织纤维和 50% 以上的服装都依赖于棉花。与食品价值链一样，时尚价值链对生物多样性也有极大的影响，包括天然纤维和合成纤维生产相关的种植及原材料提取、织物生产以及消费者的使用和处理。

（三）全球生物多样性治理进展与新框架

1. 全球生物多样性保护与治理的进展

生物多样性丧失、气候变化和环境污染已被联合国列为三大全球性危机。可持续发展、应对气候变化与生物多样性保护三者互相关联，亟须通过

---

① Boston Consulting Group (BCG): The biodiversity crisis is a business crisis, https://www.bcg.com/publications/2021/biodiversity-loss-business-implications-responses, March 2, 2021.

强有力的政策支持、企业行动、公众参与实现协同增效。因此，联合国、世界贸易组织、世界经济论坛等政府间组织联手各国政府，社会组织及企业，通过制定可持续发展目标（SDGs）、环境社会治理（ESG）、《生物多样性公约》等全球生物多样性相关体系，呼吁更多利益相关方在生物多样性保护上承担更多社会责任。

2022 年是全球生态环境保护值得纪念的一年，不仅是首个"联合国人类环境会议"召开 50 周年，也是《生物多样性公约》签署的第 30 个年头。1992 年全球 150 多个国家的领导人齐聚在巴西里约热内卢，并在联合国环境和发展大会的"地球问题首脑会议"上签署了历史性的协议——《生物多样性公约》。从此生物多样性的重要性和保护的紧迫性得到迅速而广泛的承认。国际社会广泛认识到生物多样性拥有巨大的价值：人类的"衣、食、住、行"及很多其他生活用品都离不开它；地球能成为一个稳定的适宜人居星球也离不开它；同时它为我们下一代提供了更多的选择机会，为人类应对未来不确定性提供保障。自 1992 年《生物多样性公约》生效以来，其三大目标：生物多样性保护、生物多样性可持续利用以及惠益共享，已成为国际组织、政府、企业等各相关方参与生物多样性保护的共同目标。

2002 年，在约翰内斯堡举行的可持续发展世界首脑会议上，《生物多样性公约》提出了 2010 年目标，即大幅度降低生物多样性的丧失速度。尽管各国政府和国际组织做出了多方面的努力，但各项指标显示，全球生物多样性仍呈现出快速下降的趋势。2010 年 10 月在名古屋召开的联合国《生物多样性公约》第十次缔约方大会（CBD COP10）上，通过了《爱知生物多样性保护目标》（以下简称《爱知目标》）。《爱知目标》分为 5 个战略目标和 20 个行动目标，是全球第一个以 10 年为期的生物多样性保护目标。10 年一转眼就过去了，爱知目标是否实现了？ 2021 年，在我国昆明举办的《生物多样性公约》第十五次缔约方大会（CBD COP15）第一阶段会议之前，各方都给出了答案：不及格！2019年生物多样性和生态系统服务政府间科学政策平台（IPBES）发布的第五版《全球生物多样性展望》指出：在全球层面，《爱知目标》提出的20个目标没有一个完全实现，仅有6个部分实现；60个具体要素中，只有7个实现，38个有进展。[①] 另外，世界自然基金会（WWF）《地球生命力报告2020》指出：自1970年代以来，全球生物多样性的种群数量下降了68%，其中特别是水生生物性下降了84%。[②]

"爱知目标"未实现的原因有多方面，包括目标对各缔约国没有约束力、各国执行和投入不足、对生物性的监测和评估的方法和技术的不足等。在倡导生态文明的当下，在包括保护生物多样性在内的全球环境治理的过程中，各个利益相关方如何更主动积极地应对挑战，并在未来的新发展理念中超越自我，真正引领经济社会的可持续发展，这是需要政府、企业和公众共同探讨的重大课题。

资金短缺也被认为是"爱知目标"未能实现的重要原因之一。随着可持续发展和ESG（环境、社会和治理）理念的普及，人类活动与经济社会发展对自然生态系统造成的压力与损害受到广泛关注，"生物多样性"作为重要的环境议题也日益受到投资者和金融机构重视。生物多样性下降可以通过不同渠道影响金融，二者关系主要体现在两个方面：一方面，投资者和金融机构参与的投融资项目有可能对生物多样性造成负面影响。例如，部分海上能源项目可能会影响珊瑚礁的生存，破坏海洋生态平衡。另一方面，生物多样性损失反过来也会增加金融风险。因此，需要把更多的金融资源转移到生物多样性保护或对生物多样性有利的项目。

[①]　Secretariat of the Convention on Biological Diversity: Global Biodiversity Outlook 5, https://www.cbd.int/gbo/gbo5, 2020.

[②]　World Wide Fund for Nature (WWF): Living Planet Report 2020, https://www.worldwidlife.org/publications/living-planet-report-2020, September 10, 2020.

2021 年 7 月，联合国《生物多样性公约》发布《2020 年后全球生物多样性框架》(草案)(以下简称 "框架")。"框架" 的实施关乎全球可持续发展目标的实现和与气候变化《巴黎协定》的协同，是企业可持续发展面临的下一个前沿议题。"框架" 提出了变革理论，为生物多样性实施和主流化提供工具和解决办法。

在全球生物多样性保护大背景下，不同部门、学界和社会公众开始呼吁将生物多样性纳入决策体系。2021 年，英国剑桥大学发布报告《生物多样性经济学：达斯古普塔评估》，在生态学和地球科学的研究基础上提供了一个综合了经济学的框架，以探讨如何在经济学中考虑人类最为珍贵的自然资本。[①]

2. 生物多样性丧失与气候变化、可持续发展的关联

从全球环境治理视角看，生物多样性保护与应对气候变化、可持续发展密切相关，其共同目标是人与自然和谐共生。

一方面，联合国可持续发展目标呼吁全世界共同采取行动，消除贫困，保护地球、改善所有人的生活和未来，这充分反映了生物多样性保护的需求。在 2015 年由联合国所有会员国一致通过、作为 2030 年可持续发展议程组成部分的 17 项可持续发展目标中，"保护和可持续利用海洋和海洋资源以促进可持续发展" 和 "保护、恢复和促进可持续利用陆地生态系统，可持续森林管理，防治荒漠化，制止和扭转土地退化，遏制生物多样性的丧失" 这两项目标分别直接涉及水体和陆地的生物多样性保护。[②] 与此同时，许多其

[①] Dasgupta, P: The Economics of Biodiversity: The Dasgupta Review, https://www.gov.uk/government/publications/final-report-the-economics-of-biodiversity-the-dasgupta-review, February 2, 2021 (London: HM Treasury).

[②]《可持续发展议程》，载联合国官网，www.un.org/sustainabledevelopment/zh/development-agenda，2022 年 5 月 16 日。

他可持续发展目标则直接或间接以生物多样性为基础。因此，生物多样性保护是实现相关可持续发展目标的关键因素，它们之间是相辅相成的，而生物多样性的持续下降和由此导致的生态系统服务功能降低将危及那些可持续发展目标。

另一方面，气候变化与生物多样性丧失之间亦有着千丝万缕的联系。[①]据预测，气候变化将成为越来越重要的生物多样性丧失的驱动因素，因而需要积极探索能同时应对气候变化和保护生物多样性的方法。此外，解决生物多样性受到的其他压力也有助于增加海洋和陆地生态系统捕获和储存碳的能力，从而缓解气候变化，并通过增强生态系统和农业生计的承受力，帮助全球适应不利的气候和极端天气的影响。生物多样性和生态系统服务政府间科学政策平台（IPBES）和政府间气候变化专门委员会（IPCC）在2021年发布的报告表明，需要实现变革，以解决导致气候变化的根本性驱动因素，并着重指出今后10年采取生物多样性保护行动的紧迫性。[②]

3. 未来全球生物多样性治理：实现双赢的起点

2021年10月，COP15第一阶段会议通过的《昆明宣言》，作出了确保制定、通过和实施一个有效的《2020年后全球生物多样性框架》等17项具体承诺。《昆明宣言》承诺加快并加强制定、更新本国生物多样性保护战略与行动计划；优化和建立有效的保护地体系；积极完善全球环境法律框架；增加为发展中国家提供实施"框架"所需的资金、技术和能力建设支持；进一步加强与《联合国气候变化框架公约》等现有多边环境协定的合作与协调行动，以推动陆地、淡水和海洋生物多样性的保护和恢复。《昆明宣言》更

---

① Secretariat of the Convention on Biological Diversity: Global Biodiversity Outlook (GBO), www.cbd.int/gbo, September 15, 2020.

② IPBES, IPCC: Biodiversity and Climate Change, https://www.ipbes.net/events/ipbes-ipcc-co-sponsored-workshop-biodiversity-and-climate-change, June 10, 2021.

加强调了实现 2020 年后全球生物多样性目标的可执行性，也强调了空间规划和保护地体系建设对全球范围内有效增加保护面积和效果的重要性。除了旨在做好顶层设计及配套保障措施外，多次提到在国内政策、全球法律框架、资金方面加强行动保护生物多样性，包括强调利益攸关方的参与，鼓励相关部门和利益攸关方做出贡献，促进与其他国际环境公约和可持续发展制度的协同。

2022 年 12 月，COP15 更为关键的第二阶段在加拿大蒙特利尔举行，达成了历史性的成果文件——"昆明—蒙特利尔全球生物多样性框架"，即《2020 年后全球生物多样性框架》，历史性地明确了 2030 年全球生物多样性保护的"十年目标"，历史性纳入了遗传资源数字序列信息（DSI）的落地路径，明确了未来 DSI 多边惠益分享机制的路线图。国际社会期待通过这份"框架"建立有效的资源调动、执行机制和考核机制，彻底扭转全球生物多样性下降的趋势。

从全球范围看，生物多样性治理仍需要解决几个关键问题。

关键问题一：《2020 年后全球生物多样性框架》以及 2030 年目标。"框架"包括以下几个问题，一是提出全球目标。此议题涉及全球目标的时间框架、内容、范围、指标选择、指标值的确定等问题。全球目标是谈判的重中之重，其目标包含了"保护""可持续利用"和"惠益分享"三个方面的要求；后两者关联各国经济发展，所占分量更重。二是建立履约机制。各缔约方为了共同完成全球目标，将以某种形式提出并履行各自目标承诺。三是建立保障机制，包括建立或完善遵约、报告、核查、争端解决、资金、技术、能力建设等一系列机制。①

关键问题二：遗传资源的获取、分享和惠益。生物多样性不像气候系

① 刘哲：《〈生物多样性公约〉谈判形势及其影响》，《国际经济评论》2021 年第 3 期。

统具有全球公共领地或跨境的属性，物种和生态系统保护基本不受国界的限制。然而，遗传多样性是其他各种多样性的基础和来源，生物遗传资源是国家战略资源，是生物产业的物质基础。由于各国遗传资源禀赋存在巨大差异，发达国家生物产业的发展主要依赖从发展中国家获取的遗传资源。长期以来，部分发达国家往往本着生物勘探等目标，未经批准和许可，收集和利用发展中国家的遗传资源，研究和开发出创新性药品、保健品、化妆品等生物产品，再借助知识产权制度垄断市场、技术和商业利润，部分侵害了发展中国家的利益。[①] 由于各国遗传资源禀赋存在巨大差异，围绕遗传资源的惠益共享，一些新兴概念也将成为谈判重点关注议题，例如遗传资源的"数字序列信息"（DSI，Digital Sequencing Information）。[②] 近年来，特别是 2014 年《名古屋议定书》生效后，基因数据正在以指数级的速度数字化，但其潜在的商业利益尚未被纳入惠益分享机制中。生物遗传资源丰富但利用能力不足的缔约方要求将 DSI 也纳入惠益分享机制，但这遭到生物技术强国的抵制。因此，遗传资源惠益分享是纵贯《生物多样性公约》主线的核心议题。

关键问题三：《2020 年后全球生物多样性框架》的资金和执行机制。"2020 年后全球生物多样性框架"初稿中提到的每年至少 7000 亿美元的资金缺口。COP15 第一阶段会议期间，中国宣布出资 15 亿人民币（2.3 亿美元）用于发展中国家生物多样性保护，并呼吁各方为基金出资。日本随之承诺注资 18 亿日元（1700 万美元）至其十年前担任 COP10 东道国时设立的生物多样性保护基金。英国承诺为"公约"特别自愿信托基金提供 20 万英镑的额外捐助。除此之外，尚无其他缔约方在昆明做出新的资金承诺。关于履约机

---

① 赵富伟、蔡蕾、臧春鑫：《遗传资源获取与惠益分享相关国际制度新进展》，《生物多样性》2017 年第 11 期。

② 李保平、薛达元：《遗传资源数字序列信息在生物多样性保护中的应用及对惠益分享制度的影响》，《生物多样性》2019 年第 12 期。

制和资金机制，发展中国家强调应当确保落实目标，要求发达国家提供技术转移和资金支持；发达国家则强调"框架"的实施主要依靠各国国内政策，而技术转移则需要尊重知识产权。欧盟等发达国家坚持重申其一贯立场：需要撬动更多私营部门资金，而且援助资金不能流向有害补贴。执行"框架"是谈判中另一个被高度关注的问题。^①欧盟呼吁建立一套"有效的监测框架"来确保目标得以执行，但发展中国家更在意资金、技术转移和能力建设能否落实。与资金、知识产权及执行机制相关的政策即是各国政府博弈的焦点。

关键问题四：生物安全与共谋全球治理。生物安全问题受到了各方瞩目。随着转基因技术快速发展，大量转基因产品跨境迁移存在极高的生物安全风险。《卡塔赫纳议定书》重点关注改性活生物体的跨境转移问题，但是仍存在知识产权保护与生物安全保护之间的矛盾。能否有效实施《卡塔赫纳议定书》取决于进口国的生物安全管制状况。因此，各缔约方需尽早研究和判断这一领域的问题，形成更加清晰明确的立场，并在未来的全球生物多样性治理中，推动生物安全议题向着保障人和自然安全的方向发展。

（四）生物多样性保护的中国方案与贡献

1. 从生态文明角度认识生物多样性的重要性

"人与自然和谐共生"不仅是生态文明的本质要求，也是生态文明建设的核心理念之一。基于此，生物多样性保护与生态文明建设具有不可分割的内在联系：生物多样性既是生态文明建设重要的物质基础和载体，也是衡量生态文明程度的重要标志，还是人与自然和谐共生的集中体现，^②因而在生态文明建设中具有不可替代的地位和作用。生态文明建设在很大程度上需要通过生物多样性保护及其可持续利用来推进，而有效的生物多样性保护也需要

---

① 耿宜佳、田瑜、李俊生、徐靖：《"2020年后全球生物多样性框架"进展及展望》，《生物多样性》2020年第2期。

② 任海、郭兆晖：《中国生物多样性保护的进展及展望》，《生态科学》2021年第3期。

在生态文明建设的理念和框架下进行。[①] 所以，正确认识并处理好生物多样性保护与生态文明建设的关系，是生态文明建设取得成功的前提。

我国倡导和推进的生态文明建设与全球环境治理目标契合，二者都在寻求解决生态环境领域的治理赤字，促进人与自然和谐共生。自 1992 年以来，我国在履行《生物多样性公约》义务过程中呈现出从被动的追随者、积极的参与者到主动的贡献者三种角色的转换过程，转换的时间节点相对清晰。[②] 在角色转变的背后，是我国经济发展理念、生态环境利益认知、科技水平和全球环境治理态度的共同推进。不仅如此，《生物多样性公约》提出到 2050 年实现生物多样性可持续利用和惠益分享，以及实现"人与自然和谐共生"的美好愿景。在深度参与全球环境治理的进程中，我国的生态文明建设实践为全球应对气候变化、化解环境污染等生态危机、保护生物多样性提供了范例。

2. 生物多样性保护成效是生态文明建设的重要体现

中国是世界上生物多样性最丰富的 12 个国家之一，生物多样性的重要意义已被人们熟知。生物多样性丰富程度是国家可持续发展能力和潜力的基础，是国家的重要战略性资源。同时，生物多样性治理水平也是国家生态文明建设成效的重要标志。我国是最早签署《生物多样性公约》的国家之一，此后又加入了《卡塔赫纳生物安全议定书》和《名古屋遗传资源议定书》。签署"公约"以来，我国积极采取行动，扎实履行"公约"。出台了《自然保护区条例》《野生动物保护法》等多部与生物多样性相关的法律法规。我国制定并实施了《中国生物多样性保护战略与行动计划（2011—2030）》等，

---

① 张风春：《国家治理体系和治理能力现代化总目标下的生物多样性保护对策》，《环境与可持续发展》2020 年第 2 期。

② 秦天宝：《中国履行〈生物多样性公约〉的过程及面临的挑战》，《武汉大学学报》2021 年第 1 期。

提出跨越 20 年的生物多样性保护总体目标、战略任务和优先行动。实施并健全自然保护地体系，我国各类自然保护地总数量已达 1.18 万个。对森林、草原、荒漠、河湖、湿地、海洋等生态系统开展了一系列重大生态修复工程，并通过划定生态保护红线保护了最重要的生态空间。

生物多样性保护成效作为我国生态文明建设的重要体现，主要基于以下几个方面的实践：

生物多样性保护的主流化。主流化在国际上已被认为是最有效的生物多样性保护与可持续利用措施之一，也是实现 2050 年愿景"人与自然和谐共生"、进一步推进生态文明建设的关键。依托生态文明建设的政策基础，我国逐步将生物多样性保护纳入经济和社会发展规划并得以实施，[1] 从而避免"先破坏后保护"，做到防患于未然，使生物多样性保护与经济发展同步进行。国内外越来越多的学者研究和评估生物多样性的生态系统服务价值，并探讨如何在经济学中考虑这些人类最珍贵的自然资本。据统计，在 2018 年及此前几年，我国每年投入在保护和可持续利用生物多样性的公共财政资金达 2600 亿元人民币（约占 GDP 的 0.3%），是 2008 年投入的 6 倍。[2] 相比之下，根据经济合作与发展组织的数据，2019 年全球资金（包括公共和私人来源的资金）流向生物多样性约占全球名义 GDP（即货币 GDP）的 0.1%。

通过划定生态保护红线保护了最重要的生态空间。生态保护红线是保障和维护国家生态安全的底线与生命线。它是结合我国生态文明建设实践，根据保护需要提出的创新性举措，也是我国生态文明建设领域特有的概念，于 2017 年被国家正式采用。生态保护红线的范围主要包括自然保护区、风景名

---

[1] 魏辅文、平晓鸽、胡义波、聂永刚、曾岩、黄广平：《中国生物多样性保护取得的主要成绩、面临的挑战与对策建议》，《中国科学院院刊》2021 年第 4 期。

[2] 李琴、陈家宽：《全球环境治理视角的生态文明建设：中国方案与智慧》，《科学》2021 年第 5 期。

胜区、森林公园、地质公园、世界文化与自然遗产、国家公园、湿地公园和饮用水源地，以及其他重要区域如生态廊道和极小种群栖息地。截至 2020 年，我国初步划定的生态保护红线面积约占全国总面积的 25%，覆盖了大量重点生态功能区、生态环境敏感区与脆弱区、生物多样性分布的关键区域；保护了全国近 40% 的水源涵养与洪水调蓄功能、约 32% 的防风固沙功能，以及约 45% 的固碳量。[①] 通过划定生态保护红线保护了最重要的生态空间，我国大面积自然生态系统得到系统、完整地保护，部分珍稀濒危物种野外种群正逐步恢复。

通过生态修复提升了生态系统服务功能。我国对森林、草原、荒漠、河湖、湿地、海洋等生态系统开展了一系列重大生态修复工程。例如在"十三五"期间开展了抚仙湖等 25 个山水林田湖草生态修复工程试点。这些生态修复工程不仅有助于野生动植物的保护，而且极大地增加了生态系统的碳封存功能，提升了生态系统服务功能和生态系统稳定性。以流域保护为例，在 2020 年，长江流域重点水域开始实施十年禁渔制度，而且它作为修复长江水生生态系统的关键之举，已开始在长江水生生物资源恢复中发挥作用。在 2021 年，东北虎、亚洲象、豹、棕熊和貉等野生动物频频出现在人类聚居区，这一方面说明无论在荒野还是城市，部分野生动物的自然种群正在显著地恢复，另一方面说明局部的人与野生动物冲突与共存将是未来需要解决的命题。此外，自从《濒危野生动植物种国际贸易公约》于 1981 年 4 月 8 日正式在我国生效以来，我国坚定履行该公约义务，建立以《野生动物保护法》《野生植物保护条例》《濒危野生动植物进出口管理条例》为主体的履约立法体系，在生物多样性保护领域取得举世瞩目的成效，极大地推动了我国生态文明建设的进程。我国在该公约秘书处组织的履约国内立法评估中

---

① 张蕾：《我国保护生物多样性行动成效显著》，《光明日报》2020 年 5 月 22 日。

被评为最高等级，多次获得公约秘书长表彰证书、克拉克·巴文奖，以及联合国环境规划署（UNEP）亚洲环境执法奖等奖项。

3. 推动全球生物多样性治理的路径

传播生态文明的中国智慧，贡献生物多样性保护的中国方案，推动全球生物多样性治理，主要可以从以下三方面展开。

一是讲好中国故事，扩大我国参与全球生物多样性治理的国际影响。我国通过顶层设计并推动生物多样性保护，创新保护方式，加大生态修复力度，协同推进减贫与可持续发展、公众参与等机制和具体实践，总结出大量成功经验。例如，浙江安吉"绿水青山就是金山银山"理念的实践，"地球卫士"河北塞罕坝的荒漠治理与绿色发展，新安江跨省流域治理与生态补偿机制创新，崇明东滩湿地生态修复与科技创新等诸多案例，生动反映了我国生物多样性治理成效。这些实践经验为我国赢得了世界赞誉，提高了国际影响力。当前，需要进一步推动生物多样性国家治理顶层设计与治理能力，提高生物多样性非国家行为有效治理与共识，立足生物多样性保护，借助国内外主流媒体、重要国际活动等平台和渠道，传播生物多样性治理的中国故事。

二是主动参与全球多边环境治理，促进生物多样性保护与其他相关生态环境治理协同。生物多样性与其他生态环境问题联系密切，因而《生物多样性公约》与其他国际公约目标协同发挥作用显得尤为重要。2022年，"昆明—蒙特利尔全球生物多样性框架"已获得通过，未来十年，我国应利用契机，加强关键议题交流磋商，如绿色"一带一路"、海洋生态系统治理、数字技术应用、气候减缓和适应与生物多样性丧失协同解决方案等更加广泛的议题，促进相关领域目标间的协同，并积极参与生物多样性相关国际标准制定。

三是推动企业参与生物多样性，扩大生物多样性保护相关投融资。将生物多样性保护、修复与再生作为绿色金融的重要领域。进一步识别必要举措，丰富投融资主体和参与形式，开展生物多样性保护金融试点、风险披露等，确保多渠道资金流向符合生物多样性保护目标。促进金融科技在生物多样性保护领域的应用，包括建立"金融科技＋生物多样性保护"试点示范区。拓宽"一带一路"建设的绿色边界和绿色投融资资金来源，通过绿色"一带一路"积极与沿线国家绿色发展战略、政策对接，建立"一带一路"绿色发展多边合作机制与生物多样性保护协作平台，在生物多样性保护与治理等方面加强合作。

四、"一带一路"与绿色发展

（一）绿色发展是"一带一路"建设的必然要求

1. 绿色"一带一路"建设的内涵与进展

"一带一路"（The Belt and Road，B&R）是"丝绸之路经济带"和"21世纪海上丝绸之路"的简称，2013年9月和10月由中国国家主席习近平分别提出建设"新丝绸之路经济带"和"21世纪海上丝绸之路"的合作倡议。"一带一路"倡议目前已得到世界很多国家的认可，各参与国家通过多年的建设推进，使"一带一路"从倡议到付诸实践。

随着全球气候变化、可持续发展、生物多样性保护与修复成为国际社会关注的焦点与共识，生态环保成为最具潜力的国际合作领域之一。"共谋全球生态文明建设"是我国在新时代推进生态文明建设必须遵循的六项原则之一。在全球各国对可持续发展的共识、国内生态文明建设和参与全球生态环境治理的现实需求下，2017年5月，原环境保护部与中外合作伙伴共同发起设立"一带一路"绿色发展国际联盟（BRIGC），旨在促进"一带一路"相关国家和地区形成绿色发展共识，推动共建国家和地区可持续发展，实现联合国2030年可持续发展目标（SDGs）。2017年原环境保护部、外交部、国家发展改革委员会、商务部联合发布《关于推进绿色"一带一路"建设的指导意见》，正式提出建设绿色"一带一路"，并明确了绿色"一带一路"建设的初步思路。[①] 当前，绿色"一带一路"建设已经在可持续发展合作、绿色公共产品供给和全球环境治理等方面取得了重要进展，深化和丰富了绿色"一带一路"的内涵。[②]

绿色"一带一路"的内涵是动态和不断发展的。绿色"一带一路"注重生态文明理念、经验和实践，其核心是通过绿色发展形成对"一带一路"高质量发展的支撑、服务、保障作用，即以生态文明、绿色发展等理念为指导，提升政策沟通、设施联通、贸易畅通、资金融通、民心相通的绿色化水平，将生态环境保护融入"一带一路"建设的各方面和全过程。[③] 从其目标来看，绿色"一带一路"围绕构建人类命运共同体目标，发挥生态环保、绿色发展国际合作和引导全球治理的作用。就其功能而言，绿色"一带一路"加强了"一带一路"沿线国家的发展伙伴关系，提供了绿色发展公共产品，通过协同落实《联合国2030年可持续发展议程》和《巴黎协定》，逐步推进"一带一路"沿线绿色发展进程和全球环境治理体系的有效契合。[④]2019年4月，习近平主席在第二届"一带一路"国际合作高峰论坛开幕式上发表主旨演讲时指出，要把绿色作为底色，推动绿色基础设施建设、绿色投资、绿色金融，保护好我们赖以生存的共同家园。[⑤]

"一带一路"建设的进程和经验表明，"一带一路"倡议的提出不仅有益

---

① 环境保护部、外交部、国家发展和改革委员会、商务部：《关于推进绿色"一带一路"建设的指导意见》，《中国环境报》2017年5月9日。

②④ 于宏源、汪万发：《绿色"一带一路"建设：进展、挑战与深化路径》，《国际问题研究》2021年第2期。

③ 周国梅：《我们将建设怎样的绿色丝路？——绿色"一带一路"建设的内涵、进展与展望》，《中国生态文明》2017年第3期。

⑤ 《习近平谈治国理政》第3卷，外文出版社2019年版，第491页。

于中国经济的持续发展，也契合沿线国家的共同需求，实现互利共赢、共同发展的目标。生态环境保护和生态安全是建设绿色"一带一路"的重要基础和前提。绿色"一带一路"是完善全球生态环境治理体系的中国贡献，也是我国积极参与全球治理的重要路径以及推动全球发展合作的机制化平台。"一带一路"倡议提出以来，我国通过发布一系列规范性政策文件，强化顶层设计，建立和发展多元化的合作伙伴关系、深化绿色发展理念和共识，与沿线国家在经贸合作、金融投资、产业园区、互联互通、环境保护等方面开展了广泛合作。同时，认识到区域和跨境环保、生态安全、应对全球气候变化、合理利用自然资源和绿色发展是双多边合作的重要内容，绿色"一带一路"取得了显著成效。截至 2022 年 4 月 19 日，中国已与 149 个国家、32 个国际组织签署 200 多份共建"一带一路"合作文件。[①]

在绿色"一带一路"建设政策方面，我国发布了一系列规范性政策文件，加强顶层设计。在 2015 年的《推动共建丝绸之路经济带和 21 世纪海上丝绸之路的愿景与行动》就提出了"基础设施绿色低碳化""在投资贸易中突出生态文明理念"等要求。2017 年，通过发布《关于推进绿色"一带一路"建设的指导意见》《"一带一路"生态环境保护合作规划》《对外投资合作环境保护指南》等，强调坚持绿色发展理念，推动对外投资绿色化。在绿色"一带一路"合作机制方面，我国利用多边、区域和双边渠道，参与或发起建立了十余个生态环境合作机制，特别是发起成立"一带一路"绿色发展国际联盟。[②] 截至 2021 年，"一带一路"绿色发展国际联盟覆盖 40 多个国家的 150 余家合作伙伴。在区域合作机制层面，成立了中国—东盟环境保护合作中心，我国与东盟国家制定了《中国—东盟环境合作战略（2016—2020 年）》

---

① 李嘉宝：《一带一路中国贡献（环球大视野）》，《人民日报海外版》2022 年 10 月 21 日。

② 周太东：《碳中和背景下推进绿色"一带一路"建设的进展、挑战与建议》，《海外投资与出口信贷》2022 年第 1 期。

《中国—东盟环境合作行动计划（2016—2020 年）》等行动计划。在澜沧江—湄公河合作第一个五年行动计划框架下，与澜沧江—湄公河流域国家制定了《澜沧江—湄公河环境合作战略（2018—2022）》，"绿色澜湄计划"实施顺利，引领澜湄环境合作取得了显著的成效。此外，还建立了中国—中东欧国家"16+1"环保合作机制、中非环境合作中心等合作机制。

绿色"一带一路"建设为上海合作组织（简称"上合组织"）环保合作赋予了新动能。上合组织是我国最早与相关国家开展环保合作的平台之一，早在 2005 年，就启动了上合组织框架下的环保对话机制"上海合作组织成员国环保部门专家会议"，2013 年 9 月，成立了中国—上海合作组织环境保护合作中心。在构建上合组织成员国环保信息共享机制与平台基础上，经过13 年磋商，2018 年 6 月上合组织青岛峰会和 2019 年 6 月上合组织比什凯克峰会相继通过《上海合作组织成员国环保合作构想》和《2019—2021 年〈上合组织成员国环保合作构想〉落实措施计划》，为区域绿色发展合作奠定了基础。上合组织大部分国家是"一带一路"倡议的重要参与国，俄罗斯、哈萨克斯坦等国的发展战略已与"一带一路"倡议进行深度对接。

"一带一路"沿线国家在区域绿色发展方面的合作领域众多。例如，在跨界水资源保护和利用合作方面，在中亚主要国家已达成共同利用和保护水资源领域合作协议的基础上，确定了区域水资源组织机构并就信息达成协议，同时建立区域水资源数据库；在生态恢复与生物多样性保护领域，尤其重视"一带一路"基础设施互联互通和重大工程在方案设计和施工过程中对生物多样性的保护，包括对动物、植物、水系等方面的生态风险防范，并提高环境监测技术水平，共同维护生态安全；在固废处理、防治荒漠化和土地退化的技术合作等方面，推动了绿色"一带一路"信息、知识和技术的共享平台及服务建设。绿色"一带一路"正通过采取一系列务实行动，在绿色基础设施建设、绿色贸易、绿色技术、清洁能源、绿色金融、绿色发展和人才建设等方面作出有益尝试，并带动了沿线国家和地区落实《联合国 2030 年可持续发展议程》、共建人类命运共同体的实践。

2. 生态环境问题与灾害风险：绿色"一带一路"建设面临的挑战

生态环境风险是"一带一路"建设中不可忽视的关键因素，也是中国企业走出去最需要关注的风险之一。2021 年，中国与"一带一路"合作伙伴贸易额累计已超过 11.6 万亿美元，[①] 较 2020 年增长 23.6%，沿线国家和地区投资与经贸互动快速增长。"一带一路"沿线国家多为发展中国家和新兴经济体，面临着推进工业化和城镇化的艰巨任务，谋求在全球价值链中的地位提升，加快发展方式转型、推动绿色发展是沿线各国普遍面临的重大现实问题。同时，沿线国家和地区的经济发展水平、生态环境特征、相关政策制度等存在较大差异，随着合作逐步扩展和深入，产生生态环境风险的可能性也随之增加。如不采取积极有效的应对措施，将可能导致生境丧失或破碎化、生物多样性水平降低，以及生态系统服务功能退化等问题，导致国家利益与形象受损。虽然我国与"一带一路"沿线国家的生态保护合作取得了显著成就，但沿线生态环境问题依然存在，形势不容乐观，在经济增长的过程中还将出现新的生态环境问题。因此，"一带一路"建设不能走传统的"先污染、后治理"老路，必须坚持绿色发展模式，这已成为沿线各国和社会各界的共识。

从区域来看，"一带一路"沿线国家生态环境状况差异显著，全球气候变化和高强度人类活动将加剧"一带一路"生态环境风险。"一带一路"横跨大陆和海洋板块，沿线国家已形成一个相互关联、相互依赖的生态环境整体和可持续发展命运共同体，其区域范围决定了其地理环境的复杂性和生态

---

① 《国务院新闻办就 2021 年全年进出口情况举行发布会》，载中国政府网，http://www.gov.cn/xinwen/2022-01/15/content_5668472.htm，2022 年 1 月 15 日。

系统的多样性。"一带一路"沿线大陆腹地的生态系统相对脆弱和敏感，沿线国家气候类型复杂多样，降水区域差异明显，水资源短缺且分布不均。沿线地区面临共同应对全球气候变化、缓解水资源危机、防治沙漠化、治理跨境污染、消除贫困、预防自然灾害及疫情传播等重大资源环境风险和可持续发展难题。[①]由于经济发展需要，许多国家开始在边境地区修建贸易公路、铁路等设施，导致对这些区域的干扰急剧增加，加大了物种入侵和生物多样性丧失的风险，[②]加强跨境生物多样性保护合作力度显得十分紧迫，并减少一些可避免的设施建设，如不可避免的话，则须考虑设计对生物多样性友好的设施。在全球变暖的背景下，沿线主要国家自然灾害类型多样，高温热浪、暴雨洪涝、沿岸洪水、台风、干旱等天气和气候有关的灾害频繁。一些国家自然条件相对恶劣，受到水污染、荒漠化甚至是核污染的困扰，这对生态环境保护工作造成了较大的难度。因此，如何兼顾沿线不同国家的生态环境保护与经济发展，成为"一带一路"项目推进过程中所必须面临的问题。

"一带一路"六大经济走廊区域的荒漠化问题，是绿色"一带一路"建设面临的核心问题之一。研究显示，全球一半以上的荒漠化土地集中在"一带一路"沿线国家和地区，主要包括中亚、西亚、北非和中国，这些地区气候干燥，植被稀疏，环境比较恶劣，荒漠化率较高。西亚、北非地区由于气候地理原因，荒漠化率达到了65.2%。[③]六大经济走廊区域是世界荒漠化土

---

① Yang R., Bai Z., Pan J., Zhang J., Liu X., "Ecological risk analysis of countries along the belt and road based on LUCC: Taking Kuwait as a typical case-Science Direct," *Acta Ecologica Sinica*, Vol.42, No.3, June 2021. Zhen L., Xu Z., Zhao Y., Wang J., Hu Y., Wang J., "Ecological Carrying Capacity and Green Development in the 'Belt and Road' Initiative Region," *Journal of Resources and Ecology*, Vol.10, No.6, Dec. 2019.

② Liu J., Yong D. L., Choi C. Y., Gibson L., "Transboundary Frontiers: An Emerging Priority for Biodiversity Conservation," *Trends in Ecology & Evolution*, Vol.35, No.8, Aug. 2020.

③ 董锁成：《推动"一带一路"生态环境有效保护合作共赢》，《中国经济时报》2018年9月7日。

地集中分布区，形成了贯穿亚欧大陆的荒漠化带，沿线超过 60 个国家遭受荒漠化和干旱危害。尤其中亚区域是共建"一带一路"的关键区域，也是荒漠化问题最为突出的地区，该区域荒漠化风险在不同尺度上具有显著的空间异质性特征。[①] 在中亚区域尺度上，高风险区主要分布在咸海流域、巴尔喀什湖流域等地区，其中阿姆河流域属极高风险区。[②] 因此，"一带一路"沿线国家在加强基础设施建设的同时，应重视荒漠化问题，并加强这方面沟通协商和合作。目前，我国已通过"一带一路"等国际平台，同参与国建立防治荒漠化合作机制，定期进行防沙治沙经验交流。[③]

"一带一路"存在明显的污染物跨境传输和复合污染问题。丝绸之路沿线高空西风带可能是污染和沙尘自西向东传输的"空中走廊"。在 2013 年至 2018 年，沿线国家的二氧化碳排放总量增速远高于世界平均增速，平均单位 GDP 碳排放量比全球平均水平高 50%。[④] 由此可见，"一带一路"沿线国家绿色转型迫在眉睫。

新冠疫情增加了全球生态环境治理的难度，但更让全球公众认识到可持续发展的重要性。生态环境的治理和维持需要大量的经济投入，经济增速放缓，总体投入可能会随之下降。2030 年联合国可持续发展目标是全球环境治理的路标和路线图。令人忧虑的是，联合国经济社会事务部指出，到 2030 年实现 17 个可持续发展目标的进展在 2019 年底已经落后于既定

---

①④　雷加强、葛咏、高鑫等：《生态问题与灾害风险：绿色"一带一路"建设的挑战与应对》，《中国科学院院刊》2021 年第 2 期。

②　Jiang L., Bao A., Jiapaer G., Guo H., Zheng G., Gafforov K., Kurban A., De Maeyer P., "Monitoring land sensitivity to desertification in Central Asia: Convergenceor divergence?" *Science of The Total Environment*, Vol.658, Mar. 2019.

③　卢琦、雷加强、李晓松等：《大国治沙：中国方案与全球范式》，《中国科学院院刊》2020 年第 6 期。

日程。① 海洋生态环境治理是一项极其复杂的系统工程。气候和环境变化可能长期影响海洋的能量收支、碳收支以及酸碱平衡，但这些变化有可能需要十几年甚至更长的时间才会慢慢显现出来。"一带一路"建设过程中结合海洋环保和海洋生态环境治理同步实施，尤其需要与沿线国家在海洋生态环境治理领域的合作，实现共商共建共享。

3. 绿色发展是"一带一路"建设的实质要求和必由之路

气候变化、生态环境等问题已成为全球治理的重点议程，也是影响"一带一路"沿线地区经济社会、安全稳定和未来发展的核心要素。中国企业在投资生产过程中因生态环境问题遭到抗议甚至损失的情况频发，如以新亚欧大陆桥的咸海危机为代表的环境问题、缅甸密松水电站事件等。密松水电站事件的深刻警示是，中国企业和金融机构"走出去"，进行境外项目投资和建设时，对境外投资环境和社会风险的识别，进入了一个不可忽视的重要阶段，对外投资的绿色化要求已经上升到一定的战略高度。

在全球生态环境治理日益紧迫的形势下，以及"一带一路"面临的生态环境问题与灾害风险下，我国以生态文明理念为纽带推动"一带一路"建设，绿色发展成为"一带一路"建设的实质要求和必由之路。从这个意义上说，绿色"一带一路"是构建人类命运共同体、解决人类社会发展困境的中国智慧，对于与世界各国共同解决人类社会面临的气候变化、环境污染、资源浪费、粗放发展等共同问题意义重大，是共谋全球生态文明建设的重要地带、优先领域和实践平台。

（二）生态廊道与绿色金融："一带一路"绿色发展重要举措

"一带一路"绿色发展涉及污染治理、生态系统保护、绿色能源、绿色生产、绿色生活和绿色金融等多方面。其中，生态廊道建设是基于自然的解

---

① 《实现可持续发展目标任务更加紧迫》，《经济日报》2020 年 7 月 9 日。

决方案（NbS）的实践，也是"一带一路"基础设施建设的重要绿色解决方案，而绿色金融是绿色"一带一路"的重要制度保障之一。这里以生态廊道和绿色金融为案例，对"一带一路"绿色发展的重要举措展开论述。

第一，生态环境保护合作是各成员国的共识和内在需求，生态廊道建设取得了显著成效。根据《全球生态环境遥感监测 2018 年度报告》，被监测的蒙内、亚吉、安鲅、科依等四条铁路全部采用了绿色环保的施工方法，降低了工程的生态占用量，植被覆盖度均呈现增长态势。同时，已建"一带一路"基础设施互联互通重大工程在方案设计和施工过程中也非常注意对生物多样性的保护，包括对动物、植物、水系等方面的生态风险防范。例如，为防止工程建设切断野生动物迁徙路线或阻隔其栖息地，工程建设了大量桥涵洞或野生动物专用通道、天桥等供野生动物自由迁徙，以保护其栖息地生态系统的完整性。其中，蒙内铁路专门设置了 14 处大型动物通道、361 处涵洞、30 处桥梁供动物通过，大型动物通道保证了长颈鹿等大型动物不低头、不弯腰自由往返铁路两侧，在公园和湿地路段还专门设置了防护栅栏和高路基，以防止动物爬上铁路与火车相撞。

在跨区域生态恢复与生物多样性保护合作方面，有诸多共同维护生态安全的案例。例如，哈、吉、乌三国在西部天山山脉联合申遗成功，中国、俄罗斯与印度探讨虎豹保护合作等。2012 年起，中俄开始实施《中俄黑龙江流域跨界自然保护区网络建设战略》。至 2021 年，中国在黑龙江流域新建保护区 69 处，其中国家级 26 处，面积增加 302 万公顷，包括东北虎豹国家公园（1.46 万平方公里）为主体的自然保护地网络，逐步恢复了中俄东北虎豹栖息地。《中俄黑龙江流域跨界自然保护区网络建设战略》的制定和实施是协商自然保护领域空间规划方案务实工作的重要先例，符合"欧亚经济联盟"方案与"丝绸之路经济带"倡议相协调的要求，为中俄跨界保护区生物多样性保护奠定了良好合作基础。此外，中哈在绿色经济和绿色技术等领域的交流合作，签署《中哈跨界河流突发环境事件应急响应联合机制》等，为跨界河流水质联合监测和突发环境事件应急等交流合作活动的有序开展提供了机制保障。

第二，绿色金融体系从提供绿色金融产品、设计和实施绿色投资，为绿色"一带一路"提供资金支持和财力保障，成为沿线国家经济转型升级、调结构、促增长的重要方式。我国通过顶层设计构筑对外投资的绿色化进程。2016 年，我国发布《关于构建绿色金融体系的指导意见》，使得我国成为世界上首个建立绿色金融政策框架体系的经济体，形成了以绿色信贷指引为核心、以绿色信贷统计制度考核评价机制为重要基石，相对完整的绿色信贷框架体系。2017 年，原环境保护部、外交部、国家发展改革委、商务部联合发布《关于推进绿色"一带一路"建设的指导意见》，提出在"一带一路"建设中突出生态文明理念，推动绿色发展，加强生态环境保护，共同建设绿色丝绸之路。2019 年，《"一带一路"绿色投资原则》列入第二届"一带一路"国际合作高峰论坛成果清单，27 家国际大型金融机构参加了仪式，标志着绿色投资在"一带一路"框架下取得共识。[①]

资金融通是共建"一带一路"的重要环节，绿色、低碳等目标的落实都需要依靠金融的力量。"一带一路"沿线国家的金融开放度，存在较大的区域差异。[②]"走出去"的中国企业积极践行绿色发展理念，参与绿色"一带一路"建设，巨大的绿色投融资需求不断得到激发，为新一代绿色产品和绿色技术提供了广阔市场。2013 年"一带一路"倡议提出后，中国对外直接投资流量连年增长。气候债券倡议组织（CBI）数据显示，2014—2020 年，世界

---

① 王文、杨凡欣：《"一带一路"与中国对外投资的绿色化进程》，《中国人民大学学报》2019 年第 4 期。

② 王春枝、张鸿帅、张思源：《"一带一路"沿线国家金融开放度：差异性及驱动因素》，《统计学报》2021 年第 3 期。

各国的绿色债券发行数量总体都呈现上升的趋势。2014—2020 年，全球绿色债券发行的数量累计达 9832 亿美元，其中美国以 2237 亿美元的发行量位居第一，中国以 1296 亿美元位居第二。随着绿色"一带一路"建设，我国不断推进对外投资绿色化。如前文所述，通过探索建立协同发展的绿色金融政策体系，推动环境标准、技术和产业合作，推动投融资绿色化。同时，全球新一轮产业革命为推动绿色发展提供了新的机遇，金融机构积极引导社会资本对外投资绿色化。我国金融机构正积极参与推动共建"一带一路"，加强生态环境、生物多样性保护和应对气候变化合作中。

（三）展望绿色"一带一路"：未来与对策建议

绿色"一带一路"建设涉及污染治理、生态系统管理和保护、绿色能源、绿色生产、绿色生活和绿色金融等多个方面。面对新冠肺炎疫情对全球可持续发展的冲击，应在做细做实"一带一路"绿色发展、生态环境治理的基础上，从多方面入手，深化当前及未来绿色"一带一路"建设路径。

第一，完善"一带一路"绿色发展和绿色投资的政策法规体系。从顶层设计着手在宏观布局、政策对接、平台建设、统筹协调等方面充分发挥关键作用，加快研究在项目认证、风险评估、投资监管等方面具有可操作性的绿色投资政策体系；联合"一带一路"经济体的各国政府，共同建立绿色金融监管体系；研究企业和资本参与绿色发展和绿色投融资的激励措施，引导民间资本、双边及多边开发资金更多地投入"一带一路"绿色项目；分析研究国内绿色投资标准与东道国标准及国际通行标准的对接，实现在"一带一路"沿线国家和地区建立更加适用的绿色投资标准体系。[①]

第二，强化能力建设，发挥企业生态环境治理的主体作用。部分沿线

---

① 闫枫、姜妮、王进、姚玉：《探析新时代推动绿色"一带一路"新路径》，《世界环境》2022 年第 1 期。

国家政局复杂、社会动荡、环境法律和管理体系不够健全和完善，不确定因素较多，应鼓励金融机构、企业等市场参与者加强绿色投融资能力建设，对"走出去"的企业在规避生态环境风险方面进行有效的专题培训和能力建设，增加企业抵抗这方面风险的能力。

第三，搭建绿色资源信息服务平台，共同提高绿色治理能力。借助"互联网＋"、大数据、卫星遥感等信息技术，建立投资目的地国家或地区的生态环境状况及环境保护政策、法规、标准、技术和产业发展等相关信息服务平台。对主要资源型行业（如林业、矿业、水电等）或基础设施行业（铁路、公路、输油气管道等）建立具有针对性的生态环境信息系统。目前国内已有相关研究机构对"一带一路"沿线国家的生态环境做过研究和梳理，未来可以开发针对特定行业在特定国家的特定区域的分析，从而给企业"走出去"带来实质性的帮助和支持。

第四，增进国际交流合作，尤其加强与"一带一路"国家在生态修复工程方面的合作。"一带一路"许多国家都是生物多样性丰富的区域，也是生态相对敏感的区域。我国走出去的企业需要进一步提升绿色生产技术，尽可能地减少对环境的影响，与"一带一路"沿线国家在环境与发展领域深度合作，特别是生态修复工程方面的合作，在促进地区经济发展同时，提升区域环境可持续承载力、生态系统弹性与韧性，共谋绿色发展。

后　记

党的十八大以来，以习近平同志为核心的党中央不仅把生态文明建设作为关系人民福祉、关乎民族未来的根本大计、千年大计，纳入中国特色社会主义"五位一体"总体布局，写入了党章和宪法，而且形成了习近平生态文明思想，是马克思主义中国化、时代化的重大理论和实践创新成果。

本书从文明发展的高度，深入研究习近平生态文明思想的时代价值和理论要点，全面归纳、系统梳理新时代我国建设生态文明的制度安排与体制机制，深入阐释习近平生态文明思想指导下生态环境治理的制度优势转化为治理效能的内在逻辑，从"双碳目标"下的发展转型、绿色低碳生活、生态产品价值实现和示范区试验区等方面的归纳总结生态文明建设的实践经验，并从"基于实现人与自然和谐共生现代化建设美丽中国"和"着眼人类命运共同体共谋全球生态文明建设"两个层面，展望全面推进生态文明建设的制度、模式与路径。

之前，我和团队在上海市哲社办、社联资助下出版的《当代中国生态发展的逻辑》（庆祝新中国成立70周年·当代中国发展的逻辑系列丛书）和《生态兴则文明兴：党的生态文明思想探源与逻辑》（人民至上·中国共产党百年奋进研究丛书）两本书，分别对新中国70年和中国共产党100年以来生态文明的思想探源、理论与实践探索进行了研究，本书则聚焦2012年党的十八大以来即新时代生态文明建设的理论发展、制度改革与实践创新，并体现了党的二十大报告的新精神和新要求。此三本书可视为一个系列，或称为"姊妹篇"。

本书分为五章21节共20多万字，由我和陈红敏、李琴两位青年学者共同设计。除我们三位以外，陈家宽教授指导并参加了相关专题研究和章节撰写，王文琪、夏甘霖、徐千淇、徐倩、陈彤娅、杨茜迪、曾铃杰、冯珂、罗浠予、程晟涵、田园、李古月、贾惠岚、瞿琳等众多博士和硕士研究生也参与资料收集和章节撰写，全书由我和陈红敏最后统稿和审稿。

包存宽

2023 年 4 月 28 日

图书在版编目(CIP)数据

新时代中国生态文明建设：思想、制度与实践/陈
红敏等著.—上海：上海人民出版社，2023
ISBN 978－7－208－18235－6

Ⅰ.①新… Ⅱ.①陈… Ⅲ.①生态文明-建设-研究
-中国 Ⅳ.①X321.2

中国国家版本馆 CIP 数据核字(2023)第 064075 号

责任编辑 刘 宇 罗 俊
装帧设计 今亮后声

新时代中国生态文明建设：思想、制度与实践
陈红敏 李 琴 包存宽 等著

出 版 上海人民出版社
　　　　 (201101 上海市闵行区号景路 159 弄 C 座)
发 行 上海人民出版社发行中心
印 刷 上海商务联西印刷有限公司
开 本 720×1000 1/16
印 张 19.5
插 页 2
字 数 250,000
版 次 2023 年 5 月第 1 版
印 次 2023 年 5 月第 1 次印刷
ISBN 978－7－208－18235－6/D·4115
定 价 88.00 元